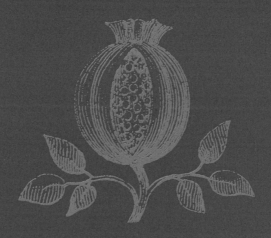

THE VAGINA BIBLE

陰道聖經

全 美 第 一 婦 科 權 威 完 整 解 讀 女 人 最 私 密 的 身 體 密 碼

珍·岡特 醫學博士 Dr. Jen Gunter 著

suncolor
三采文化

致曾經聽（通常是男的）說自己太濕、太乾、太噁、太鬆、太緊、太多血、味道太重的所有女性。

這本書是為妳而寫的。

陰道，「她」是女性的性徵器官，可以讓人充滿遐想，也可以代表貞潔；可以是新生命的產道，但也會生病或罹癌。這本書可以讓妳完整了解從 0 歲到 100 歲，最全面的「她」。

—— 禾馨醫療營運長　林思宏醫師

審訂序

── 新光醫院婦產科主治醫師　李毅評醫師　（威廉氏後人）

　　陰道聖經，原作＜ The Vagina Bible ＞於 2019 年出版，由美國的珍·岡特（Jennifer Gunter）醫師所著，她是一位在美國執業超過三十年以上的婦科醫師。有鑑於美國獨特的醫療文化，大部分的患者就醫非常不方便而且十分昂貴，許多民眾面對輕症都有自行查詢醫學資訊以及自行買藥治療的習慣。

　　為了解決這個問題，岡特醫師面對包羅萬象的陰道問題，蒐羅了各式各樣的迷思與錯假訊息，透過她專業的醫學背景與豐富的臨床經驗，一次針對所有陰道相關的問題、迷思、疾病都一一提出專業建議。

　　同樣身為婦產科臨床醫師的我，讀起來頗有共鳴。除此之外，岡特醫師更是從醫學、歷史、社會、文化、兩性等各方面議題，全方位地去重新審視每一個我們婦產科醫師早已習以為常的醫學名詞和臨床處置。在審閱這本書的過程中，我也學到了很多過去在台大醫學系課程上，從沒有講授過的內容。比如說：處女膜為什麼存在？陰蒂的存在只為了性高潮嗎？潮吹是否有醫學根據？以及各種關於 G 點的迷思等等。這些知識，過去在婦產科醫界都並不受到重視，甚至常被歸類為「旁門左道」。就如同岡特醫師所說的，這些不被傳統醫學所正視的部分，甚至只是解剖圖譜上的一張圖片而已。但是，這些傳統醫界避而不談的女性性功能障礙問題，難道不是所有婦女都應該知道、甚至是都應該擁有的基本人

權嗎？

　　除此之外，本書也大幅收羅了許多婦科常見的症狀，如陰道炎症、泌尿道感染、骨盆腔脫垂、性交疼痛、搔癢、異味等等。這些都是最常見的婦科門診主訴，甚至是大部分民眾每天的「日常」。書中岡特醫師用自身經驗，並用親民的語言來一一講述各個情況的來龍去脈，鉅細靡遺，深入淺出。我認為這本書不只應該人手一本，更應該列入婦產科專科醫師考試的必選教材之一。

　　特別感謝三采出版社與譯者郭品纖的努力，譯者藉由自身的語文專業，以及過去許多醫學書籍的翻譯經驗，為這本 25 萬字的陰道聖經提供繁體中文版，並分享給所有華語系的婦女朋友們。

　　在審閱此書的過程中，由於文化與語言的隔閡，我盡可能地用台灣臨床上常用的詞語，通俗的醫病溝通方式，避免此書的讀者與台灣的醫師出現溝通障礙，但很多醫學名詞有眾多翻譯方法，莫衷一是，我們只能盡力而為。

　　另外，每一位患者的身體情況也各有不同，美國與台灣醫療文化也有巨大差異，建議疾病治療與藥物使用仍需經由主治醫師診療後再行治療，不宜僅以此書自醫。

　　審閱此書時間，正逢台灣新冠肺炎疫情，願天佑台灣，疫病退散，各行各業早日回歸正常生活。

　　　　　　　　　　　　　　　　　婦產科醫師　李毅評　2021.05.28

導言

　　我有個「私密」使命：讓所有女性朋友們都對陰道和外陰有正確的理解。

　　知情同意是醫療執業的其中一條核心原則。我們醫師會提供相關的風險和利弊等資訊，而病人才能知道如何為自己做決定。不過，資訊本身必須要正確且不受偏見影響頗具挑戰，因為現在已全面進入「資訊錯誤」的時代。

　　狗皮藥膏和神速見效的誘人魅力自古以來一直都存在，由此看來，不實的神奇醫療聲稱也不是什麼新鮮事了。雖然如此，現今要區分什麼是迷思，什麼是醫學知識卻越來越困難了。

　　社群媒體上不斷湧現品質參差不齊的醫療訊息不說，還有一堆因為新聞需要頭條報導而產生的新內容，甚至連不存在的事情都可以拿出來報。事關女性身體時，產生誤導訊息的來源更多了。偽科學和倡導偽科學的人都希望圖利於虛假消息，父權社會也不例外。

　　打從女性的價值只建立在「處女」和「生育」，人們對於生殖道是否純潔和如何清洗就產生了偏執。陰道和子宮在過去是有價之物，由此

而生的恐懼玩弄於股掌中，內化成本能。難怪「純潔」、「天然」、「潔淨」等字眼這麼常用於女性商品。

媒體與名人會寫一些也會操弄這些恐懼於文字，進而從中得利，搞得一副陰道（一個早在人類發明手術縫合材料前就已經進化成可以承受拉伸、撕裂來生出孩子的人體部位）脆弱得不得了，總是處於災難邊緣狀態的樣子。

為什麼這本書的英文書名不是 The Vagina and Vulva Bible（陰道和外陰聖經），而是 The Vagina Bible（陰道聖經）呢？因為 Vagina（陰道）是英語世界中一般人對下生殖道（陰道和外陰）的通稱。醫學上，陰道指的只在體內的部分，但隨著語言的演變，詞彙往往會被賦予新的含義。舉例來說：「catfish」原意是鯰魚，現在還有以假名和假身份來騙取異性網友進行網交的意思，「text」原意是文本，現在則有傳訊息的意思，新增的含義是小時候的我怎麼樣也想像不出來的。「gut」源自於古英語，原意為消化道，通常指胃以下的部，但並非這麼絕對。這其實是個沒有精確度可言的詞彙，然而醫學界卻加以採納，甚至還用來作為專門發表有關消化道、肝臟、膽道、胰臟等研究的一流期刊刊名。

我從醫已有三十三年之久，其中二十四年是婦科醫師。我聽過許許多多的女性朋友們講述她們的問題，也了解她們提出的各種問題，她們想問但不知道怎麼問的問題也包括在內。

陰道聖經中有關外陰和陰道的一切都是我要女性朋友們知道的。所有曾在我的診間裡或網路上獲知我傳遞的資訊後，自問：「我怎麼都不知道有這回事？」的女性朋友們，這本書是我獻給妳們的答案。

想要依照順序從頭讀到尾也好，想要直接切入感興趣的章節也可

以。怎麼讀都好！我誠心希望多年後妳手中這本書的書頁會被翻得皺皺的，因為妳會在診間聽了醫師告訴妳的一些話後回家翻開這本書覆核、看到一些聲稱可以改善陰道和外陰情況而講得天花亂墜的產品時拿出這本書來查證，遇到朋友或性伴侶有問題時，用這本書來幫他們上一堂解剖課。

　　提供女性關於她們身體方面錯誤的資訊對誰都沒有幫助。我要做的就是幫忙終結這件事。

目錄

I

認識陰道

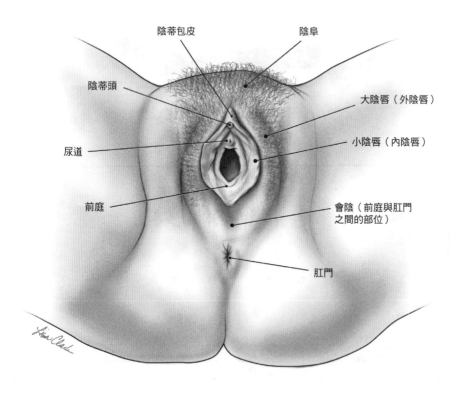

陰蒂包皮

陰阜

陰蒂頭

大陰唇（外陰唇）

小陰唇（內陰唇）

尿道

前庭

會陰（前庭與肛門
之間的部位）

肛門

圖一：外陰部
繪者：LISA A. CLARK, MA, CMI

第1章

外陰部

The Vulva

了解自己身體的女性，才能從中受益。

外陰部是身兼數職的終極高手：它是促成性快感的最重要器官，是負責保護陰道口的組織，既能應付尿液和糞便的刺激，又能接生小孩，並在一次次生完小孩後重新癒合，完整如初地像沒發生過什麼事一樣。

對了，它還可以讓女性獲得多次的性高潮。相較之下，陰莖和陰囊就遜色多了。

問題就在於，它的存在感太低了，經常受到忽視。究其原因，主要是父權社會中，對女性性快感的恐懼與諱莫高深的態度，很少有人會花時間研究。即便在談到女性身體及性行為時，也幾乎將這個負責女性性高潮的器官排除在外，就像它完全不存在一樣。如此下來，也讓女性在面對醫護人員時，很難啟齒跟對方坦

誠溝通。

　　下生殖道最重要的兩個基本解剖部位：一個是外面的外陰（下生殖道可以碰觸到內褲之處），一個是裡面的陰道。介於外陰和陰道之間的過渡區，稱為前庭。

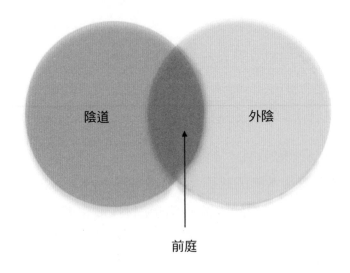

圖二：陰道、外陰與前庭的位置示意圖

　　以下為外陰部的主要構造（見圖一）：

- 陰阜
- 大陰唇（外陰唇）
- 小陰唇（內陰唇）
- 陰蒂頭（陰蒂可見的部分）

- 陰蒂包皮
- 前庭
- 尿道口（尿道是排空膀胱的管狀器官）
- 會陰（前庭與肛門之間的部位）

　　嚴格來說，肛門是胃腸道的一部分，但在談到外陰部時，我們也會順道談一談肛門。許多外陰部的毛病都會影響到肛門，醫生一聽到「女性」及「下面那邊」，通常直接就推給了婦科醫師。而女性朋友往往很難在肛門問題上獲得協助。還有些女性希望對肛交有更多的了解，有些則是在自然分娩後有排便失禁的問題。

陰蒂，一個被嚴重漠視的性器官

　　回到醫學來看，在希波克拉底的那個時代（很多學者認為歷史上根本沒有希波克拉底這個人），性別分際嚴格，男人不能隨便碰觸不具婚姻關係的女性，因此男醫生很少會檢查女病人的骨盆腔，甚至不解剖女性的大體。古代沒有女醫師，所有跟女性身體有關的第一手資訊都是得自女性及助產士，再寫進醫學教科書中並傳授給第一批醫師，然後再由男人依據自認為合適的方式來加以解讀。所以，醫學從一開始就帶有濃濃的大男人說教意味。

　　古代大多數的醫師可能跟當時許多男性一樣，不確定陰蒂的作

用是什麼，並且很可能就認定這個東西不重要，這跟陰莖在解剖學上備受矚目的地位比起來，可說是對比鮮明差。醫學上把人體的表面分為前後兩面，並稱之為腹側（前面）及背側（後面）。如果妳前面有一個採「中立位」站姿的人（雙手垂放於身體兩側，掌心朝前），這個人的臉、胸部、手掌就是位於腹側，而軀幹的背部和手背是位於背側。然而，這個定義卻不適用於陰莖，原因如下。在古代解剖學家眼中，男性的中立站姿是巨大陰莖朝天勃起的狀態。當然男人不會隨時處於勃起狀態，我們平日看到的多數是處於靜息狀態（陰莖呈鬆弛狀）的男人軀體，也因此面對我們的不是陰莖的「前側」而是陰莖的背側，底面才稱為陰莖的腹側。

　　這不是微不足道的一個論點，見微知著，這是整個社會（包括醫學界在內）痴迷於勃起狀態的縮影，帶有悲喜劇的奇幻意味。相反的，在當時的醫生眼中，陰蒂就是女性版的陰莖（而且還是弱化版的），完全不值得一提（不好意思，這個可以帶來多次性高潮且僅僅是為了產生快感而存在的器官一點都不弱，更是性器官中的一絕）。不只是醫學界忽視陰蒂，看看古希臘雕像就可見端倪。雕像上刻劃分明的陰囊和陰莖（只不過陰莖的尺寸普遍不大，因為追求智慧與性行為永遠是背道而馳的，所以需要做大的是腦子，至於陰莖就不用了，這才是人類理想的樣子）。再來看看女性雕像，女陰永遠藏在兩腿中間的神祕小丘中。

　　大約西元一千年左右，波斯和阿拉伯的醫師開始關注陰蒂，但當時還是很忌諱男醫師碰觸裸露的女性身體（包括女性大體），

因此對陰蒂的了解雖然有了一些進展，但還是慢得可憐。一直要到十七世紀末，對於女性解剖構造的描述（包括陰蒂）才算正確。為了紀念其中一些解剖學家的貢獻，還把他們所精確描述的構造冠上各自的名字，例如加布里瓦・法羅皮歐（Gabriele Fallopio，輸卵管就稱為 fallopian tubes；他也是最早發明保險套並進行臨床實驗的人）和卡斯帕・巴托林（Caspar Bartholin，前庭大腺就稱為 Bartholin's glands）。

一八四四年，在德國解剖學家柯貝爾特（Georg Ludwig Kobelt）發表的研究中，對陰蒂做了更詳盡的說明，可以說跟今天我們所知道的不相上下。遺憾的是，他的研究乏人問津（先前所有相關的研究也都慘遭同樣的命運），原因可能是兩個錯誤信念加乘的結果：一是維多利亞時期認為女性的性能力有危險，二是佛洛伊德認為陰蒂會產生「不成熟」的性高潮。

多年來，在診間討論女性的性行為是一大禁忌，這樣的壓抑及強迫性手段不只存在於醫學界。一九三八年，洛杉磯教師海倫・胡力克（Helen Hulick）為了一樁搶案出庭作證時，穿著長褲的她由於拒絕男法官要求她換穿裙子而被判藐視法庭，處於五天的監禁刑期。當時的人認為女性的健康（尤其是性健康）是不重要或無關緊要的，因為當時人們就是這樣看待女性的。

一九二〇及一九三〇年代的醫師，甚至相信陰道充滿了危險的細菌。當然，這種想法荒謬又可笑，即便不是醫生都能得出同樣的結論。要是陰道當真處於這種災難性的感染風險之中，以進化

角度來看，世界上根本沒有女性這個物種。然而，將陰道描繪成骯髒汙穢之處，倒是符合了社會壓迫女性的一貫目標。

　　一個以男性為主的職業、一個不尊重女性對她們身體的經驗與想法的社會，加上以陰莖為主要視角來看待女性性行為、並被佛洛伊德影響而認為陰蒂不重要的信念，形成了難以克服的重重障礙。此外，陰蒂也因為大部分都位於身體內部，研究難度確實比陰莖更困難。最後，使用女性大體來解剖陰蒂的研究還是獲得允許了，但別忘了這種研究有許多局限。解剖研究所使用的大體數量一般都很少；七具算是很多了。解剖用的屍體不僅昂貴、取得不易，而且許多都是年長者（經統計，年齡介於七十歲至八十歲之間），而陰蒂在過了絕經期後都會變小；此外，防腐保存的過程也會導致陰蒂變形。在核磁造影術出現之前，對於一個活生生的女性，我們不太可能知道她陰蒂的確實位置，以及陰蒂如何在受到性刺激時充血。

　　如今解剖學已經有了長足的進步。或許我不記得所有在醫學院和當住院醫師時上的每一堂解剖學，但教科書我都還留著。其中有兩本專門給婦產科醫師的教科書分別出版於一九八四年及一九八八年，書中對於陰蒂的解剖解說是正確的，但在一九八四年出版的那一本人體解剖書中，陰莖的圖占了三頁（其中兩頁還是彩色的），而陰蒂就只有書頁邊緣上的一張小圖，顏色還是最難看的紫褐色，可怕的是圖解還特別標上：小型陰莖。

　　最好是這樣啦。

只為性快感存在的陰蒂

陰蒂只為了一個目的而存在：性快感。它是人體中唯一專為快感而設計的構造。

就構造來說，可以把陰蒂想像成一個倒 Y 字形，每一側各有兩組分支。這個倒丫字的頂端被包覆住，是整個構造中唯一肉眼可見的外露部分。此部位稱為陰蒂頭，部分被陰蒂包皮所覆蓋。這個倒 Y 字形構造位於尿道頂部，兩個分支分別披蓋於兩側。

外露部分的底下，包括其他構造：

- **陰蒂體**：倒 Y 字形的折疊部分，長度 2 到 4 公分，藉由一條韌帶與恥骨連結。
- **陰蒂根部**：把陰蒂體與陰蒂腳連接起來，陰蒂勃起部分在此匯合。因為它的位置非常表淺（就在表皮之下的尿道上方），所以對於感覺來說非常重要。
- **陰蒂腳**：倒丫字形構造的外部分支（也有人形容這個部位的形狀像叉骨）。長度 5 到 9 公分，兩側各有一條，位置約在大陰唇下面。
- **前庭球（或稱陰蒂球）**：為倒丫字形的另一組分支，位於內側；長度 3 到 7 公分，直接與尿道和陰道的外部相接。

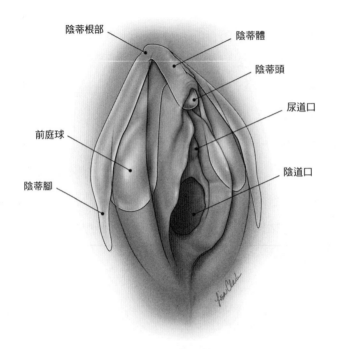

圖三：陰蒂解剖圖
繪者：LISA A. CLARK, MA, CMI

由於陰蒂與尿道、陰道壁的下段靠得非常近，許多專家認為用陰蒂－尿道－陰道複合體（clitorourethrovaginal complex）這個專有名詞更適合。

陰蒂的所有部位都跟性快感有關，也都會充血，脹滿血液後變得堅挺。其中陰蒂頭是神經密度最高、勃起組織最少的部外，而陰蒂根部及陰蒂腳是勃起組織最多的部位。由於陰蒂所有部位都分布著會產生性反應的神經及勃起組織，這可能就是為什麼有些天生沒有陰蒂頭的女性、手術摘除尿道（可能連相連的部分陰蒂

也一併摘除）的女性，以及進行過割禮的女性依然還有性高潮的原因。由此可知，陰蒂－尿道－陰道複合體的各部位都具有性感覺，這也意味著，還有許多可產生性刺激的有感部位有待探索。妳可以因為樂趣，或為了達到性高潮，針對多個部位進行性刺激，把性探索做到極致。對某些女性來說，陰蒂頭可能不是達到性高潮的最佳途徑，因此把性刺激的部位轉移到他處可能會有助於達到高潮。這個事實可以讓陰蒂頭受過傷（例如動過癌症手術或割禮）的女性重新燃起希望；即便如此，損傷既已造成，就無法完全彌補得過來。

具保護作用的陰唇和陰阜

　　陰阜和大小陰唇除了增加性快感之外，還有保護前庭（陰道對外的開口）的作用。

　　陰阜是從恥骨上方往下到陰蒂包皮之間的三角部位，由皮膚和皮下肥厚的脂肪墊組成。脂肪墊會讓組織稍微隆起，提供某種物理性的屏障。大陰唇是一層帶毛髮的皮膚及脂肪組織，從陰阜延伸到前庭的正下方，其中充滿了各種腺體。大陰唇的長度一般是 7 到 12 公分，但不論偏大或偏小都沒有關係。

　　小陰唇沒有脂肪，但有勃起組織，所以會因為受到性刺激而充血腫脹。與陰蒂頭同樣高度的地方可劃分成兩層皺襞：頂層形成

陰蒂包皮,底層稱為繫帶,位於陰蒂頭下方。陰蒂頭就藏在這些皺襞之間,因此當小陰唇被拉扯時,也會增加性快感。小陰唇充滿了特化的神經末梢,能夠精細區分不同的觸感,對於產生性反應非常重要,特別是邊緣處。

小陰唇有時會突出到大陰唇之外,沒有所謂的「正常」尺寸或形狀。寬度從小於 1 公分到 5 公分不等,甚至大於 5 公分在醫學上也不算是異常。兩片小陰唇的大小未必會對稱地一樣大,可以比擬成姊妹關係而不是雙胞胎。

外陰部的皮膚

在顯微鏡下觀察時,人體的所有皮膚看起來就像是一堵磚牆:細胞層層堆疊在一起。最底層的是稱為「基底細胞」(basal cells)的特化細胞,會製造出新的皮膚細胞,隨著新細胞不斷製造出來,老舊細胞會被往上推,就像輸送帶一樣。此外,這些細胞會一邊往上移動,一邊製造出一種有防水功能的蛋白質分子,角蛋白(keratin),有了保護性質的角蛋白,細胞會變得更強韌而免於損傷。體表的皮膚細胞還會釋出脂肪物質,除了保護皮膚不受損傷及感染之外,也有鎖住水分的功能。皮膚最表層的是死細胞,會隨著日常的磨損及創傷而剝除,大約每三十天更新一層。

陰阜和大陰唇有小汗腺(eccrine glands),會分泌汗液,並經

由毛孔送到皮膚表面。這裡也生長著柔毛（類似桃子表面如絨毛般的細毛）和陰毛，兩者都具有保護作用，也有鎖水防潮的功能。由於每根陰毛都附著在一個神經末梢上，因此這些毛髮在被拉扯或摩擦時，都可能產生性刺激。

　　每根陰毛和柔毛的毛囊裡都有皮脂腺，皮脂腺會分泌一種稱為皮脂的油性物質，除了有防水功效之外，還能讓皮膚保持柔嫩。陰毛的毛囊中還有一種特化的汗腺稱為大汗腺或頂漿腺（apocrine glands，也見於腋窩），這種汗腺會在進入青春期後變得活躍，並把一種含有微量荷爾蒙和費洛蒙的特殊油性汗液排到毛幹上。皮膚上的細菌會把頂漿腺的分泌物轉化為一種有氣味的化合物，這種化合物會讓頂漿腺汗液帶著典型的濃烈氣味。頂漿腺真正的功用尚未明朗，但因為大約在青春期發育後開始發揮作用並開始分泌費洛蒙，所以很可能曾經（或現在仍是）跟性吸引力有關。

　　小陰唇的皮膚比較沒有那麼多層，角蛋白也比較少。這種皮膚變化越靠近陰道口（前庭）就越明顯。小陰唇不長毛，但有皮脂腺，由於角蛋白較少、皮膚較薄且沒有毛髮的保護，比較容易遭受到傷害及刺激。

　　皮脂腺和頂漿腺所製造的分泌物會與皮膚細胞分泌的脂肪物質混合，在皮膚表面形成一層弱酸性的薄膜，具有抗菌、抗病毒及抗汙染等保護功能。外陰皮膚呈弱酸性，酸鹼值約為 5.3 到 5.6（純水是中性，酸鹼值是 7.0）。

黑色素

皮膚、毛髮和眼睛虹膜的顏色都來自於黑色素，這種色素是由位於基底層一種稱為黑色素細胞的特化皮膚細胞所產生。有趣的是，外陰部的黑色素細胞數量比起全身其他部位還要多，但膚色卻跟其他部位的顏色一樣（除了膚色較淡的手掌及腳掌）。醫學界至今仍然無法解釋，為什麼身體背部的黑色素細胞數量比外陰部少，但兩者的膚色卻一樣或相差不大。

黑色素會吸收並反射紫外線，保護皮膚免受陽光傷害；此外，黑色素細胞也是免疫系統的一部分，會對生物性、物理性及化學性刺激做出反應。

前庭

陰道和外陰的交界處稱為前庭（即環繞陰道口的部位），而尿道正處於前庭之中。嚴格說來，前庭屬於外部構造，但這個部位的皮膚卻與陰道皮膚一樣，都是黏膜皮膚，角蛋白非常少，而且皮膚細胞中充滿了肝醣（是一種儲存糖）。前庭部位也不長毛、不分泌皮脂，此處的組織主要仰賴小陰唇提供保護。

特化腺體有兩對：頂部那一對是斯基恩氏腺（Skene's glands，又稱小前庭腺），類似男性的攝護腺；研究指出，這個腺體會分泌微量的攝護腺特異抗原。另外一對是巴氏腺（Bartholin's glands，又稱大前庭腺），位於前庭底部兩側。這兩種腺體都可以分泌少量的潤滑液。

肛門括約肌

　　肛門有兩個肌肉環，分別稱為內括約肌及外括約肌。肛門的黏膜層布滿了神經，受到高度的神經支配，這裡的組織必須能夠區分糞便是固體狀或液體狀，也要知道排出的是氣體而不是糞便，還要選在符合社會禮儀的時間排空。正是因為這裡的神經網如此密集，有些人才會覺得肛交很刺激，而痔瘡或肛裂會那麼痛也是因為這個原因。

　　內括約肌與大便失禁息息相關，排便失禁有八成原因都是內括約肌有問題。

重點整理 ·

- 與內褲接觸的身體部位稱為外陰；而位於體內的部位則稱為陰道。前庭就介於這兩者之間。

- 陰蒂比肉眼可見的部分要大很多，這是人體唯一單純為了性快感而存在的器官。

- 大陰唇和小陰唇沒有所謂的「正常」尺寸。

- 小陰唇、大陰唇及陰阜既可帶來性快感，又能保護陰道口。

- 外陰部的皮膚呈弱酸性，酸鹼值在 5.3 至 5.6 之間。

第 **2** 章

陰道

The Vagina

陰道是一條由纖維肌形成的管狀器官，上下兩端分別接上子宮頸及外陰部。我知道，用這種方式來描述一個可以帶來性快感的部位，一點都不性感。我很希望能夠另創一個詞彙來稱呼這個部位，因為陰道的英語 vagina 在拉丁語的意思是「鞘」，好好的一個女性解剖部位，命名時卻用「鞘」來形容與陰莖的契合度，真的令我很反感。醫學上，陰道的起點就是前庭內的處女膜。

為什麼要有處女膜？

這個問題，演化生物學家回答不出來。

有些專家推測處女膜可能曾經被用來向男性伴侶保證，他將來

要養的小孩不會是另一個男人的。這種論點不但不可信，而且是荒謬的父權思想，原因有以下幾點。處女膜有可能因為劇烈運動而撕裂，而且有報告指出有過性經驗的青少女約有半數的處女膜依然完好無損。由此可見，用這個部位來判斷一個人是否還是「貞潔的處女」非常不可靠。從演化角度來看這種「保留童貞」的理論，意味著只有第一個出生的小孩是有價值的，但在人類的大部分歷史中，有三成到五成的新生兒都活不過第一年。把本應珍貴的生物資源下注在單一次性行為完全毫無道理，因為妳無法保證由此得來的孩子能否活下來，甚至連這個珍貴的資源能否製造出孩子都未可知。

　　另一個被提出的理論，認為處女膜的進化讓女性在第一次性行為時會疼痛，所以女性只會跟關係親密的伴侶發生性行為。但顯而易見的，大多數女生的初次性行為並沒有痛到讓她們堅持到白馬王子到來時才獻身。要是真的痛成那樣，這個社會就不會有那麼多少女懷孕了。再說，如果處女膜的演化目的，是要讓女性對初次性行為大失所望，而不想再試試其他人，寧願與她們「第一個男人」定下來，那麼何必要有陰蒂這種神奇的器官，從開始有生育能力起就完全發揮它性高潮的的作用。

　　我個人的理論是這樣的：處女膜在人類史上曾經是一種具有保護作用的屏障。在進入青春期以前，陰道黏膜對刺激物非常敏感，只要陰道要異物侵入，就算只是很少量的汙物，都可能導致激烈的發炎反應。雌激素、陰阜和大陰唇的脂肪墊、陰毛及小陰

唇都是陰道下段不可或缺的保護機制，但基本上都要等到進入青春期後才會開始發育。這就是為什麼我會認為，處女膜是青春期之前防止異物誤入陰道的一個物理性屏障。當人類進化到開始以直立姿勢行走後，陰道開口就此遠離了塵土，於是這個物理性屏障對陰道來說就沒那麼重要了，自然而然進化機制也就不會花太多心思用來完善這一小片堅韌的處女膜。這同時也解釋了為什麼處女膜有各種不同的形狀及厚度：因為從生物學的角度來看，這個構造已經不再重要了。

　　胎兒的陰道一開始是一條堅實的管道，其內部細胞會從頂端（子宮頸）開始往下逐漸消失，到了陰道下段若還有殘餘的細胞就形成了處女膜，形狀可能是環形或新月狀，有的有洞或甚至沒有處女膜。有時候殘餘細胞的數量較多，就會形成一條橫向或縱向的陰道隔膜，稱為為陰道隔膜。陰道隔膜很脆弱，容易在置入衛生棉條或性交時破裂；不過陰道隔膜也有很厚的，還可能發生堵住陰道的罕見情形。凡是出現以下幾種情況，就要考慮是否有陰道隔膜這種先天性發育異常的構造：到了十六歲還沒有月經的少女；衛生棉條、手指及陰莖無法進入陰道的女性；太過疼痛而接受不了窺陰器（鴨嘴）檢查的女性；陰道插入時有阻塞感的女性。

陰道的基礎知識

陰道內部有一層稱為黏膜的特化皮膚，其排列方式就像手風琴，有許多稱為皺襞的皺褶或隆脊，有些女性會覺得摸起來有「凸塊」或粗粗的。若要視覺化這些陰道皺襞，可以想像一張加寬的雙人床上鋪著加大尺寸的床單。

黏膜位於一層平滑肌之上，嚴格來說這層平滑肌是陰道的外壁。平滑肌是一種不隨意肌，不受意志支配（消化道就是由平滑肌組成）。雖然目前還不清楚陰道平滑肌的所有功能，但已經被認定的是這裡的平滑肌可將血液和陰道分泌物移往陰道口。如果陰道平滑肌的收縮變得不協調或痙攣過度，就會引起疼痛。有些資料顯示，有痛經症狀的婦女，陰道平滑肌會出現較多的痙攣和不協調的活動。

皺襞和平滑肌可使陰道在平常時期處於塌陷狀態，讓前後壁相接觸，不讓空氣進來，然後在性交或陰道生產時撐大。每個人（應該說是父權社會下的每個人）似乎都對陰莖變大的能力嘆為觀止，但陰莖的變化只有幾公分的差別，比起陰道能夠撐開的幅度，可說是小巫見大巫。

陰道的平滑肌被血管網包圍，陰道之所以能在損傷後復原良好，其中一個原因就是有豐沛的血流量。

陰道長度因人而異，而且差距可能非常大。後陰道壁（靠直腸的那一側）較長，從 5.1 到 14.4 公分不等，而前陰道壁的長度則

在 4.4 到 8.4 公分之間。女生的體型跟陰道長度無關；至於陰道的寬度，陰道口最狹窄，越靠近子宮頸就越寬。

骨盆底肌

骨盆底肌是包覆陰道和陰道口的兩層肌肉，這些肌肉為器官提供支撐，輔助大小便的控制（膀胱和腸道的排空），會在性高潮

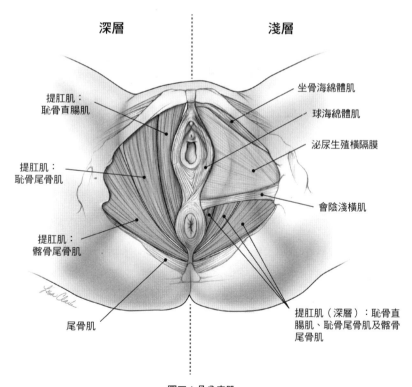

深層　　　　　　　淺層

提肛肌：
恥骨直腸肌

提肛肌：
恥骨尾骨肌

提肛肌：
髂骨尾骨肌

尾骨肌

坐骨海綿體肌

球海綿體肌

泌尿生殖橫隔膜

會陰淺橫肌

提肛肌（深層）：恥骨直腸肌、恥骨尾骨肌及髂骨尾骨肌

圖四：骨盆底肌
繪者：LISA A. CLARK, MA, CMI

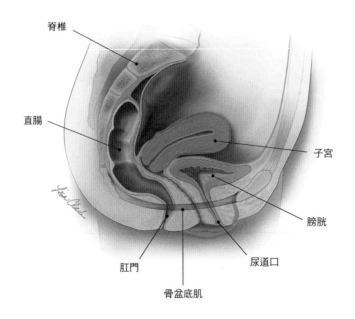

脊椎

直腸

子宮

膀胱

肛門

尿道口

骨盆底肌

圖五：女性骨盆底肌（矢狀圖）
繪製者：LISA A. CLARK, MA, CMI

時收縮，也有助於核心力量和姿勢的穩定。骨盆底肌在性高潮時
的平均收縮次數為 3 到 15 次，我們之所以會知道，是因為有學術
研究讓婦女在監控下自我刺激到產生性高潮（我一直很想知道，
做這種研究的人是怎麼拿到經費的）。

　　表淺層肌肉位於外陰皮膚的正下方，由三塊肌肉組成：坐骨海
綿體肌（ischiocavernosus）、球海綿體肌（bulbospongiosus）及會
陰淺橫肌（superficial transverse perineal）。會陰淺橫肌、球海綿
體肌及括約肌的交會點稱為會陰體（perineal body）。

深層肌肉從恥骨前側向後側延伸，並向外延伸到髖部，以及向後延伸到尾骨，看起來就像吊床一樣，其中還有讓尿道、陰道及直腸穿過的開口。這塊深層肌肉稱為提肛肌，由恥骨直腸肌（puborectalis）、恥骨尾骨肌（pubococcygeus）及髂骨尾骨肌（iliococcygeus）三塊肌肉組成。

妳通常不會有意識地去控制這些骨盆底肌，比如妳不用去想著要如何排空膀胱、腸道，或是如何達到性高潮，妳就是不假思索地做了。等到有了足夠的運動及感覺控制力之後，就能訓練膀胱和腸道相對獨立地運作，就像是在幕後運轉的電腦程式一樣。從進化角度來看，如果我們必須時時刻刻把注意力用在調節膀胱和腸道的功能上，可能就永遠沒有爬出沼澤的一天，因此才會把這些活動從意識中卸載下來。

骨盆底肌軟弱無力或有撕裂傷（通常為分娩所致），會導致大小便失禁及骨盆器官脫垂（骨盆器官和構造往下掉）。如果骨盆底肌太緊繃，則會造成肌肉痙攣，從而導致性交疼痛和骨盆疼痛。

陰道黏膜

陰道黏膜約有二十八層細胞的厚度，也跟外陰一樣，都有一層基底細胞可以不斷製造出新細胞。不同於外陰的是，陰道細胞充滿了肝醣（一種儲存糖），角蛋白也比外陰細胞少很多，這使得陰道表面的防水性略遜於外陰，而導致少量體液離開血液，從細

胞與細胞之間滲漏而出，變成陰道分泌物的一部分。這種體液稱為漏出液或轉滲液（transudate）。防水性差，意味著有些物質也會藉由陰道吸收到血液中。

陰道黏膜的更新比外陰皮膚要快很多，每九十六小時就會製造出新的一層。這個現象有幾個生物性原因：

• **摩擦**：無論多輕柔地使用手指、玩具、舌頭或陰莖，摩擦都會搓掉陰道的表層細胞，必須迅速修復。如果是異性性行為會造成長期的內部損傷，生育能力將大打折扣。

• **為生態系統提供養分**：育齡婦女的陰道表層細胞大約每四小

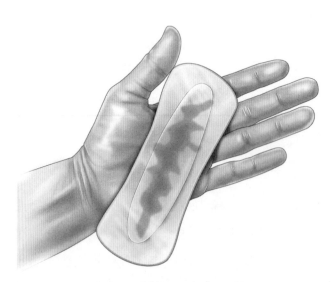

圖六：沾上陰道分泌物的衛生護墊
繪者：LISA A. CLARK, MA, CMI

時就會剝落一次，這些凋亡細胞富含肝醣（由數千個葡萄糖分子
所組成），正好可以餵食維繫陰道健康的細菌。高達 3% 的陰道分
泌物是肝醣。

・**迷惑壞菌**：漂浮在陰道中的凋亡細胞可以充當誘餌，它們是
病原細菌首先會遇到的細胞。病原細菌會附著在這些隨意漂流的
細胞上，成為陰道分泌物的一部分被排出體外。

陰道生態系統

　　陰道通常每二十四小時會排出 1 到 3 毫升的分泌物，但報告指
出，即便多達 4 毫升也算正常。4 毫升的量可以讓一塊衛生護墊完
全溼透，圖五衛生護墊上的陰道分泌物量，屬於非常正常的 2 毫
升。

　　根據我親自聽聞的以及從其他各地同事那裡聽到，有越來越多
的婦女都誤以為凡是陰道分泌物都是不正常的。我不知道真正的
原因為何，可能有以下幾個原因：受到主流色情片的影響，認為
陰道應該是乾爽的；女性很少談及自己的分泌物；除毛的女性增
加了，使得本來應該卡在陰毛上的分泌物出現在內褲上；或是美
妝店貨架上那些專治溼潤陰道的產品。

　　陰道分泌物的組成，包括子宮頸分泌物、陰道口腺體（巴氏腺
和斯基恩氏腺）的分泌物、益菌製造的各種物質、從陰道表面剝
落的細胞，以及少量的漏出液（從血液滲透出來的體液）。

　　乳酸菌是陰道中最著名的細菌，這是一種可以保護陰道的益菌。它們會製造乳酸，讓陰道的酸鹼值保持在弱酸性的 3.5 和 4.5之間，很多細菌和病毒都難以在這樣的環境中壯大。乳酸菌還會製造一種稱為細菌素（bacteriocins）的蛋白質分子，就像是身體自產自銷的抗生素，可以殺死或抑制病原細菌的生長。乳酸菌會黏附在陰道的黏膜細胞上，預防其他細菌黏附上來。乳酸菌還會製造有殺菌效果的過氧化氫（雙氧水），這個化學物質曾被認為是陰道防禦機制的一部分，但現在已經不太有人支持這個說法了。

　　乳酸菌有很多種，陰道中主要有四大菌種：捲曲乳桿菌（*L. crispatus*）、詹氏乳桿菌（*L. jensenii*）、惰性乳桿菌（*L. iners*）以及加氏乳桿菌（*L. gasseri*）。我們現在才剛開始了解不同菌種的乳酸菌有什麼功用，所以到目前為止我們所知道的資訊日後可能會改變。舉例來說，我在當實習醫師時，所有人都認為嗜酸乳桿菌（*L. acidophilus*）是最常見的一種乳酸菌，但其實只是因為這種乳酸菌特別容易在實驗室裡培養。隨著 DNA 科技問世，我們不用再誘導細菌生長就能夠更好地評估陰道的微生物群系。我們目前認為惰性乳桿菌是陰道中最普遍的一種乳酸菌，84％的婦女都有這個菌種，而 34％的陰道微生物群系中，惰性乳桿菌也占大多數。相較之下，嗜酸乳桿菌就可能只是個小角色，或甚至毫無作用。

　　每個女性的陰道細菌群落會落在五種菌型之中，其中四種菌型是以乳酸菌為優勢菌（73％的婦女屬之）；其餘 27％的婦女則屬

於乳酸菌較少、細菌種類更多元的那一種菌型。陰道細菌群落會受到許多因素的影響，其中可能也包括遺傳基因和環境等複雜因素。一般來說，白種人和亞洲女性的陰道細菌群落更可能是以乳酸菌為主的菌型，而大約 40％的非洲裔美國女性和西班牙裔女性則屬於非乳酸菌為主的菌型。乳酸菌越多，陰道的酸鹼值越偏酸性，因此凡是非乳酸桿菌為主的菌型，陰道酸鹼值可能會稍微升高，約在 4.7 到 5.0 之間。

然而，這不代表 40％的非洲裔美國女性及西班牙裔女性的陰道細菌不健康，相反的，這只是正常的變異。我們對陰道微生物群系的了解才剛起步，除了乳酸菌之外，還有許多其他因素與陰道健康有關。

由於血液的酸鹼值是 7.35，因此月經期間，陰道的酸鹼值會升高。由於經血會和陰道中的乳酸菌相黏合，因此，月經期間，由於經血的存在，陰道中的乳酸菌濃度會下降。這可以說明為什麼女性在經期快結束時，特別容易受到感染，因為為這時候的益菌數量最少，酸鹼值較高。此外，血液也是適合細菌生長的溫床。

那麼，我應該做陰道微生物群系的檢驗嗎？目前市面上至少有一種檢測，可以驗出陰道微生物群系的細菌，再加上居家醫療檢驗的市場越來越大，應該會有越來越多的檢驗上市。就我們目前對陰道微生物群系的了解，這種檢驗存在著一些問題。首先，妳的微生物群系每天都會受到各種因素的影響而不斷變動，甚至同一天的早上和晚上就不太一樣。不管是單次取樣，或分三天取三

次樣，也不會有什麼幫助。假設我在某天下午四點拍了一張妳頭髮的相片，這張相片並不能代表妳頭髮每天的樣子，我也不能以此為依據地告訴妳應該怎麼洗頭髮，或應該使用那種護髮產品。

　　居家檢驗的另一個問題是擔心。我們已經知道在正常狀況下，有些女性的乳酸桿菌數量本來就比較少，但這是正常現象，不代表微生物群系有問題。居家測驗乳酸菌數量可能會在這些婦女身上貼錯標籤，讓她們開始擔心自己的陰道微生物群系是否異常。

　　最後一點，我們不知道要怎麼利用這些居家檢驗的資訊，也沒辦法更替或增強微生物群系。不過，或許有一天這些檢驗真的能夠發揮作用。

重點整理

· 陰道中的皺褶稱為稱為皺襞。

· 陰道的長度與身高及體型沒有相關性。

· 陰道分泌物的量一般是一天 1 到 3 毫升。

· 陰道有很多以肝醣形式存在的糖，可用以餵養益菌（參見第 7 章）。

· 陰道細菌可以分為五種菌型。

^第**3**^章

跨性別者的陰道與外陰部

Vaginas and Vulvas in Transition

　　生理上的性別（sex）是根據生物學特徵（比如解剖構造和／或荷爾蒙）來判別一個人是男是女，可以是天生的，也可以後天藉由手術改變。社會性別（gender）則是對自我的認知，可以是男、是女、兩者皆是，或兩者都不是。至於跨性別者，則是指社會性別與出生時所具生理特徵不同的人，例如出生時為男性，但自我性別認同是女性。

　　在美國，約有 100 萬到 140 萬名的跨性別者。他們除了有醫療方面的問題之外，也因為有很多醫護人員不熟悉「世界跨性別健康專業協會」（WPATH）所確立的醫護標準而感到氣餒，有高達50％的跨性別者就提到，他們不得不親自跟醫護人員說自己需要哪些具體照護。這不僅把這些人邊緣化，也讓人對整個醫療照護產業的專業人員失去信心。

　　跨性別者在尋求醫療服務時，還面臨著其他障礙。近 30％的跨性別者表示，他們曾在醫療場所受到言語攻擊，而 20％的跨性別者則說他們曾經求診無門。這些令人不快的互動，導致很多跨性別者不願就醫尋求幫助。有陰道和子宮頸的跨性別男性，未必能找到適合的醫護人員為他們進行子宮頸癌篩檢或治療陰道不適。由於保險的承保約定，跨性別者也可能無法取得足夠的醫療費用。

　　不管原因是什麼，確實有很多跨性別者（高達 48％的跨性別男子和 33％的跨性別女子）都有過延遲就醫或迴避預防性醫療保健的經驗，這是一個令人非常遺憾的事實。

跨性別男性（出生時生理性別為女性，但自我性別認同為男性）的外陰和陰道變化

　　用於性別轉換過渡期的睪固酮，會讓外陰和陰道產生明顯變化。陰蒂會膨大，從平均長度 1.5 公分變成 4.5 公分；隨著陰蒂頭越長越大，更多的部分會裸露在外（陰蒂包皮不會以同樣方式跟著變大），可能會增加陰蒂的敏感度。陰毛可能變多，毛髮分布模式通常也會改變，大腿毛變多，從肚臍往下的部位都有可能長毛。

　　此外，睪固酮還可能導致陰道黏膜變薄，以及因為乳酸菌減

少而使得陰道酸鹼值升高。這些症狀可能會在開始使用睪固酮三個月後出現，但尖峰效應可能前兩年都不會出現。症狀可能包括不適、出現陰道分泌物、灼熱感、內診疼痛、陰道性交時會痛等等。缺少乳酸菌、陰道黏膜變薄這兩點，會增加陰道接觸性傳播感染的風險。

這些症狀可以使用陰道用雌激素來治療，如果劑量正確，就不會被血液吸收，而抵銷睪固酮對身體其他組織的作用。不過，不是每個跨性別男性都能接受使用陰道用雌激素。假如他們的癥結點是不想把東西放進陰道裡，也可以考慮裝置雌激素釋出型陰道環，裝置妥當的話，不會感覺到它的存在，但每三個月必須更換一次。完全不想使用雌激素的跨性別男性，可以考慮脫氫異雄固酮（DHEAS）栓劑。DHEAS 是一種固醇類荷爾蒙，置入陰道後會轉化成雌激素和睪固酮（參見第 19 章，有該藥及投藥方式的詳細說明）。

跨性別男性有子宮頸就應該接受篩檢

不是每個跨性別男性都做過切除子宮及子宮頸的子宮切除術，而做過這個手術的，通常是在變換性別幾年後才決定做手術，因此在此之前還是有需要接受子宮頸癌篩檢。子宮頸癌篩檢準則也適用於跨性別男性：從二十一歲到六十五歲，美三年要接受一此子宮頸抹片檢查（到了六十五歲，如果前三次篩檢結果正常，以

後就可以不用再做檢查）。不論是否有過性行為，也不論性伴侶的社會性別為何，都建議接受子宮頸篩檢（第 26 章有針對子宮頸癌篩檢的更詳細討論）。

遺憾的是，跨性別男性很少會去做子宮頸癌篩檢；更令人擔憂的一點是，他們子宮頸抹片檢查結果異常的風險是順性別女性（出生時性別為女，性別認同也是女性）的十倍。此外，跨性別男性接受子宮頸抹片檢查時更可能出現不適當的抹片，這意味著取得的細胞無法進行評估及判讀。據一項研究顯示，做過子宮頸抹片檢查的跨性別男性中，大約有 11％沒辦法適當評估，而順性別女性有此問題的只有 1％。原因可能是使用睪固酮引發炎症，或是檢驗時的不適感（這會影響醫療人員採樣的能力）。陰道細菌的變化，也可能增加跨性別男性感染人類乳突病毒（HPV，子宮頸癌的致病元兇）的風險。

不適當的抹片篩檢，代表會引起疑慮的細胞可能沒採到，於是檢驗結果不能信賴。沒做好採樣或檢查結果有異常的情形下，跨性別男性還可能因為被邊緣化而拖延回診，無法接受再次檢驗或追蹤。從生物學來看，跨性別男性罹患子宮頸癌的風險高，社會因素又影響了他們的就醫機會，情況簡直是雪上加霜。

使用睪固酮大約六個月後，會對子宮頸抹片產生不利影響，所以跨性別男性應該盡可能在開始使用睪固酮之前就先去做子宮頸癌篩檢。如果檢驗結果正常，那麼至少三年內都不需要再做篩檢了。

有幾個方法可以降低做子宮頸癌篩檢時的不適感：

・**只做 HPV 篩檢**：這個檢驗只在陰道採樣，不需要動用到鴨嘴器。許多研究告訴我們，自我採樣與醫護人員採樣的樣本一樣有效，而妳可能會覺得自己用棉簽採樣會更自在。美國婦產科醫師學會建議從二十五歲起可以單做 HPV 篩檢（也就是不含子宮頸抹片篩檢），但也建議是三十歲後才開始。

・**陰道雌激素**：在做子宮抹片篩檢前二到四週使用，可減少檢查時的疼痛及降低檢驗異常的機率。

接種 HPV 疫苗很重要，對跨性別男性尤為重要，因為這個族群往往因為子宮頸癌篩檢不足及抹片檢驗異常而有更高的風險（第 25 章有 HPV 更深入的介紹）。考慮做子宮切除術的跨性別男性，應該和主刀的外科醫師討論是做一起切除子宮頸的全子宮切除術，或是做保留子宮頸的次全子宮切除術。對有些外科醫師來說，次全子宮切除術會比較簡單一點，但對於性別轉換不會任何好處，而且這也意味著在六十五歲之前，都得繼續做子宮頸癌篩檢。

月經與性別轉換的過渡期

不服用荷爾蒙的跨性別男性仍然有月經，有些跨性別男性會選

擇使用荷爾蒙避孕器來減少經血量。睪固酮療法也會影響月經，在療程兩個月後，經血量一般會減少，到了第三十六個月，基本上就不會有月經了。然而，如果沒有做好荷爾蒙濃度的監測，讓荷爾蒙一直維持在男性應有的濃度上，有 16％的跨性別男性到了第六個月還是有月經。間歇性使用荷爾蒙的跨性別男性，一旦中斷睪固酮療法，月經會去而復返。想要受孕而停用荷爾蒙的跨性別男性，也會開始有月經。

　　月經期間，比起衛生棉，衛生棉條和月經杯是更方便、更隱祕的選擇。不過，因為在睪固酮作用下會引發陰道發炎，置入棉條時可能會痛，特別是經血量小的時候。我們還沒有任何資料，可以證明睪固酮跟中毒性休克症候群的關係。

　　跨性別男性如果經血量小，不想使用衛生棉、衛生棉條或月亮杯，可以考慮可重複使用的吸血內褲──月亮褲。月亮褲的好處是隱密性比衛生棉高，但如果人在外面時，更換下來的內褲只能放在塑膠袋內隨身帶著，沒有其他選擇，如此一來，原先隱密性較高的優點就大打折扣了（想更詳細了解這些選項可參見第 17 章）。

跨性別女性（出生時生理性別為男性，但自我性別認同為女性）的外陰和陰道手術

　　陰唇、陰蒂、陰道（陰道成形術）都可以透過手術做出來。陰

莖頭（龜頭）可用來建造陰蒂，進行陰道性交時，新造的陰蒂和攝護腺受到刺激時都會帶來性快感。手術後，約有75％的跨性別女性表示，她們的陰道性行為很活躍，達到性高潮的比例可達到70％到84％之間。

原本的陰囊可用來建造陰唇，而在陰道成形術方面，目前還無法確定哪一種技術最好；取自陰莖、結腸、腹膜（包覆腹腔臟器的一層黏膜，可以防止內臟黏連在一起）的組織都曾被用來建造陰道。有時也會使用其他身體部位的皮膚，其他尚在試驗的技術則包括口腔的頰黏膜、取自胎盤的羊膜，以及經過去細胞化特殊處理的組織。至於哪一種技術才是最佳選擇，不在本書的討論範圍之內，不過選擇時可以多考量幾個因素，例如潛在的健康狀態、陰莖長度（是否有足夠的組織可以使用）以及患者本人和醫師的偏好等等。

在美國，最常見的做法是使用陰莖組織，並視需要加上陰囊或其他部位的皮膚。順性別女性的陰道平均長度為6.5到12.5公分，由於陰道長度與性滿意度無關，因此大多數的外科醫師在建造陰道時都會取中間值，也就是9到10公分的長度。從解剖構造來考量，未必有空間可以做一條10公分長的陰道，因此能做到多長會因人而異。雖然陰莖組織沒有自我潤滑的功能，但因為陰莖皮膚對性容易起反應，有些人還是覺得陰莖組織能帶來更好的的性刺激。

用陰莖皮膚建造的陰道，其細菌群落與皮膚上常見的細菌是一

樣的。因此即便陰道出現跟感染黴菌性陰道炎或細菌性陰道炎的順性別女性有同樣症狀（如分泌物及氣味），病因也不會一樣。用陰莖皮膚所建造的陰道，出現的分泌物通常是皮脂和皮膚細胞等皮膚分泌物。

　　如果擔心分泌物或氣味有問題，可以用清水做例行清洗或灌洗，由於新建的陰道沒有黏膜及乳酸菌，有時也可以使用溫和的清洗劑。許多外科醫師會建議在需要每天擴張的那段期間，要以灌洗方式去除殘留的潤滑劑及因為摩擦而脫落的皮膚細胞。目前還沒有適當的方法來除去陰道的強烈氣味，假如用清水灌洗仍然無法達到理想效果的話，有人建議可以連續幾天使用濃度 25％的優碘陰道灌洗液。另一個選擇是陰道抗生素療程，一般使用的是甲硝唑（metronidazole）來減少產生強烈氣味的細菌。

　　使用結腸及腹膜組織來建造陰道，好處是這些組織能夠自我潤滑。但要使用這些組織，就必須進行腹部手術（腹腔鏡手術只需要開個小小的切口）。新造陰道如果使用的是結腸組織，產生的分泌物可能會很可觀。

　　陰道成形術是個大手術，如果健康狀態不允許的話，可以只建造外陰和陰蒂，另外再做出一小塊凹陷當作陰道，外觀上看不太出來。跨性別女性若不想進行陰道性交，可以選擇這種手術。

　　做陰道成形術之前，有幾個需要考量的重要事項：

- **永久去除陰囊及其周圍的陰毛**：沒有做永久性除毛的話，

陰毛會在陰道內重新長出來，從而導致囊腫、陰道分泌物及強烈氣味等問題。完全除毛需要長達一年的時間，而電解除毛（electrolysis）則是真正能達到永久性除毛的唯一方法。

• **術前和術後三個月禁用所有尼古丁產品**：所有菸草產品都會降低小血管的血流量，妨礙傷口癒合。陰道成形術是否能成功取決於血液是否能順暢流動，如果吸食過菸草的話，會導致陰道內移植的血管損毀及結疤。

• **術後需要進行擴張來維持陰道的長度和寬度**：對於大多數跨性別女性來說，這是要做一輩子的事，尤其是術後第一年更為重要。如果做擴張時非常痛，務必立即告訴負責的外科醫師。結疤與隨之而來的寬度或長度縮小會發展得非常快，想要再用手術矯正相當困難。

性交和做擴張時會痛，可能是陰道結疤以及／或是陰道周圍的骨盆底肌痙攣所致（請參見第 2 章和第 34 章）。疼痛和／或手術操作都可能導致肌肉痙攣。如果是結疤或痙攣，在使用擴張器時都會有碰到堵塞物的感覺。

陰道成形術後的性病

如果建造陰道使用的是陰莖組織，可能不容易感染淋病或披衣菌，但由於尿道距離陰道很近，還是有可能受到感染。此外，也

有可能被傳染到病毒性性病（例如疱疹、HPV 及愛滋病），但目前的研究還不夠充分。

重點
整理　・・・・・・・・・・・・・・・・・・・・・・・

・有子宮頸的跨性別男性，做子宮頸抹片檢查及子宮頸癌篩檢時更可能出現檢驗不適當及異常的情形。

・九到四十五歲的人都應該接種 HPV 疫苗，跨性別男性也要考慮接種 HPV 疫苗，並盡可能在接受變換性別的醫學措施之前做子宮頸癌篩檢。

・使用睪固酮的跨性別男性，陰道可能會疼痛並出現分泌物；可能要使用兩年後才會引發這些症狀。

・跨性別女性陰道有分泌物及強烈氣味，原因跟順性別女性不同。

・跨性別女性會出現性交疼痛，可能是陰道狹窄或肌肉痙攣所致（參見第 34 章）。

第**4**章

女性的性快感與性教育

Female Pleasure and Sex Education

在我們的社會，因為對性行為的一知半解，要進行相關的討論非常不容易，而女性也往往會因此而受到傷害。女性身體的解剖構造被貼上「骯髒」的標籤，女孩子從小就被灌輸這樣的觀念：在父權社會中，一個「好」女孩什麼該做、什麼不該做。

對自己的身體懵懵懂懂，既不了解自己身體的構造，也不知道它們如何運作，這讓女性在性關係中一向居於劣勢。許多異性戀的女性都是從男性伴侶那裡學習性行為的相關知識，而這些男性伴侶通常對於女性的性高潮不是無知，就是了解得不夠多。我認識的所有婦產科醫師在內診時，都至少有過一次被患者的男性伴侶要求指出伴侶的陰蒂（這裡指的是陰蒂頭）在哪裡。當然，他們有興趣知道，是值得高興的事；但另一方面，「老兄，你也拜託一下，你都跟她在一起十年了。」伴侶是同性的女性，就比較

少出現這方面的問題。

　　女性想取得性行為的正確資訊或想知道自己的性經驗是否正常，是技術問題或是醫療問題，要去哪裡尋求幫助呢？有一項研究顯示，只有 63％的婦產科醫生會例行性地詢問患者的性活動，有 40％的婦產科醫師會問患者是否有性生活方面的問題，有 29％的婦產科醫師會問患者的性生活是否滿意。這就是問題所在。

　　有些醫師（包括婦產科醫師）覺得跟患者談論性會很難啟齒，因為他們沒有接受過相關的訓練。而其他醫師，則是因為看診時間被壓縮得很厲害，沒有多餘時間可以用來談這方面的事。的確，關於性事，有時候確實沒有什麼可建議的正統療法（吃藥或打針之類的），而且有些性行為問題是跟技術或兩人的關係有關。這不是在幫婦產科醫師找藉口，而是要讓大家明白問題並不單純。但話說回來，身為醫師還是應該多方詢問，才能把患者轉介到其他更適合的科室，例如性治療師、婚姻與家庭治療師或心理醫師等等。醫師沒有必要是治療所有疾病的全才，而是要把問題交給對的人去解決，性生活方面的問題當然要找專家協助，就像解決排便問題或頭痛問題一樣。

　　醫師不詢問性行為的另一個問題是，那些因為身體狀況而影響到性生活（一般是導致性交疼痛）的女性，通常被徹底輕忽。許多女性受苦多年，完全沒有意識到這是因為她們患有某些可以診斷並治療的病症。

妳對性生活滿意嗎？

　　問卷調查顯示，女性對性生活的整體滿意度其實並不高：只有49％的異性戀女性、47％的同性戀女性以及49％的雙性戀女性對自己的性生活感到滿意。至於男性對性生活的滿意度也不高，就算是受訪者中自認為「性福」的異性戀男性（這在意料之中），也只有51％的人對自己的性生活感到滿意。

　　性是隱諱的，有很多人不敢明說性是他們最重要的事。即便很多人在公開或私下的調查中表示，性生活比什麼都重要，但事實上，人們做愛的時間平均下來也不過是一天四分鐘而已，大多數人花在購物或盯著冰箱看的時間都比這個長。以我來說，我很清楚自己寧願選哪件事來做！

　　上述重點是：對性生活不滿意似乎是再平常不過的事。

性生活頻率為何不高？

　　為什麼性生活的頻率比人們真正想要的少呢？可能是更多的性生活是社會普遍的期望，所以他們回答問題時給出了一個理想化的答案（哈哈，我也曾在不記名的調查表中謊報過體重）。坦承面對自己並不容易，而我們對喜歡的事物都有欲求不滿的傾向。當然，不是每個人都有性生活，很多人的感情一直發展得不順利，關係無法更進一步。對大多數人來說，即便對性生活不滿

意，也不會把性拿出來溝通，更不會把性當成首要之務。有些女性因為某些症狀導致性交疼痛，當然性欲本來就會忽強忽弱，起伏不定。

基本上，這本來就是一個很複雜的問題。

沒有性生活的伴侶關係，比人們以為的還要常見。有15％的伴侶沒有性生活，意思是指過去六個月到十二個月之間沒有性行為，而非婚姻關係的相關數據比較少見。在異性戀關係中，如果出現這種情況，社會通常都會把矛頭對準女方，但事實上，這更可能是男人的問題。

性反應週期

生理上，純粹從性刺激的角度來看，陰蒂是女性最重要的構造。但是，這不意味著刺激乳頭或肛門無法達到性高潮，而是說陰蒂是專為製造性快感而進化的器官，而且當其他敏感部位受到刺激時，陰蒂幾乎都會跟著產生反應。有趣的是，在大腦中，刺激乳頭的反應區與刺激陰蒂的反應區是重疊的。

性反應週期是指人經歷性活動的四個生理階段，這個性反應的經典模式是一九六〇年由威廉·麥斯特（William H. Masters）及維吉尼亞·強生（Virginia E. Johnson）首次提出的一個線性模式。共有四個階段：興奮期、持續期、高潮期、消退期，這個模式的

缺點是沒有把欲望考慮進去（如果不喜歡伴侶或伴侶讓妳覺得厭煩時，要興奮起來可能是個挑戰）。不過，雖然在另一個被提出的模式中加上欲望期，但這兩種模式都以男性為中心，並假定存在一個預設性的性衝動。這完全忽略了女性想要產生性親密的許多原因，例如與伴侶的情感連結、信任、愛慕、安全及尊重等等。

　　二〇〇〇年，羅絲瑪麗・巴森（Rosemary Basson）博士提出了另一個性反應模式：循環模式，她的概念是：令人滿意的性接觸不需要始於自發性的性衝動或欲望，也就是未必是先有做愛的欲望才會去做愛。在這個模式中，可以看出當時參與研究的女性還表示，除了身體的刺激之外，安全感、被渴望或幸福感等都可以提高性興奮及滿足感。這個模式認為女性可能不是每一次做愛都有高度自發性的性衝動，有些女性在自願的情況下做愛，一開始是為了感受親密感或連結感，然後在做愛過程中才被喚取「性趣」。

　　巴森博士的這個模式，支持這樣的一個概念：性欲可以是自發性的，也可以是許多生理及情感刺激交互作用的結果。也就是說，性欲可以是自發性的，也可以是反應性的。這個模式還確認了一點：對許多女性來說，親密感是一個非常重要的性元素。

　　我經常告訴女性朋友，少關注自發性的性衝動，多關注滿足感（包括生理與情感），當然，還有樂趣及性快感。很多女性會執迷於自發性的性衝動，但老實說，這種感覺更像是對某個男人性幻想的回應。我更喜歡把性想成是一場派對。不管是收到燙金邊

的請帖或簡訊邀約，也不管妳是坐豪華轎車、自己開車、搭地鐵或走路去，重要的是妳人在派對裡了，而且還玩得很開心。

喚起性欲及做愛時的身體變化

性愛過程中，當身體起反應時，流向陰道和外陰的血量增加，會出現陰蒂充血、外陰腫脹、陰道分泌有潤滑作用的漏出等現象。陰道的下三分之一段可能會收緊，而上三分之二段可能會擴張。陰道的頂部和子宮會微微上提。

性高潮是陰道周圍肌肉（骨盆底肌）的規律性收縮，這種收縮是一種反射動作，意味著妳的神經和肌肉在沒有來自大腦有意識地輸入下自行協調運作，類似於膝跳反射（敲打膝部時，小腿會往前踢，這是因為觸發了反射作用，而不是因為腦部有意識地下指令要膝蓋移動）。收縮骨盆底肌的凱格爾運動（Kegel exercises）不會觸發性高潮，但許多女性發現，有意識地收縮這些肌肉可以提高性興奮。我會把它比擬成給身體打氣，就像跑步前的腿部熱身動作，或寒冷時為車子暖車一樣。不妨試試！

女性的性高潮（骨盆底肌收縮）通常會持續 5 到 60 秒，而且骨盆底肌大約每隔 0.8 秒收縮一次，也就是一陣接著一陣地收縮。對許多女性來說，每一次收縮的持續時間都會比前一次長，但強度較弱。從次數來看，收縮次數一般都介於 3 到 15 次之間。性高潮時會伴隨著幸福感，有時還能紓壓。有趣的是，男女兩性描述

性高潮使用的字眼幾乎一模一樣。

　　由於陰蒂的神經分布密度最高，有些女性會因為陰蒂過於敏感，在前戲或性交時無法直接碰觸。忍受不了振動按摩器或用手刺激陰蒂頭的女性可能會發現，改用舌頭舔是個好辦法，也可以在使用按摩器（或手指）時，隔著一塊軟布料去碰觸陰蒂。幸運的是，尿道外圍的陰蒂的分支會延伸到陰道且位於陰唇下面，因此可以使用許多不直接碰觸陰蒂頭的替代方法來增加性快感，例如把表面積較大的按摩器抵住陰道口，可以刺激陰蒂腳。好好想想陰蒂的大小和位置，可以想出一些不同的、有創意的刺激方法，讓性愛過程更為盡興。

關於性的一些真相

　　據研究報告指出，比起異性戀女性，女同性戀更有可能在性愛時達到高潮，前者比例是 65％，而後者則高達 86％。這個數據，證明了陰莖絕對不是滿足性需求的的必要條件，也不是女性是否「性福」的判斷標準。

　　根據一份針對美國和加拿大性治療師的調查顯示，異性做愛時，陰莖插入的理想時間是 3 到 7 分鐘（1 到 2 分鐘太短，超過 10 分鐘則太長）。

　　一項研究顯示，異性伴侶的前戲時間平均為 11 到 13 分鐘，性

交時間平均為 7 到 8 分鐘，其中男性自以為的前戲和性交時間都
比女性所以為的要長；而且男女雙方都一致表示，希望有更長的
前戲及性交時間。

什麼是陰道性高潮和 G 點？

　　佛洛伊德捧高「陰道高潮」、踩低「陰蒂高潮」的理論，所造
成的傷害難以評估。只有三分之一的女性能夠單靠陰莖插入式性
交（沒有任何愛撫動作，只有陰莖抽插）達到性高潮，於是被認
為每個人都應該要用這種方式達到性高潮的迷思，讓其他三分之
二的女性以為是自己有問題。但問題不在她們身上，事實上她們
都是完美的。

　　在沒有任何輔助下，女性很難單靠陰莖抽插來達到高潮，這不
是缺陷，而是女性身體的一個特徵。

　　所謂的 G 點理論更助長了陰道高潮的迷思。據說，G 點是德
國婦產科醫師恩斯特・格雷芬貝格（Ernst Gräfenberg）於一九五
〇年發現的，是位於陰道壁上的一個神奇的點（位於膀胱底下），
只要碰觸到這個點，就可以讓女性瞬間「狂野起來」。於是，這
個理論又讓很多找不到 G 點的女性紛紛敗下陣來。

　　把資料挖出來看，可以發現格雷芬貝格醫師的原始論文並沒有
針對性地描述某個特別的點。他的論文標題其實是：「尿道在女
性高潮中的作用」，他提到陰道前側與尿道、膀胱下部緊密相連

的部位有一個「性感帶」，他所說的很可能包覆尿道的陰蒂體、陰蒂根部及前庭球。不出所料，多項研究發現，在所謂的 G 點位置，除了尿道、陰蒂及陰道壁之外，沒有其他肉眼可見的構造。對許多婦女來說，靠近尿道的陰道下段可以帶來愉悅感，因為刺激這裡可以碰觸到陰蒂，但需要正確的刺激才行，不是像開關一樣，只要「按下去」就好。

當我聽到有人說她們在跟男性伴侶做愛時會假裝性高潮，一點都不意外。畢竟一直以來她們都被誤導了，認為女性性高潮必須靠陰莖去觸動某個虛構的點才能產生。

從解剖學角度來看異性性交時的核磁共振造影，可以看到陰蒂可以被陰莖壓擠，這就是為什麼有些婦女可以從陰莖插入式性交獲得性高潮。透過超音波研究，可以觀察到在進行外部自慰及陰莖插入性交時，陰蒂都會腫脹，這表示兩者都會導致陰蒂充血。這意味著，用陰莖、手指、舌頭或玩具接觸外陰或前庭都會都會產生相同的最終結果：刺激陰蒂。就連乳頭刺激（許多女性會被激起性欲）所觸發的大腦部位也會跟判讀陰蒂感覺的大腦部位重疊。陰蒂是快感的整合者及擴大器。

基本上，我們可以說每一條快感之路都通往陰蒂。

陰道高潮和 G 點這種不正確的說法，最好連提都別提了；女性要達到性高潮，方法非常多。

女性會潮射或「潮吹」嗎？

女性會射精嗎？答案是「會」，但不是像網路所說的那樣。

如果妳曾觀過所謂女性潮射的影片，可能會得出一個錯誤的結論：有些女性的身體裡有某種神密的陰道腺體，用對方法去碰觸它，就會液體噴射出來。很多這一類的影片都會冠上「潮吹」的標題。

女性要能潮射，那些流出來的液體勢必是來自於陰道、尿道或某種特化腺體。對比來看，男性的攝護腺會在射精時釋放出大約五毫升的體液，但在女性身上，不管是外陰部或陰道都沒有跟攝護腺一樣大的腺體。因此，根本不用做什麼研究，就能知道女性要一次射出五毫升的體液是非常值得懷疑的。

不過，我還是做了一些調查。

在尿道（即排空膀胱的管狀器官）兩側有一對腺體，稱為斯基恩氏腺（又稱小前庭腺）。這對腺體的大小約莫等於或小於豌豆，有些人會稱之為女性的攝護腺，因為斯基恩氏腺的分泌物中含有微量的攝護腺特異抗原（PSA，存在於攝護腺細胞及精液中的一種蛋白質）。斯基恩氏腺會在性交時分泌少量體液，最多可達 1 到 2 毫升。因此，雖然醫學上稱為潮射或女性射精沒有疑義，但量不多，絕對不會有噴射而出的情形。

在一項研究中，有三十八名女性透過自慰達到性高潮（監測骨盆底肌的收縮狀態來確認），但無論是陰道或尿道都沒有看見任何「射精」情形。然而，假如潮吹或潮射的發生率為五十分之一

（五十人中有一人，即 2% 的女性），這個研究的人數就不足以識別出來。

　　另一項研究的對象，是一小群自稱有過潮吹經驗的婦女（代表這群婦女會在高潮時流出大量體液）。她們先接受篩檢確認沒有失禁問題，並在排空膀胱後，接受刺激直至達到高潮。研究時，會以超音波分別在基線、性興奮及性高潮後測量受試者膀胱中的尿液量。她們在接受刺激前及性高潮後所產生的尿液被收集並進行分析，同時也分析「潮吹」時流出來的體液。

　　結果如何？這些女性的膀胱在性刺激期間注滿的速度出奇得快；而性高潮前的尿液在潮吹後都排空了，經實驗室鑒定，潮吹所產生的體液為尿液。

　　為什麼會有這種現象呢？有一種可能是，這些自訴有潮吹經驗的婦女，單純只是性高潮強烈到讓她們的骨盆底肌把膀胱排空了，這正是潮吹為什麼會與特別強烈的性快感有連帶關係。而更強烈的性反應，也有可能加快膀胱注滿的速度。

　　還有一種可能是，有些女性會在做愛時產生大量的漏出液，意思就是說她們會很「濕」。當她們達到性高潮時，這些體液會一次都流出來。

　　我看過非常多的潮吹影片，多到足夠讓我把它們主要區分為兩種。一種是片中的女生事先往陰道注水（或其他液體），等到正式拍攝時再釋出，換句話說她們是演的。第二種可以清楚看出那些體液是從尿道流出來的，由此可知那是尿液。還有一些影片

中的女生，她們陰道的分泌物明顯來自於斯基恩氏腺，但一如預期，這種乳白色的體液只有幾滴而已。

　　我們之所以需要從醫學上對女性潮射有正確的了解，是因為有些女性會為了無法潮射而怪罪自己，我們已經有夠多的性神話是為男性量身打造的了，不必再用男人的標準來壓抑女性的性快感。如果妳認為做愛時漏尿是個困擾，可以去看膀胱專科醫師（先去看婦女泌尿科是不錯的選擇）。如果妳覺得無所謂或樂在其中的話，那麼又何必在意潮吹的體液從哪裡流出來呢！

　　性福不是在視覺上讓男人有成就感（這種情境下，有成就感的通常是男人），而是妳要從中得到快感。只要妳有過一兩次真正的性高潮，還有什麼好在乎的呢？

能靠按摩器或藥物來喚起性趣嗎？

　　性興奮會促進陰蒂的血流量，市面上有些專用來吸吮陰蒂的女性情趣用品（把一個小吸盤放在陰蒂頭上面）可以把血液吸引到這個部位，這種商品的訴求就是立基於一個概念：增加血流量有助於產生性興奮。此外，還有一些平價的手動式按摩器、形狀大小適合陰蒂頭的振動器，以及滑鼠振動棒（Fiera Arouser）、用於性愛治療的設備（例如 Eros Clitoral Therapy Device）等比較高價的產品。關於 Eros 這個產品，研究不多且研究品質也不好，大都是私下挑選患者進行研究。想刺激陰蒂及喜歡性探索的人有更

多、更有樂趣的選擇，至於很難達到性高潮或從沒有過性高潮的女性，則可以試試用於陰蒂頭（末梢神經最多的陰蒂部位）的吸吮式情趣用品。不過，我們不知道像 Fiera 和 Eros 這一類要價不菲的女性情趣用品，是否比口交、自慰或傳統型震動按摩器的效果更好。每個人都是獨一無二的個體，因此這些情趣用品的使用效果也會因人而異。

　　還有一些研究是針對增加血流量的藥物，看看它們能否改善女性的性反應程度，再說男人都可以吃威而鋼一類的藥物了（目的在增加陰莖的血流量，改善勃起功能障礙），女性為什麼不可以？其中有個研究顯示，自訴有性喚起困難的女性在服用這一類的藥物後，的確能夠促進陰蒂充血，但並不能讓她們產生性興奮。其中一個可能的原因是，性興奮的感覺不是光靠血流量的改變，還需要大腦將這種感覺理解為性快感才行。

女性肛交須知

　　根據美國、英國、瑞典及克羅埃西亞等國家的調查，從一九九〇年代以來，肛交的做愛方式一直在增加。不知道是真的增加了（也就是有更多女性有肛交經驗），或是因為性觀念的鬆綁而讓更多的女性可以更坦然地說出來。到目前的調查顯示，有 30％到 36％的婦女自訴曾經有過至少一次的肛交經驗，有 10％到 12％的女性表示肛交是她們例行性事的一部分。據她們所說，會嘗試肛

交的原因包括取悅伴侶（最常見的原因）、單純為了追求快感、陰道性交會痛以及保持童貞等等。還有很多人表示，她們會嘗試肛交是因為看了相關的片子，但要提醒妳的是，色情片不是紀錄片，很多場景都是演出來的，這點務必要記住。色情片中的性愛鏡頭，真實程度就跟動作片的飛車追逐一樣。因為看色情片而想親自試試看，並無可議之處，但色情片把肛交正常化很可能造成人們對異性戀肛交的頻繁程度有錯誤的認知。

有些女性表示，她們被迫進行肛交，還有人說是做愛時「不小心」插入（事實上，這是男性伴侶故意為之）。當我們以整個社會的角度來探討肛交時，不用去貶低它的重要性，也不用刻意地把它正常化。

贊成肛交通常是站在男人的立場，因為肛門這個洞更「緊」。使用這種老套的比喻，言下之意就是女性陰道「鬆了」，男人沒辦法爽到，特別是對陰道性交活躍或生過孩子的女性來說。

女性想要嘗試肛交，應該是在自己有興趣並想探索自己的性能力的情況下才去做，而不是因為男性伴侶認為每個人都在肛交，或是他對自己的陰莖大小有錯誤的想像。

肛交會有什麼感覺？研究顯示，雖然肛交免不了疼痛問題，但大約有半數女性肛交時會產生性興奮。不過，至少有五成的婦女表示，她們在初次肛交時痛到不得不停下來，因此務必確保妳的性伴侶願意慢慢來，並可以在過程中隨時喊停。有過多次肛交經驗的女性中，只有 27% 的人自述疼痛程度輕微或完全不痛，因此

肛交帶來的快感值不值得讓妳經歷這樣的疼痛，就看妳個人的選擇了。

　　肛交時，一瓶好的潤滑劑是不可或缺的。充分潤滑不但可以減輕插入時的疼痛，還可以減少對組織造成的微創傷。肛交是最容易傳播愛滋病毒的做愛方式，這主要有兩個原因：一是肛交過程容易受傷，二是肛門中有容易感染愛滋病毒的特定細胞。

　　如果妳和妳的床伴不是單一的性伴侶關係，或是有傳染愛滋病毒的疑慮，肛交時務必要求妳的性伴侶戴上保險套，或者使用女用保險套置入肛門內（更多保險套的資訊請見第 25 章）。如果妳打算同時進行陰道性交，請分別使用兩個保險套，一個用於肛交，一個用於陰道性交。就算妳們雙方是單一的性伴侶關係，肛交時使用保險套，也可以在轉戰陰道性交時，不用再請對方先清潔陰莖。

　　肛交時使用保險套的另一個理由是，降低感染 HPV（人類乳突病毒）的風險，這種病毒會導致肛門癌，不過關於肛交是否為感染 HPV 的風險因素，目前仍有爭議。目前為止，我們還沒有針對婦女肛門前期癌及肛門癌的篩檢方案，所以做好保護工作更加重要。

　　對於喜歡玩肛門的女性來話，不管是自慰也好，或是跟男女性伴侶一起也好，市面上有拉珠及肛塞一類的肛交情趣用品，可以試試看。大約有 4% 的女性表示，她們在做愛時經常使用肛塞一類的肛交情趣用品。有意跟男性伴侶嘗試肛交的女性，先使用肛交

情趣用品是個不錯的方法，這樣就能在一個可以控制的情況下了解自己是否喜歡肛交刺激。選購肛門振動按摩器或假陽具時，應該選有喇叭型底座的款式，以避免推入直腸時無法拔出來。我認識的每個外科醫師，都曾經遇到情趣用品卡在體內、必須開刀取出來的患者。這會造成很嚴重的腸道損傷，因此務必選購安全性高的肛門震動按摩器。

　　有些女性可能會想知道肛交會造成什麼樣的肛門損傷，目前沒有數據表明肛交或玩弄肛門會破壞肛門肌肉，但有一項研究（研究對象是平均四十六歲的女性）的確顯示，進行此類性行為的女性有較高的大便失禁發生率：有肛交經驗的女性發生率是 28％，沒有肛交經驗的女性發生率是 14％。該研究並沒有進一步說明，這是肛交完馬上發生的單獨事件，或是肛交當月所發生的事。沒有資料顯示，大便失禁與使用肛交情趣用品有關。

> **重點整理** ‧ ‧ ‧ ‧ ‧ ‧ ‧ ‧ ‧ ‧ ‧ ‧ ‧ ‧ ‧ ‧ ‧ ‧ ‧
>
> ‧約有 50％的女性對性生活感到不滿意。
>
> ‧陰莖插入不是讓女性達到性高潮的最可靠方式。
>
> ‧不存在特定的 G 點；很多女性所描述的陰道內部的敏感地帶，其實是陰蒂複合體的一部分。
>
> ‧女性潮射只有幾小滴的液體，不是像大多數網路影片或色情片所見的噴射狀。
>
> ‧對肛交或玩肛門有興趣的女性，可以先試試肛門振動按摩器，這是一個沒有強制性、可安全體驗的入門方式。

第**5**章

妊娠與分娩

Pregnancy and Childbirth

＊本書審訂李醫師建議讀者：不宜自行購買處方藥物，應與婦產科醫師諮詢後再領取處方簽。

　　從身體內孕育出一個人，生理上一定會有變化。我知道大部分女性本能上都了解到這一點，但從妊娠到分娩，身體上的變化之大或親自感受到的實際情況（也可能兩者都有），往往會令人感到驚訝，尤其很少女性會把這段期間的身體變化拿出來談論。知道待產期結束後應該做什麼，對妳會非常有幫助，除了該做什麼、不該做什麼之外，妳至少也要能判斷哪些情況有問題，需要去看醫生。

　　一直以來，很少有人會公開討論產後期，原因很多。在父權社會下，當女性的身體不符合社會所設定的理想狀態時，就會被羞辱。一直到最近，女性分娩後，社會和醫學界還是把焦點放在嬰兒身上。此外，以前的婦女在生產完後，待在醫院的時間比現在的產婦要長很多，後續也可能有經驗豐富的護士做家訪，因此生

產完的女性輕易就可問到關於疼痛、流血、排便等問題，完全不必為了如何帶一週大的嬰兒去醫院而傷腦筋。

妊娠期間的改變

子宮頸、陰道及外陰，在懷孕後第四到五週就會開始變化。血流量增加及荷爾蒙的改變，會導致陰道和外陰充血。此外，陰道黏膜可能會呈藍紫色，這種變化稱為查德威克氏徵象（Chadwick's sign）；皮膚和肌肉會變軟；子宮頸內部的細胞增殖，並擴展到陰道內的子宮頸部分，這個現象稱為外翻（ectropion）。子宮頸外翻可能會導致陰道分泌物增加，在觸碰到這些細胞時有可能出血（例如插入式性交或做子宮頸抹片）。然而，陰道出血千萬不要等閒視之，以為就是這個原因造成的，因為妊娠期間陰道出血的因素很多，而且有些是很嚴重的病症。

黴菌感染是妊娠期間比較常見的問題，但確切的機轉仍然未知，有可能是雌激素和／或黃體素濃度高、妊娠期間的免疫抑制等因素造成。

到了妊娠第三期（即三十五週左右）要做乙型鏈球菌篩檢，檢測陰道是否存在著這種細菌。在 10%到 30%的孕婦中，會在陰道和／或直腸中發現乙型鏈球菌，必須在分娩時靜脈注射抗生素來治療，以降低新生兒受到嚴重感染的風險。妳可能曾在網路上看

到有人建議使用蒜頭之類的偏方，但千萬不要這麼做，因為有乙型鏈球菌而沒有接受抗生素治療的孕婦，嬰兒出生時有兩百分之一的機率受到感染，但只要接受治療，機率就會下降至四千分之一。

妊娠期間的性行為

不少女性在妊娠第一期和第三期會出現性欲下降的現象，目前原因不明，有可能是擔心性行為會造成妊娠併發症，或是因為身材變化、做愛時不舒服或背痛等原因。相反的，也有婦女表示，她們的性欲增強了。

有些女性擔心妊娠期間進行陰道性交會導致流產或早產，所幸我們知道只要沒有發生陰道或子宮頸感染的低妊娠風險的女性，就算性行為活躍，早產的風險並沒有比較高。

不要相信一些以訛傳訛的說法，在預產期前後與男性伴侶進行性行為並不會引發分娩。許多人煞有介事地說，精液中含有攝護腺素，這種激素會引發分娩，但這個說法並沒有科學依據。相反的，許多研究都顯示，異性之間的性行為，不管是對引發分娩或降低剖腹產風險一點都沒有影響。老實說，認為陰莖強大到讓孕婦提早分娩，這種說法讓人聽了都想翻白眼。對有些孕婦來說，只要子宮頸是軟化的狀態，光刺激到乳頭就可以產生催產素而引發分娩，但並不需要陰莖。

　　風險較高的孕婦，例如已經破水、前置胎盤（胎盤著床位置太低，靠近或蓋住子宮頸口）或早產風險高（例如懷著雙胞胎或有過早產），建議避免進行性行為。

　　很多人都聽過有孕婦因為被口交（舔陰）及陰莖－陰道性行為後，導致致命性空氣栓塞的報導。空氣栓塞是大氣泡進入動脈或靜脈，流到腦部、心臟、肺臟所造成的中風或心臟病發作。空氣會藉由口交或陰莖抽插跑進陰道，由於胎盤跟母體的血液循環直接相連，如果壓力夠大，從陰道進去的空氣就可能進入子宮，然後進入血液循環。

　　妊娠期間發生空氣栓塞的機率可說是微乎其微，低於百萬分之一，因此很難給出有科學依據的建議。口交時，最好避免對著陰道吹氣，有人則認為陰莖插入的性行為最可能造成空氣栓塞，這是因為在這個體位，子宮的位置高於心臟，然而，這種說法也沒有任何研究依據。

忘掉那些老掉牙的產科做法！

　　在我成為婦產科醫師之前，剃毛、灌腸、用殺菌劑清洗外陰和陰道都是很常見的做法，但我們現在都知道這些做法都過時了。這本書不是「妊娠聖經」，所以我沒辦法充分討論到所有妳該問醫護人員的問題，但如果幫妳接生的人還在擁護這種至少過時

二十五年的做法（例如剃毛或灌腸），就要好好想一想他們所提供的其他醫療照護是不是也落後了。臨產之前最好不要剃毛，因為剃除陰毛可能會造成微創傷，而增加妳受感染的風險。

分娩過程中可能會排便，這完全是正常的。妳的婦產科醫師或助產士甚至都不會注意到，因為這種事對他們來說已經習以為常了。排出大便只要擦掉就好，如果會對嬰兒造成傷害，人類就不可能演化成讓嬰兒的頭部從緊臨肛門的地方生出來！

會陰損傷

損傷是陰道生產不可避免的事（剖腹產就更不用說了）。外陰和陰道組織已經進化到可以拉伸、撕裂、復原的程度。血流量增加、陰道細胞脫落及替換速度快，以及陰道黏膜的額外皺褶，這些都對復原有相當大的幫助。

撕裂和女陰切開術統稱為會陰損傷。很多產婦會問她們縫了幾針，但這並不能反映損傷的嚴重程度。單縫一針有可能就像衣服收邊一樣，用來縫合一道很大的撕裂傷；而為了達到最佳的美容效果，可能會縫很多迷妳針來修復一些小裂口。所以妳應該問的是損傷程度，這方面婦產科會以肌肉受損的嚴重程度來分級：

• **第一級**：損傷還沒深到肌肉，頂多只到陰道黏膜、前庭（陰

道開口）和／或外陰皮膚。

- **第二級**：擴及到肌肉層，撕裂範圍在會陰和肛門之間，程度可大可小，這表示可能是前庭下方肌肉的一小部分撕裂，或是撕裂傷貫穿會陰體，幾乎裂到括約肌。

- **第三級**：損傷包括會陰體的所有肌肉和直腸括約肌（又依括約肌的受傷範圍細分成不同等級）。

- **第四級**：這是最嚴重的撕裂傷，完全貫穿肛門括約肌直達直腸；還好只有 0.25％到 2.5％的生產會造成這種傷勢。

第一級和第二級的撕裂傷如果有出血不止，或不進行修復會不好看的話，就應該進行修復；可以使用可吸收的皮膚縫合線或手術用的組織黏膠。然而，第三級和第四級的撕裂傷就必須用手術方式縫合，否則會增加大便失禁的風險。第一級或第二級撕裂傷不會增加尿失禁或大便失禁的風險，但第三級和第四級撕裂傷，風險會提高。

美國婦產科醫師學會（ACOG）不建議分娩時進行例行性的會陰切開術。最近的數據告訴我們，在美國，有 12％的陰道分娩使用陰切開術，而二〇〇〇年是 33％。鑑於 ACOG 的政策建議，進行會陰切開術的比例應該會持續下降。會陰切開術，會造成較大的損傷及失禁風險。一般來說，只有在緊急情況下才有必要進行會陰切開術。我認識的婦產科醫師中，沒有人會對每一個正常分娩的孕婦都進行會陰切開術，但我確信一定還有人會這樣做。妳

在做產檢時，務必要先問清楚。

採取陰道分娩的產婦，發生撕裂傷的風險是 44％到 79％。因此，如果有醫護人員跟妳打包票說不會有撕裂傷，那是他們沒說實話。大多數會導致撕裂傷的因素都不是妳能控制的，包括寶寶的體型、是否為第一次生產、基因等等。沒有證據顯示，無痛分娩（即硬膜外麻醉）會提高會陰撕裂傷的風險。

以下這些措施，對於減少撕裂傷或降低使用會陰切開術的必要性有輕到中度的影響：

• 在妊娠第三十四週到第三十五週開始做會陰按摩。孕婦或另一半把一根或兩根潤滑過的手指插入陰道大約兩寸（5.8 公分）深，然後往下壓兩分鐘，再朝左右兩側各壓兩分鐘，每週至少做一或兩次，每次持續十分鐘。潤滑手指時，可以使用椰子油、橄欖油或性交專用潤滑液。對於懷第一胎的孕婦來說，做會陰按摩可以把需要縫合的撕裂傷風險降低 10％，把需要做會陰切開術的風險降低 16％。更務實來說，如果需要縫合的撕裂傷風險原本是 50％，做過會陰按摩後可以降到 45％。如果原本做會陰切開術的風險有 12％，做過會陰按摩後，風險可以降低到 10％。會陰按摩也可能對減輕產後疼痛有幫助，不過兩者的相關性沒有那麼清楚。

• 在子宮頸口全開（第二產程）後開始做會陰按摩，可以減輕撕裂傷的嚴重程度，但不能降低產生撕裂傷的風險。

• 把手或毛巾放在會陰上施以輕柔的按壓，這種保護會陰的手

法是否能防止撕裂傷，目前還沒有得到充分研究。

‧ 用力時，溫敷會陰或許可以降低撕裂傷到達第三級或第四級的程度。

‧ 側躺分娩對會陰來說是最沒有壓力的姿勢，造成撕裂傷的風險可能也最低，但相關研究的品質都不高。因為要求產婦在生產時幫妳做研究不僅不可行，也不道德。

如果肛門括約肌有撕裂傷（第三級或第四級），進行修復時可能會建議打一劑靜脈注射抗生素，這樣做可以降低產後前兩週發生併發症的風險（有施打抗生素者，發生併發症的機率是 8％，而沒有施打者的機率是 24％）。

陰道分娩的產後疼痛控管

腫脹、瘀傷、肌肉及皮膚撕裂傷、縫針及痔瘡，都會導致產後疼痛。一般來說，分娩時間越長就會越痛，因為通常腫脹會更嚴重。另外，疲勞也會影響到疼痛的處理機制。如果妳整整四十八小時都沒闔眼，然後又用力了四個小時，那麼比起一夜好眠後再花兩個小時生產、用力五分鐘就結束的產婦，妳很有可能會比較痛。其他會影響疼痛程度的因素，還包括是否動用到產鉗或真空吸引等器械來幫助生產，以及是否為首次生產。遺傳和以前的疼

痛經驗也很重要，還有另一個獨特的因素是新生兒的狀況：新生兒生病帶來的壓力，可能會影響妳處理疼痛的方式。

我們處理疼痛的方式牽涉到許多個人因素，所以把一個人的疼痛與另一個的疼痛做比較，完全沒有建設性；換句話說，就是妳痛妳的，我痛我的。

做好產後疼痛的管理非常重要。很多指導手冊說，做好產後疼痛管理才能好好哺乳；但對我來說，這種說法忽略了一個事實：產婦需要控管疼痛，是為了讓自己好過一點。有健康的母親才有健康的新生兒，因此我相信只要關心母親，其他方面自然就能跟著好起來。

美國許多醫院都會使用會陰局部麻醉藥，但從未被證明能有效減輕產後疼痛。苯佐卡因（benzocaine）是產後疼痛最常使用的一種麻醉藥，也是常見的過敏原，經身體吸收後會導致罕見的「變性血紅素血症」(methemoglobinemia)，這是一種血液疾病。此外，當有人因為其他原因而需要縫合時（比如意外被刀子切到手），我們也不會開立或建議使用局部麻醉藥來控制疼痛。因為局部麻醉藥目前還沒有出現支持性的數據，而且還有引起發炎或過敏反應的風險，所以可以不用就別用吧。

以下是一些有實證基礎的產後疼痛管理選擇：

• **冰袋**：減緩腫脹和疼痛，尤其產後立即冰敷 10 到 20 分鐘特別有效。

- **坐浴**：用溫水泡澡，不需要添加任何東西。如果尿液碰到皮膚時會刺痛，甚至可以直接尿在澡盆裡。

- **乙醯胺酚和布洛芬（或其他非類固醇消炎止痛藥）**：這些都是口服藥物，而布洛芬可能比乙醯胺酚要好一點。這兩種藥物都可用於餵哺母乳者，沒有安全顧慮。

- **三木甲胺克妥洛（Ketorolac，商品名 Toradol）**：一種用於靜脈注射的非類固醇類消炎止痛藥，對於第三級或第四級撕裂傷的產婦可能會特別有幫助。

- **痔瘡護理**：可以選擇金縷梅、局部外用類固醇，以及利度卡因（lidocaine）一類的局部外用麻醉凝膠或乳霜（此處可當麻醉藥使用）。如果妳的撕裂傷屬於嚴重的第三級或第四級，就不應使用直腸栓劑，否則會破壞縫合，所以只能使用乳霜、藥膏、凝膠之類的藥品。

- **預防便秘**：用力排便可能會受傷而導致痔瘡惡化，或使縫線裂開。番瀉苷（Senokot）或乳果糖（lactulose）等刺激型緩瀉劑治療便祕是最有效的，哺乳婦女也可安全使用；而多庫酯鈉（Ducosate sodium，也稱通利妥）一點效果都沒有。沒有研究證明多庫酯鈉能有效治療便祕，但不知何故幾乎每個人都推薦它。這一類軟便劑的最大問題，在於人們會覺得他們服用的是有效的藥物，但其實根本不是，所以都會很納悶為何藥吃了，但便祕問題依然無解。

　　如果妳在醫院時疼痛無法得到有效控制，就必須懷疑是否有血腫（快速擴大並導致疼痛的血液積聚，可想成是嚴重的瘀傷）。若有血腫，就可能需要引流或甚至動手術處理，否則會導致組織受損或感染。

　　同樣重要的是，確認產後六個小時內有排空膀胱。高達 4% 的產婦都有尿滯留（即無法排空膀胱）的問題，如果治療不當，可能會損傷膀胱。生產完後很少會立即出現尿失禁，所以如果妳走這樣的情況，一定要告訴妳的醫師或助產士。

　　如果妳的疼痛已經有所緩解，卻突然又疼痛加劇，不要以為這是正常的，必須跟妳的醫師或助產士確認一下，有可能是縫線鬆脫或受到感染。

慎用鴉片類藥物

　　鴉片類藥物是嗎啡、氫可酮（hydrocodone）、二氫嗎啡酮（hydromorphone）及可待因（codeine）一類的鎮痛藥物。這一類鎮痛藥物通常被歸類為麻醉藥品（narcotics），因為有成癮問題而帶有負面含意，與醫療上正規使用的麻醉藥劑不同。部分有三級或四級撕裂傷或接受會陰切開術的產婦，可能需要幾劑鴉片類藥物來止痛，但務必先盡可能地把非鴉片類藥物都試過後才考慮使用，因為服用這類藥物已知會有便祕的副作用，而且鴉片類藥物也會轉移到母乳中。更好的做法是定期服用乙醯胺酚或非類固醇

類消炎止痛藥，再視需要追加鴉片類藥物。

　　開鴉片類處方藥給產後婦女使用，有日漸氾濫的趨勢，這絕對不是無的放矢。一項研究指出，陰道分娩後，有30％的美國婦女出院時拿的是鴉片類的處方藥，但開給她們的藥片數量卻沒有隨著撕裂傷或會陰切開術的傷口大小做調整。會有這種浮濫開藥的情形，可能有以下幾個原因：開鴉片類處方藥已經被視為一種「例行性作業」（我不是找藉口，而是提供一種解釋）；醫師和助產士沒有受過開立其他非鴉片類藥物的訓練；產婦自己的要求；或是醫療人員不想產婦出院後因疼痛問題打電話詢問。

　　研究顯示，分娩前從來沒有使用過鴉片類藥物的產婦，每三百人中就有一人會因為拿到這類處方藥而成癮。鴉片類藥物只需要服用兩劑，就足以發展出生理依賴性，也就是說，停止用藥後就會開始出現戒斷的身體症狀，整個人會感覺不舒服及疼痛。戒斷症狀很容易被誤以為這些鴉片類藥物真的有效，而導致人們開始再度服用鴉片類藥物，並錯誤地以為自己需要這些藥物的治療。

　　即便妳只是把鴉片類藥物帶回家，完全沒有使用，而是把它們放在醫藥箱裡，還是有可能造成傷害。孩童（特別是青少年）對藥物都有很大的好奇心，他們可能在無意或有意的情況下找到這些藥吃下去，而導致用藥過量或成癮的問題。

惡露的處理

產後陰道所排出的血狀分泌物稱為惡露，開始時是鮮紅色，後來顏色會因為發炎細胞而逐漸變淡（這是子宮復原的跡象）。沒有隨著胎盤一起排出的子宮內膜殘餘部分會隨著惡露一起流出來。縫線也會因為溶解而摻入分泌物中。

在產後長達八週的時間裡，會排出一種黏稠、帶血絲、令人憂心的咖啡色分泌物，這是正常的。我還記得自己曾經以為這種情況會沒完沒了，但其實不會。在排惡露期間，未經醫護人員允許，都不應使用衛生棉條及月經杯。

產後檢查與回診

根據世界衛生組織的最新建議，產後要做四次檢查。每一次檢查，醫護人員都應該要詢問妳會陰的恢復情形、膀胱的功能運作以及排惡露的情形等等，並評估所有撕裂傷及縫合的癒合程度，以確保有達到應有的復原進展。做產後檢查的時間如下：

- 第一天（24 小時以內）
- 第三天（48 到 72 小時）
- 第七天和第十四天之間
- 第六週

康復期：六到八週或更久

許多婦女表示，她們在產後第八週仍然會有跟外陰及陰道有關的健康問題，其中最常見的三個問題是痔瘡（23％）、便祕（20％）及陰道分泌物（15％）。不過，隨著時間的推移，大多數問題都會得到解決。

如果妳覺得縫線可能鬆脫或傷口裂開了，不要等到第六週的回診時間才去看醫生。此外，如果有疼痛加劇、發燒或排出的分泌物有臭味，可以打電話給妳的醫護人員詢問或約時間看診，這些症狀有可能是妳受到感染了。

什麼時候開始做骨盆底肌運動？

在法國，骨盆肌運動往往被視為分娩後骨盆底療法的一個標準做法，網路傳言說法國有一個關於骨盆底肌復健的全國性計畫，從分娩後六至八週開始做。不過，根據二〇一六年法國婦產科醫學會的建議，在沒有大小便失禁的情況下，不建議進行常規性的骨盆底物理治療。在此，我沒有絲毫貶低法國人的意思；其實在這方面，他們比許多國家都要先進很多，但目前似乎缺乏一個標準做法及時間表。

以下是我建議的幾個產後骨盆底療法：

- 骨盆底物理治療不應在產後兩個月內開始，因為要留給組織癒合及回到基準值的時間。

- 產後持續不斷有大小便失禁問題的婦女，如果到了第三個月還沒好，就應該進行骨盆底物理治療。建議先跟訓練有素的治療師至少練習三次，然後自己在家鍛鍊。做骨盆底物理治療可以加快復原速度，但不會改變結果，因為從長期來看，即便不做物理治療，失禁情況也不會更糟。

- 如果妳想強化骨盆底肌，不希望出現任何症狀，而且離產期至少還有兩個月，那麼開始時先自己在家做些運動（詳見本書第10章）是不錯又不花錢的方法。

性交疼痛

大多數的醫護人員會建議在無任何併發症的陰道分娩後，要等四到六週才恢復性生活。從理論上來說，打開的子宮頸會增加感染風險（我不確定這是否經過嚴謹的研究）。此外，也需要讓這些組織在分娩後有充分的時間癒合。

生產後六週有41％的婦女恢復了性生活，生產後十二週有70％，產後六個月則有90％到94％。如果是三級或四級的嚴重撕裂傷，產後六個月恢復性生活的比例要低一些（88％）。分娩造成的任何一種撕裂傷，都會提高性交疼痛的可能性。如果在陰道生產後三個月都還有性交疼痛的問題，就應該進行評估。

　　陰道生產造成性交疼痛的原因不一，以下是三個最常見的原因：

　　・**陰道內雌激素濃度低**：幾乎所有餵母奶（會因此停止排卵）的婦女都有這種現象。如果使用潤滑劑後還是不行的話，可以試試雌激素陰道乳膏，通常幾週內就能解決問題。一旦月經週期回復正常，雌激素的濃度就會上升，可能就可以停用陰道雌激素了。哺乳期間，在陰道內使用少量雌激素不會有問題。

　　・**疤痕或神經痛的問題**：組織癒合在一起的方式偶爾會在陰道口形成網狀組織，而導致陰莖插入時疼痛。神經痛不常見，不過當組織撕裂或被切開時，神經纖維也會受到傷害。生產時出力時間太長，也會拉扯到神經纖維。

　　・**肌肉痙攣**：骨盆底肌肉可能在生產後變得過度緊繃，原因不明。由於剖腹產也會發生肌肉痙攣，由此可知，骨盆肌肉受到牽張或損傷似乎不是產生此一問題的必要條件。我的理論是：黃體素是強效的肌肉鬆弛劑，在胎盤脫出後，因為黃體素濃度陡降而誘發肌肉痙攣。專業的骨盆底物理治療對於消除肌肉痙攣非常有效。

真有所謂的「老公針」嗎？

傳言說，有婦產科醫師在接生時會多縫幾針，把陰道縮小、收緊，好讓男性伴侶在做愛時更為享受。我是個執業超過二十五年的婦產科醫師，只在很多年前聽過一位年紀較大的醫生拿這個當冷笑話講，從來沒有看他真正做過。不過，倒是有很多男性伴侶喜歡在陪產時拿這個開玩笑，甚至認真地問是否順便幫他們的伴侶多縫幾針。

我問過很多婦產科醫生關於「老公針」的問題，他們所講的，跟我的經驗幾乎一模一樣。

更重要的是，千萬不要把沒有良好癒合或修復不良的傷口跟刻意縫太緊的傷口混為一談。婦女產後可能會有很嚴重的腫脹情形，要在這種情況下修復傷口，即便是技術高超的醫生有時也會視之一大挑戰。縫合處在產後幾天也有可能鬆脫，使得毛邊以不正確或沒那麼理想的方式癒合在一起，運氣不好時還可能造成失禁問題。

那麼，有沒有可能真的有無良的醫生縫過「老公針」呢？老實說，如果有的話我也不會太驚訝。畢竟，即便少之又少，也真的有機師會喝得醉醺醺去開飛機，有記者會捏造新聞來源。不過，我不能證實縫「老公針」的情形很常見。身為一名專門研究性交疼痛的醫師，在我執業的二十多年中還沒見過這樣的個案。

如果產後覺得陰道很緊，並且／或者有持續性交疼痛的問題，

通常都是肌肉痙攣所致。陰道分娩後，因為皮膚癒合不良而導致陰道口縮窄（可能是組織癒合的方式或術後併發症，也可能是修復品質不良）確實會發生，但是根據我個人的經驗，這種情況比肌肉痙攣更少見。

對性功能的長期結果

　　有人針對生產是否對性功能產生長期的影響做過研究，其中一項研究的對象是不同種族背景的一千多名婦女。此研究顯示，分娩方式或分娩併發症與長期的性生活滿意度沒有相關性。

　　這個研究結果讓我大感驚訝，因為我知道有些婦女在陰道分娩後，性生活很難恢復到以往的水準。

　　我覺得答案既複雜又簡單。性功能的變數非常多，但最重要的是有一個貼心又愛妳的另一半（也就是妳需要的那種愛人）。此外，性交疼痛和難以達到高潮在懷孕前就很常見，而且也會發生在剖腹產及從未懷孕過的女性身上。

　　上述研究特別針對的是年過四十的婦女族群，研究結果告訴我們，其中有 56％的受試者對性已失去興趣，53％的受試者性交頻率少於一個月一次，43％的受試者性生活滿意度低。壞消息是，以上數據告訴我們，有很多女性都處於這種性趣缺缺的狀態；而好消息是，分娩方式看起來不像是驅動因素。性功能不是只跟身體的某個身體部位有關，而是跟妳整個人有關。

　　換個角度來看，性衝動的改變、性的重要性及性關係的滿意度變化，也會發生在收養嬰兒的男同性戀身上。基本上，即便沒有分娩的疼痛，沒有與妊娠相關的荷爾蒙變化，只是多了個小寶寶，有些事情就會跟以往不一樣。

重點整理 ●

‧分娩時，44%～75%的婦女都會有陰道撕裂傷。

‧產後第六週，41%的婦女已恢復性生活。

‧餵母奶與產後前六個月的性交疼痛有關。

‧如果產後有失禁問題，務必依建議做骨盆底物理治療；若是其他狀況，做凱格爾運動可能也一樣有效。

‧分娩方式可能短期內會對性功能造成影響，但不會產生長期影響。

II

日常實踐與陰道保養

第 **6** 章

陰道健康的醫療維護

Medical Maintenance

外陰和陰道不需要定期檢查，如果有症狀或疑慮，例如痛、癢或有問題想要問，自然需要去看醫生，但妳的醫生沒有理由為了預防而定期評估妳的外陰或陰道。有些器官確實需要做定期健檢，比如子宮頸抹片篩檢（詳見本書第 26 章）、從十八歲就要開始做的高血壓檢查、從五十歲（低風險族群）開始做的結腸癌篩檢等。然而，並不是所有身體器官都要做定期篩檢，外陰和陰道就屬於這一類。事實上，我們已經不建議每年做骨盆檢查了。

篩檢與診斷檢驗的異同

篩檢是在沒有症狀前做的，目的是在症狀出現前先找到可能的

病變並加以醫治，以減少併發症，甚至救人一命。就下生殖道來說，最好的例子就是披衣菌篩檢及子宮頸癌篩檢。披衣菌感染及子宮頸癌在初期不會有症狀，但早期發現並開始治療後可以減少併發症，而子宮頸癌篩檢還可能挽救一條性命。

篩檢每個人都可做，比如所有女性都應該接受子宮頸癌篩檢。但篩檢也可能是針對某些高風險族群，比如性伴侶不止一個及性病傳播者。

相反的，臨床的診斷檢驗的目的是找到症狀原因。例如，皮膚上出現潰瘍，可能會採樣檢查是否是疱疹，或做組織切片檢驗來確定是哪種皮膚毛病。不過，有個很重要、但不是每個醫生都會跟妳解釋的一點是，醫師做許多診斷檢驗，是為了排除某些特定疾病而已，例如醫師想經由切片的答案往往僅是「這不是癌症」。這對以為能得到明確答案的患者來說，可能會更忐忑不安。比如說：持續性的外陰瘙癢，醫生常常會做切片檢查，切片是非常小的手術（取下三到四公釐的一小塊皮膚），用以排除早期癌症的可能性。雖然切片檢查有時候可以幫助診斷搔癢的原因，但很多時候檢驗結果是非特異性的，因此往往只能用來排除罹癌的可能性，而無法判斷是哪種疾病。即便如此，切片檢查還是非常重要的。

生理期入門

　　雖然這本書談的是陰道，不是子宮和卵巢，但是對於每個月都會報到的月經週期（生理期）有一些基本知識，有助於了解本書後面將會提到的一些內容。

　　當子宮內膜因為沒有懷孕或受精卵著床失敗時，就會自然脫落，並伴著血水排出子宮，經由陰道流出體外，這就是所謂的月經。初潮（第一次的月經週期）平均年齡是十二至十三歲，月經週期的第一天就是陰道開始流出經血的那天，通常會持續三到七天（關於經血量的更多資訊請參見第 17 章）。

　　月經週期是由幾個複雜的荷爾蒙迴路一起協調運作的，有時我會把它們想像成三個拋接雜耍的人，他們偶爾必須把自己的球丟給其他人，同時又繼續拋自己的球。如果大家都做得正確，整個系統就能順暢運行；相反的，一旦有人拋得慢了點或是漏接，一切就會失控。就月經週期來說，這三個拋接雜耍的人分別代表的是下視丘（大腦的一部分）、腦下垂體（也在腦中）及卵巢。

　　下視丘會釋出一種稱為性腺激素釋放素（gonadotropin-releasing hormone, GnRH）的荷爾蒙，這個過程很容易因為壓力、睡眠障礙以及體重的增減而受到干擾。GnRH 會刺激腦下垂體釋出濾泡刺激素（follicles stimulating hormone, FSH），通知卵巢開始發育濾泡（卵子）。濾泡會製造雌激素，使子宮內膜增厚。雌激素會提供回饋訊息給腦下垂體，當雌激素濃度夠高時，腦下垂體會釋出一

種稱為黃體化激素（luteinizing hormone LH）的荷爾蒙，促使排卵。

　　排卵後，卵子會沿著輸卵管進入子宮，剩下的組織稱為黃體（corpus luteum，看起來像蛋殼，不過是軟的），會分泌黃體素。雌激素可使子宮內膜增厚（可以想像成堆疊的磚塊），而黃體素的作用則是穩定子宮內膜（有點像砌磚用的灰泥）。如果沒有懷孕的話，黃體製造黃體素的時間大約是十四天。沒有受精，黃體就會萎縮，黃體素也會因此迅速減少，使得子宮內膜脫落排出而形成經血。於是，又再度回到週期的起點，並以開始出血那天為週期的第一天。

　　雌激素和黃體素的影響廣泛，不只影響卵巢、子宮及陰道而已。隨著週期產生的變化可能會影響心情、免疫系統，甚至影響觸摸的敏感度。

什麼時候我該開始看婦科醫師？

　　在美國，有些女性比較喜歡看婦科醫師，但更多人會選擇家庭醫師及護理師，甚至還有一些兒科醫師也願意提供生殖器官的保健服務。至於想要找誰做定期檢查和治療症狀（例如搔癢問題或性病篩檢），則會因為以下幾個因素而有所不同。

　　十三歲到十五歲的女孩，我建議做一次生殖器官的預防保健，可以找能夠自在跟青少年談性及生殖器健康的醫療從業人員，並

趁著這次機會好好談論對於生殖器健康的任何疑慮（例如生理期的健康照護或安全性行為）。除非有症狀，否則不需要做骨盆腔檢查（亦即陰道內診），如果是尚未有性行為的女孩，通常都會避免做骨盆腔檢查。

　　一旦開始有了性行為的青少女就應該做性病篩檢，並且持續到二十四歲（參見第 28 章）。無論妳是否有性行為，都應該從二十一歲開始做子宮頸癌篩檢（參見第 26 章）。在還沒有需要為了生殖器健康去看醫生之前，先約個診找醫師「認識自己」一下，會是個好主意。這能讓妳在需要跟對方分享私密細節之前，彼此先認識一下以免真正看診時顯得尷尬。對於尚未有過性行為或從未做過骨盆腔檢查的女性來說，這種門診特別有助於她們了解檢查時可能會做些什麼，以及會用到哪些醫療設備。

　　二十四歲或二十四歲以下性行為活躍的女性或青少女，應該找能夠自在提供婦科照護的醫護人員每年做一次披衣菌篩檢，也可能必須做其他性病篩檢。尿液篩檢非常有效，對於任何年齡的女性來說，做尿液篩檢可以不用再做骨盆腔檢查，往往會更為輕鬆。

什麼是骨盆腔檢查？

　　骨盆腔檢查包括兩個部分：一是用擴陰器（俗稱鴨嘴）查看陰道及子宮頸，二是用戴著手套的手指塗抹潤滑劑後深入陰道做內診（另一隻手可以按壓腹部，去感覺子宮和卵巢）；第二部分的

內診也稱為雙手檢查。骨盆腔檢查可用於評估子宮、卵巢、骨盆底肌及其他陰道內或骨盆內（即子宮和卵巢的正上方及周圍）是否有腫塊或異常。有時，可能會需要做直腸檢查（將戴著手套的手指插入直腸中）。至於是否需要進行內診和／或直腸檢查，則要看做骨盆腔檢查的原因。

鴨嘴是用來檢視身體內部的醫學器材，有許多不同種類，用於子宮頸癌篩檢及性病檢測的種類稱為雙瓣擴陰器。這種鴨嘴是由兩個形似鴨嘴的葉瓣構成（不鋒利，微呈弧形）。

雙瓣擴陰器插入陰道時會呈閉合狀，以減少插入的疼痛感，等到插入得夠深時才會打開葉瓣。檢查時，會用螺絲或類似的裝置使葉瓣呈開啟狀態。打開的擴陰器可讓醫護人員看到子宮頸和上陰道。擴陰器的側邊也是張開的，因此旋轉擴陰器時也可以檢查陰道壁。

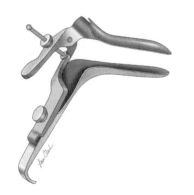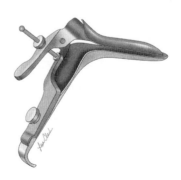

圖七、圖八：左圖是打開的擴陰器；右圖是閉合的擴陰器
繪者：LISA A. CLARK, MA, CMI

　　有幾種不同的雙瓣擴陰器，每一種的差異都不大，細微的小調整可以在檢查時，讓看診婦女感覺比較舒適或更實用，因為每位女性的陰道形狀都不太一樣。常見的鴨嘴類型有佩德森型（Pedersen）、格雷夫斯型（Graves）、庫斯科型（Cusco）等，而每一種改良款都是以其設計人的姓氏命名。格雷夫斯型的葉瓣末端較寬（檢查子宮頸時特別好用），但一般的常規檢查幾乎不會用到。因為末端較寬，插入陰道時會比較痛。

　　擴陰器也有不同的尺寸。窄型的鴨嘴約莫一根手指的寬度，很多時候都能用上，可以明顯減輕不適感。這就像在店裡試穿衣服一樣，店員一開始總是先讓我試穿合理判斷可能合身的最小號褲子。

　　一般來說，使用過衛生棉條或月經杯、性生活活躍的人，在接受擴陰器及骨盆腔檢查時大都能夠進行得很順利。醫護人員有責任讓受檢者能夠安心、以舒適的步調推進，並留意到疼痛的暗示性肢體語言而暫停下來，稍後再確定是否可以繼續進行，或視需要做調整。

　　鴨嘴和骨盆腔檢查不應該造成疼痛，雖然有可能讓人覺得有壓力或輕微的不適感，但不該是疼痛。如果會痛，受檢者要直接說出來，請醫生停下來。

　　現在已經不再建議每年要做例行性的骨盆腔檢查，因為以這種方式來篩檢骨盆腔器官和陰道並不能找出任何病症；簡單來說，這是一種不良的篩檢方式。如果妳沒有任何症狀，做完子宮頸篩

檢後就可以結束檢驗了。

　　擴陰器是否帶有種族主義色彩？有些婦女之所以討厭擴陰器，是因為她們聽說發明這個器材的醫生是被稱為美國現代婦科之父的馬里昂・西姆斯（Marion Sims），很多人（包括我自己）都心知肚明，這是一個劣跡斑斑的惡質醫生、種族主義者、壞到骨子裡的可怕男人，他把黑人女奴當成人體實驗的對象，不管她們是否同意。他對治療婦科疾病的熱情，完全是為了錢。

　　據說西姆斯醫生發明了第一個可治療膀胱陰道瘻管（即膀胱和陰道之間因生產受傷而產生的不正常管道）的可複製性手術技術，但是這個常見的醫學傳聞，並不是真的。因為在他當醫生以前，早已經有其他醫生成功進行了這項手術。讀過他同儕寫的著作，就可以清楚看出，西姆斯的技術根本無法輕易複製。此外，西姆斯還開設了第一家只收治婦女的公立醫院，專門修復懷孕和分娩所造成的損傷。瘻管是讓女性苦不堪言的一個病症，西姆斯認為如果能發明一種可靠的瘻管修復技術，必定能財源滾滾。西姆斯最後因為拒絕遵守各種規定，被要求離開醫院。

　　西姆斯確實設計過一款輔助手術的擴陰器，但他設計的並不是我們所見的雙瓣擴陰器，而且他也不算是擴陰器的發明者。醫學史上第一個擴陰器可以上溯到羅馬時代（曾於龐貝城挖掘出一個擴陰器），而且一八一八年時，外科醫師就已經在使用擴陰器了，當時西姆斯還不知道在哪裡呢。到了一八二五年，法國助產士瑪麗・安・博伊文（Marie Anne Boivin）改良了當時使用的擴陰器，

我們現今使用的款式原型就是她發明的：頂部和底部各有一片葉瓣，撐開後可以看見側邊（陰道壁）及頂部（子宮頸）。西姆斯設計的擴陰器只有一片葉瓣，而且手柄長得完全不一樣。令人憤怒的是，除了因為種族歧視對黑奴做出沒醫德的事情之外，西姆斯還一筆抹滅了雙瓣擴陰器是由女性發明的這個事實。

我相信要讓受檢婦女有更好的體驗，同時提供醫護人員更好的視角，擴陰器的設計的確還有改良的空間，但至少現在妳不用擔心幫妳做檢查的醫護人員所使用的擴陰器是西姆斯設計的，或由他的原版設計所改良的。

若妳使用擴陰器檢查時總是會痛，原因有兩個：妳的身體出了問題，或是幫妳做檢查的醫護人員技術欠佳。

如果妳只有在做骨盆腔檢查時會痛，很有可能是技術問題。如果妳在檢查前很緊張或曾經有受創經歷，無論是性創傷或是對看診檢查有過不好的經驗，這些記憶都會在檢查時重新浮現，讓妳更容易在檢查時感到疼痛，但這不是造成疼痛的原因。

在置入衛生棉條、月經杯，或是性交時會痛，很有可能是患有某種導致陰道或外陰疼痛的疾病，有這種情況的人在接受骨盆腔檢查時會痛得更厲害。然而，即便是這種情況，最好還是先停下來，再重新開始。只要檢查技巧做點小改動就可以減輕疼痛，很多婦女告訴我，光是知道醫護人員會關照她們而把疼痛降到最低，感覺就很不一樣。

痛苦的陰道檢查還必須繼續下去的唯一情況（但還是要取得患

者同意），就是真正的醫療緊急事件，也就是有大出血的問題，醫護人員必須立即幫妳止血，才能把妳從鬼門關拉回來，或預防問題變得更複雜，例如需要輸血之類的。除了急診室，這種狀況極為罕見。這也不適用於子宮頸篩檢、性交疼痛評估，或本書論及的任何症狀。

有些婦女會忍著痛把內診強撐過去，並錯以為所有婦女在接受骨盆腔和鴨嘴檢查時都一樣這麼痛；還有一些情況是明顯看得出來受檢者很痛，但醫護人員卻刻意忽視。我不是那種醫護人員，所以不太能理解他們這麼做的原因是什麼。我所知道的是：我每天都在為檢查時會疼痛的婦女做評估，也每天都會有人告訴我這是她們做過最輕鬆的檢驗。比較好的做法是花點時間去研究可取得的患者信息，然後開始治療，等病情好轉後，再視需要進行更多的評估。除了陰道炎，很多檢驗用拭子就可以做，通常可以避免使用鴨嘴。就算是陰道炎，還是可以先用拭子做檢驗，等建立好信任感並制定一些可以減輕疼痛的策略後再做內診。事實上，很多接受內診的婦女只要更換狹窄型鴨嘴，就能有效減輕不適感及疼痛。

看診次數減少的潛在負面影響

每年做一次婦科檢查已經是老掉牙的做法了，而且少掉不必要

的檢驗還有很多好處。此外，不用每年都做婦科檢查，還可以減少開支，以及不用因為錯誤的陽性報告結果而擔心。在醫學上，有個專業術語用來描述這種健檢時偶然發現、通常沒有不適症狀且在醫學上毫無意義的腫瘤——偶見瘤。

　　還有一個尚未被研究的不利因素：沒有每年定期檢查生殖器健康的婦女，醫病關係會比較疏遠。相較於一年至少會見一次面的醫生，要向一個每三到五年才會見一次面的醫生詢問私密問題當然更尷尬。還有一個事實是，以前每年一次的骨盆腔體檢時，有很多醫護人員從來不會詢問與性有關的問題，因此錯失了很多令人扼腕的機會。我不確定看診頻率降低後，在這方面是否會有幫助。

　　我經常在想，如果可以每年撥一通關懷電話，讓有問題想問的婦女有機會可以向來電的婦科醫護人員提一提，並讓她們知道是否有必要做非建議性例行篩檢之外的性病檢驗，也可以針對各年齡層提供有用的生殖健康建議，這種做法不知道會不會有幫助。面對如今這麼多龐雜、錯誤的資訊和假消息，提供一個管道讓婦女有快速問診的選擇，或許是一件值得研究的事情。

重點整理 •

‧不建議每年做一次骨盆腔檢查。

‧骨盆腔內診檢查不會痛。

‧如果需要使用到鴨嘴做檢查時,可以選用最小型的佩德森或庫斯科鴨嘴,通常這種就夠了。

‧用於陰道內診的雙瓣擴陰器及子宮頸抹片檢查不是西姆斯醫生發明的。

‧在陰道健康方面,唯一需要定期做評估的是子宮頸癌和性病篩檢。

第 **7** 章

食物與陰道健康

　　一直以來，都存在著食物對陰道健康有直接影響的錯誤觀念。過去二十五年，就有不少記者問過我這個問題，我一再不厭其煩地解釋為什麼從生物學角度來看，消化系統和陰道之間根本不可能有任何直接關聯。但是不知道為什麼，老是會蹦出「多吃鳳梨會讓私密處的味道變香」或「向麵包說不，可杜絕酵母菌」一類的新聞標題；彷彿平鋪直敘地說：「只要飲食健康平衡，就能做好陰道保養」不夠性感似的。

　　妳可能會說：「反正這也不是什麼壞事，不是嗎？」

　　這種認為食物和陰道有直接關聯的假設性說法，完全誤解了人體的運作方式，而事實非常重要。此外，可以透過飲食來改變私密處的氣味，這種觀點也再度支持了一個令人疲憊且具有破壞性的說法，原本正常、健康的陰道被認為出了問題，本質上，這就

跟使用陰道灌洗液是一樣的概念。

　　陰道與飲食有關的謬論，還存在著另一個問題：導致對食物的過度警惕和限制。基本上來說，就是陰道健康飲食強迫症（健康飲食強迫症屬於飲食障礙的一種，患者會偏執地攝取他所認為的健康食品，並對那些篤信有害的食物退避三舍）。無以計數的婦女跟我說，為了擺脫黴菌感染的夢魘，她們已經有許多年不碰蛋糕或餅乾了，但同樣的症狀還是找上門。她們的語氣聽起來又難過又氣餒，不是能一笑置之就過去的。而且說真的，偶爾吃片蛋糕或餅乾，還是頂不錯的生活小確幸。

　　如果覺得陰部有讓妳煩惱的異味，妳應該讀一讀本書第 43 章，然後去看醫生或專業的護理師，治療方法肯定不會在雜貨店裡頭。

多吃水果可以改變私密處的氣味嗎？

　　陰道分泌物是由陰道壁的上皮細胞、陰道益菌（乳酸菌）分解物質後產生的產物、子宮頸黏液及少量滲出液（從細胞間隙所滲漏出來的液體）所共同組成（參見第 2 章的相關說明）。私密處會產生強烈的氣味，主要來自乳酸菌所產生的物質，這跟細菌是體味的元凶是一樣的道理，當細菌分解特化汗腺所分泌的汗液時就會產生體味。

　　沒有任何食物能夠殺死乳酸菌、阻止它們繁殖，或改變乳酸菌的代謝產物。食物如果能做到「吃下某種東西即得某種氣味」的效果，快速改變陰道氣味的話，就必須有某種揮發性物質（可蒸發且但產生氣味的物質）在消化過程中存活下來，或是在消化作用中製造出來，然後再一路闖進陰道才行。由於血液循環中只有極微量的液體能進入陰道，因此當真有這種物質的話，效用必須要非常強，並且還要以某種方式避免去影響到體味及尿液味道。

　　基本上，要靠食物去改變陰道氣味就跟施展魔法無異。

蘆筍尿和大蒜味的母乳

　　食物中有些揮發性代謝產物已知會影響身體氣味，它們聞起來有刺鼻味或霉味，總之不會是香甜引人的氣味就是了。最為人所知的例子就是蘆筍：吃蘆筍會讓尿液變臭。實際機制尚不清楚，但大多數的研究人員認為，這是因為蘆筍的天門冬胺酸會代謝成一種聞起來像硫磺的化合物，經由尿液排出來。大約有 40％的人能聞到這種難聞的代謝產物，為何有些人聞到這股味道會覺得很臭，而有些人不覺得呢？這可能與基因有關。蒜頭也有揮發性代謝產物，被描述成像大蒜和／或甘藍菜的味道，可以在尿液和母奶中聞到。有些代謝產物會集中在腎臟和乳房組織中，因此當妳吃了大量的蒜頭後，難聞的代謝產物會積聚在尿液或母奶中，從

而影響了尿液及母乳的氣味，這是有道理的。

陰道沒有濃縮代謝產物的作用。

糖和酵母菌的關聯性

雖然血糖與感染有關，但吃含糖量高的食物並不會直接影響到陰道。

我們在第 2 章曾討論過，在此很值得再提一次：陰道分泌物中有高達 3％的肝醣，這是一種儲存糖。陰道分泌物中也含有葡萄糖。陰道分泌物中肝醣和糖的含量會隨著月經週期的不同階段而發生變化，有時所占的比率可能比血液還高。

想藉由飲食來改變陰道的糖濃度是不可能的，因為這裡的糖來自於黏膜細胞。曾經有研究人員讓受試婦女攝取更多的碳水化合物，看看能否增加黏膜細胞的糖儲存量，結果發現完全沒有用。在另一項研究中，則讓受試婦女攝取大量的糖（相當於喝下兩罐可樂），研究人員發現不管是血液中或陰道中，糖濃度都沒有增加，甚至有黴菌感染病史的婦女也一樣。

妳的陰道確實需要糖，但陰道的糖濃度與攝取的食物完全無關。

黴菌感染（念珠菌是一種酵母菌）是加護病房的一大問題。我們的腸道、陰道及皮膚上都有酵母菌，因此一旦進行侵入性手

術，破壞原有的皮膚屏障時，原本正常的、「自掃門前雪」的酵母菌就有機會進入血液循環之中。這會造成全身性的黴菌感染，而且非常嚴重，如果不採靜脈注射來治療是會致命的。研究人員為了試圖減輕黴菌感染的病情，研究過是否能透過飲食和營養補充品來減少酵母菌的移生，但迄今為止都失敗了。如果飲食可以減少酵母菌的移生問題，我們早就知道了。倘若有醫生推銷某種特別的飲食法及補充品，卻從來沒在這個領域發表過相關的研究報告，那麼對於如何降低酵母菌移生的問題，他是不可能握有什麼祕密解藥的。至於所謂的「抗念珠菌飲食法」，則完全缺乏生物學及現有研究的支持，要想靠飲食來根除念珠菌，目前還是行不通的。

有研究指出，女性糖尿病患者的陰道更有可能含有酵母菌，而且其中的酵母菌往往會過度生長並造成感染。這是真的，而且很複雜，直到現在都還沒能全盤了解。最近有新的數據顯示，尿中葡萄糖濃度變高可能是原因之一。血糖升高時，過多的糖會跑到尿液中。當婦女排空膀胱時，會有微小的尿霧（要用顯微鏡才能看見）附著在皮膚上。雖然陰道已經進化到對葡萄糖有耐受性，但外陰的皮膚卻沒有，因此當這個部位暴露在葡萄糖中時，就會促進酵母菌生長，導致外陰黴菌感染。其中有些酵母菌可能會闖進陰道，導致陰道也受到感染。

美國食品藥物管理局（FDA）的安全性警告形同支持了這個理論，FDA 認為，糖尿病治療用藥 SGLT-2 抑制劑會導致一種嚴重

但罕見的生殖器感染——壞死性筋膜炎（necrotizing fasciitis）。第二型糖尿病的治療用藥卡納格列淨（canagliflozin）、達格列淨（dapagliflozin）、恩格列淨（empagliflozin）等抑制劑都屬於這一類藥物。這種藥物可以降低第二型糖尿病患者的血糖，作用方式是幫助腎臟排出更多的糖。如此一來，可能會導致皮膚上的葡萄糖變多，有利於致病性細菌的生長。

血糖升高還可能影響免疫系統對感染的反應，甚至影響益菌對感染的抑制。

看過以上資訊後，妳可能還是會懷疑怎麼可能糖和陰道酵母菌沒有任何關係（對沒有罹患糖尿病的婦女來說），因為妳覺得每次只要一吃糖，陰道就會出現一些症狀。

答案就是所謂的「反安慰劑效應」：因為負面期待而對身體健康產生了負面效應（基本上，這就是令人不快的安慰劑效應）。這是條件反射的結果，尤其在人們相信會發生不好的事時更容易出現這種狀況。然而，這不是說吃糖後出現不適症狀的婦女是裝出來的，也不意味著她們的症狀是假的。她們的大腦中是真的產生了化學變化，使她們感覺到搔癢或受到刺激，而造成這些變化的原因是負面或消極的期待，並不是糖。安慰劑及反安慰劑效應，如今已經做了徹底的研究。在每一次藥物試驗中，只要有安慰劑組（給予惰性糖丸），就會至少有 2% 到 5% 的受試者因為產生被認為跟藥物有關的嚴重副作用而中止服用安慰劑。由於這些人並沒有拿到真正的藥物，因此他們出現的副作用只能用負面期

待或反安慰劑效應來解釋。

吃麵包、喝啤酒會導致黴菌感染嗎？

　　葡萄酒、啤酒、麵包的製造都會用到酵母菌，由此就不難理解為何會出現酒精性飲料和麵包會導致黴菌感染的迷思了。常識判斷就可知道這不是真的，數百年來的法國人喝美酒、吃頂級麵包，但法國婦女並沒有比其他國家的女性更容易受到黴菌感染之苦。

　　以科學角度來看，這個常識也站得住腳。最常用來製造麵包及酒精性飲品的酵母菌是釀酒酵母（*Saccharomyces cerevisiae*），這種酵母菌很少會造成陰道黴菌感染（案例只占1%左右）。酸麵種會撿環境中的野生酵母菌來用，例如少孢酵母菌（*Saccharomyces exiguus*）、產朊假絲酵母菌（*Candida milleri*）及扁平雲假絲酵母菌（*Candida humilis*）等，或是釀酒酵母，這些都不是會導致陰道黴菌感染的菌種。如果這樣還不夠有說服力的話，可以再想想麵包、葡萄酒及做過巴斯德殺菌或過濾過的啤酒，裡面所含的酵母菌都是死的。未經過濾和做過巴斯德殺菌（加熱殺菌）的啤酒中可能還有一些呈休眠狀態的酵母菌，但同樣的，這些酵母菌都不是造成陰道感染的菌種。

　　我知道有個婦女曾經聲稱她做麵包所用的酸麵種，是取自她自己陰道的酵母菌培養起來的。這個故事正好適合放在這裡來講。

首先，我們不知道她用來培養的陰道菌種是不是白色念珠菌（這是最常導致黴菌感染的菌種），甚至連她使用的微生物是不是酵母菌都不確定。從科學的角度來看，她認為自己培養出了某種微生物根本無憑無據，也不合理。首先，陰道中充滿了各種細菌，任何沒有在實驗室裡恰當培養的拭子都可能會長出各式各樣的微生物，而當中大多數不會是酵母菌。其次，她的酸麵種與所有酸麵種一樣，會先從空氣及麵粉表面撿拾各種野生酵母菌來用，所以就算她真的成功培養了陰道的酵母菌，也不會為烘培成果帶來什麼不同，帶來的只是譁眾取寵的網路知名度，外加混淆視聽，讓人們對酵母菌更加混淆不清。下次要是又在網路上看到這個故事，就不要再轉貼了，當作沒看到就好。

如果想證明真的可以用陰道酵母菌來製作麵包，就得像去商店買酵母菌一樣，把培養出來的白色念珠菌直接加入麵粉中。但完全沒有必要去做這種事，還是打消念頭吧！

對陰道最有益的食物

對陰道來說，食物沒有好壞之分。我知道這樣說會讓很多人不安，但除了與發炎及心臟病有關的反式脂肪之外，大致上真的沒有什麼好食物或壞食物。基於健康因素，反式脂肪能不吃就不要吃（永別了，罐裝糖霜）。日常飲食有分健康和不那麼健康的吃

法，當然吃得好是不錯的預防醫學做法，但如果為了治療目的而去吃某些食物，對於陰道完全沒有用。

　　喝蔓越莓汁對於預防泌尿道感染或膀胱感染有用嗎？二十世紀初，在還沒有現代用來診斷膀胱感染的方法及抗生素之前，醫生會建議喝蔓越莓汁，因為人體代謝蔓越莓時所釋出的馬尿酸，會大幅提高尿液的酸度。理論上，在高酸度的環境中，細菌比較難以生長。蔓越莓也含有一種凝集素（lectin，是一種醣蛋白），可能有阻止細菌與尿道細胞結合的作用（細菌黏附在細胞上，是造成感染的必要步驟）。雖然這兩種假說從生物學來看貌似合理，感覺值得一試，但已經有很多針對蔓越莓汁的研究結果，都發現完全沒有這些效果。此外，果汁幾乎沒有什麼營養價值，沒有比汽水好多少，只差在它是天然的而已。即使是不加糖的蔓越莓汁，含糖量還是很驚人，有些牌子的蔓越莓汁含糖量甚至跟汽水一樣多。

　　有兩個小研究發現，如果日常飲食攝入的飽和脂肪（動物性脂肪，即肉類和乳製品）偏高，可能會導致細菌性陰道炎，但要真正確立兩者之間的相關性，還有好一段路要走。高脂肪飲食可能真的相關，但不是致病原因，意思就是有這種飲食習慣的婦女更可能有其他導致細菌性陰道炎的風險因子。在生物學上，這種相關性是如何存在的，目前還不得而知。日常飲食盡量避免攝取大量的飽和脂肪，不只為了陰道好，對各方面的健康都有好處。

　　每天至少攝取 25 克的纖維素，是我對陰道保健所能提供的最

好建議，因為纖維素是腸道益菌的食物，可以促進益菌生長。纖維素還會把水分吸收到糞便中，使糞便軟化，促使其快速移動，從而有效預防便祕。便祕時必須用力排便，可能引發骨盆底肌痙攣（有可能導致性交疼痛或骨盆痛）和痔瘡。美國人平均每天所攝取的纖維素只有 7 至 8 公克，所以我建議妳好好計算一下自己一天下來到底攝取了多少纖維素：把妳平常所吃的東西逐筆記錄下來，連續做兩天後，再計算當中含有多少纖維素，由此得知自己每天所攝取的纖維素夠不夠，並視需要做出改變。我比較懶，所以會在每天吃早餐麥片時攝取 8 到 13 公克的纖維素，這樣每天一開始我就已經攝取了三分之一到一半的量了。

　　很多人會問優格、德式酸菜及康普茶等發酵食品，是否有助於培養腸道益菌。這些食物雖然可能含有對腸道健康有益的細菌，但通常情況下，都不含有對陰道健康有益的乳酸菌。關於發酵乳製品（例如優格），有些研究已經發現，發酵乳可能與膀胱癌、心臟病、牙齦疾病和心血管疾病的發生率降低有關。發酵可以提高蔬菜的營養價值，並吸收到更多的鐵質，很多婦女都有缺鐵的問題，所以吃發酵食品顯然不會有壞處。

　　在服用抗生素後，發酵乳製品及發酵蔬菜中的細菌有可能會對正常的腸道細菌有良性影響，但目前為止，還沒有人針對陰道健康會受到什麼影響做研究。如果妳正在吃抗生素，食用發酵食品可以減少抗生素對腸道細菌所造成的影響（這是吃抗生素會導致腹瀉的原因），因此這可能是一個不錯的保健策略。不過，還沒

有研究證明這確實有用，所以假如妳不喜歡發酵食物，也不用勉強去吃。我個人就非常討厭酸菜和康普茶，所以除非有好幾個嚴謹、可信度高的研究都證明發酵食品絕對能夠保護腸道細菌免受抗生素之害，不然我連試都不會想試。

重點整理 ●

- 吃任何食物都不會改變陰道的氣味。

- 抗念珠菌飲食根本不存在。如果妳沒有糖尿病，那麼不管妳吃什麼東西都不會讓妳感染酵母菌（就算妳有糖尿症，會出問題的更可能是尿液及免疫系統）。

- 沒有證據可以證明喝蔓越莓汁能夠預防膀胱感染。

- 每天攝取 25 公克的纖維素有助於維持腸道健康，對於陰道也有間接的保健效果。

- 吃抗生素期間，食用發酵食品可能（只是可能）對健康有好處。

第8章

內褲迷思

The Bottom Line of Underwear

　　幾乎所有女性都至少被提醒過一次，挑選內褲時要選擇白色、棉料的材質，才能預防黴菌感染及其他陰道毛病。聽起來，就像陰道和外陰隨時都可能有意外發生一樣。不管是尿液、糞便或血液，外陰都有辦法處理，而陰道還能應付血液、精液及嬰兒，所以傳聞說不要穿黑色蕾絲丁字褲，以免陰道或外陰發生慘痛的災難，根本是無稽之談。

　　我自己就喜歡穿漂漂亮亮的內褲，以前我媽老是幫我買那些「好女孩」應該穿的內褲（大又難看的小碎花褲），可能就是這樣，才讓我產生了過度補償的心態。或許是因為我穿了一輩子的白袍，能夠讓我在衣著上表現自我的，就只剩下白袍下面那個深藏不露的地方了。不管原因為何，要是穿蕾絲或花花綠綠的內褲對私密處有害的話，我再怎樣都不可能冒著私密處被感染的風險。

穿白色棉質內褲無法預防真菌感染，真的嗎？

在人類還不了解陰道的生態系統，也不了解黴菌感染的機制之前，就對白色的棉質內褲有了一些錯誤的執迷。我不確定這種執迷的源頭，但如果它可以追溯到女性被灌輸要用消毒液來灌洗陰道、穿蕾絲內褲等同於輕佻放蕩的那個年代，我也不會感到驚訝。

有一些粗糙的研究，認為穿聚酯纖維內褲及絲襪，跟陰道念珠菌感染有關。這些研究在問受訪的婦女時，都會先問她們有無黴菌感染的病史，然後再問她們穿哪種類型的內褲。這些研究，沒有經由實驗室培養來證明受訪者真的有黴菌感染，而是採信她們的自我診斷。這就大有問題了，因為經由自我診斷說自己有黴菌感染的婦女 70% 是錯的。一般來說，曾經有過糟糕經驗（例如外陰或陰道搔癢刺激）的人更容易記起跟該經驗可能有關的細節，這種現象稱為回憶偏差（recall bias）。最後，如果在妳癢到受不了或很難受時，有人告訴妳要穿白色棉質內褲，妳就很有可能換穿這種內褲，接著就發生了安慰劑效應。比較近期做的一些品質較高的研究，就指出穿什麼內褲和黴菌感染無關。

內褲要能導致私處問題，必須要先改變陰道的生態系統（可能是藉著皮膚酸鹼值的改變）、鎖住多餘的濕氣或造成摩擦才行。濕氣和摩擦這兩者的結合會造成輕微創傷，這可能會讓皮膚上正常的酵母菌引發感染。

內褲無法改變陰道的酸鹼值，要改變首先得進入陰道裡面才行。在少數幾個研究中，針對的是緊身內褲對外陰皮膚的影響，

發現不管是細菌移生或酸鹼值都沒有影響。其中一項研究評估的是運動員專用的新式內褲，這類機能性內褲不是棉質的，具有透氣、排汗、吸濕的效果，穿起來更舒適，研究結果發現這種內褲並不會引發健康問題。由此可知，穿丁字褲似乎也不會對私處帶來負面影響。

唯一會改變外陰酸鹼值及微環境（microenvironment）的是完全不透氣的內褲，比如像塑膠或乳膠之類的防水材質。對於每天都要穿防水內褲的失禁婦女來說，這是個大問題。

內褲一定要合身，如果妳的內褲常會卡在腹股溝或股縫裡，或者會摩擦皮膚，就有可能刺激皮膚，不過一般來說，這種內褲穿起來都很不舒服，不太可能會穿得太久而導致出現健康問題。盡可能不要穿塑膠或乳膠材質的內褲，因為任何會悶熱到讓妳狂流汗的材質，早晚都會造成私密處困擾。

那麼，泳衣不是就問題大了？

我一直想不通，怎麼會有人到處說穿泳衣有多不好、有多可怕？哪有女性沒事會整天穿著濕答答的泳衣晃來晃去。這些人到底有沒有看過現代的泳衣？我的泳衣都乾得很快，這是它本來就該有的功能；何況皮膚沾點水又能造成什麼傷害呢？老實說，要是連點水都處理不了，人類也未免進化得太糟了。游泳時，外陰部的皮膚會非常潮濕，而且許多人都喜歡長時間泡在水中，如果

泳衣的乾燥速度較快的話，不會有任何問題。不過，假如妳好幾個小時都穿著濕答答的不透氣泳衣坐著不動，就有可能造成一種稱為浸潤（maceration）的皮膚不適，這是因為潮濕加上摩擦所形成的一種表淺型皮膚破損。這也是為什麼運動員會在長跑開始前，要先在大腿內側塗上一層凡士林，以預防因摩擦和流汗而造成浸潤傷害。因此，如果妳沒有脫掉濕透的泳衣就直接套上外衣，有可能會因摩擦受傷而造成皮膚發炎。不過，穿著濕答答的泳衣非常不舒服，我想沒有人幾個女性會挨到造成皮膚表面受傷的地步，早早就會脫掉了。

非穿內褲不可嗎？

　　以醫學角度來看，要不要穿內褲沒有差別。很多婦女告訴我，她們不穿內褲是為了要讓陰道「呼吸」，但外陰和陰道又沒有肺。陰道不需要氧氣，甚至連空氣都不需要。失禁專用的那些不透氣產品會影響外陰皮膚的健康，所以可能的話，盡量不要長時間穿著，對皮膚可能會有幫助；除此之外，要不要穿內褲就純屬個人喜好了。

　　有些女性覺得褲襠接縫線抵著皮膚很不舒服，不過也有人不介意，甚至還有人特別喜歡那種觸感。這全都沒有問題。總之，穿不穿內褲、是否覺得舒服，對內褲的觀感、是否願意花時間把內褲上的分泌物清洗乾淨，這些都是很私人的問題，全看個人偏好。

我怎麼洗內褲有差別嗎？

關於應該怎麼洗內褲，我們經常會聽到兩種互相矛盾的說法：一種的洗法簡直可媲美消毒殺菌，另一種則說盡可能地使用溫和的洗滌劑來清洗。

我們先從常識著手。每一次大小便都會有微量的尿液或糞便沾在皮膚上，因此外陰部不可能維持在無菌狀態，而就我們所知，陰道內充滿了細菌。因此，能讓私密處的細菌問題變得更糟糕只有一個方法，那就是用臭水溝的水來洗內褲（好吧，我是說得誇張了點）。就算妳一整個禮拜都穿同一條內褲，頂多也只是氣味難聞了點、積累的分泌物變厚了點，很難會因此造成感染。

除毛後要穿乾淨的內褲是有醫學上的意義的，盡管從來沒人做過測試。不管妳用哪種除毛方法（不包括修剪），都會造成輕微的皮膚破損，因此會建議妳穿著洗乾淨的內褲。記住，外陰皮膚受感染大都是因為表皮出現破損而起，出現傷口會讓皮膚上那些正常的酵母菌或細菌趁機攻破第一道防線。

用滾燙熱水來燙洗內褲，就我個人來看其實沒有必要，只要使用現代的洗衣劑就綽綽有餘了。我不是一個精打細算的人，但我一向都用冷水洗東西，一方面的確可以省錢（加州能源費用很貴），一方面是為了環保盡一分心力。我們所用的每度電都會產生一些環境足跡。

不管是純植物性或人工合成的，香水和香精都是已知的刺激源，凡是會直接接觸到皮膚的產品，最好都不要含有這些成分，

尤其是內褲，因為外陰部更容易受到刺激而產生反應。有些產品可以用在身體各部位，但一跟外陰部接觸就有事，因此我會建議使用「無香味」的洗衣劑。如果妳沒有這些問題，並打算繼續使用這類產品，雖然我不能說不好，但如果已知某物可能是過敏原的情況下，何必沒事讓自己處於風險中呢？

　　如果覺得自己可能對某種洗衣劑產生不良反應，但換成無香味後的洗衣劑後還是沒有改善，下一步就是去諮詢婦科醫師，好排除其他可能的因素。如果還是找不到原因，或許可以再去看過敏專科醫師或皮膚科醫師（有時他們會在皮膚上做局部過敏測試）。

　　柔軟精、香氛烘衣紙也可能引起刺激性反應，我建議都不要用。洗衣時，可以在洗衣機的柔軟精凹槽中倒入一瓶蓋的白醋，可以有效軟化衣物又不傷荷包，也不會破壞環境。改用白醋還有一個外加的好處：據說洗衣機如果使用柔軟精，長久下來會讓洗衣機發臭、發霉。

如果覺得穿內褲不舒服……

　　如果妳穿的內褲是合身的，也不是塑膠或乳膠材質，而且妳使用的洗衣劑是沒有添加香精的，也沒有使用柔軟精或烘衣紙，排除以上這些問題，引發問題的元凶就不太可能是妳的內褲。最常見的情況就是將不相關的症狀歸咎於內褲，輕觸或稍有摩擦就發疼或難受的一些常見原因，包括外陰疼痛（外陰部的一種神經

痛），以及硬化性苔蘚或慢性單純苔癬（俗稱牛皮癬）等發生於外陰的皮膚病（參見第 33 章及 35 章）。

重點整理 •

‧穿自己喜歡且合身的內褲。

‧不要穿著濕內褲坐太久，可能會因摩擦受傷造成皮膚發炎。

‧剛除完毛的那段期間要穿乾淨的內褲。

‧不透氣的內褲可能會導致過敏。

‧因為私密處的症狀而怪罪內褲，多半是妳弄錯對象了。

第**9**章

潤滑劑真相大揭密

The Lowdown on Lube

　　使用潤滑劑的女性，給出了以下幾個理由：讓性愛更好玩、想做新的嘗試、想讓性行為的過程更舒服等等。戴保險套時更要使用潤滑劑，可以減低保險套破掉的機率（把唾液當潤滑劑並不理想）。妳可能在影片中看到有人把蜂蜜當潤滑劑使用，但我絕對不會納入選項，因為使用蜂蜜後的慘狀我見得太多了。

　　根據二〇一四年所做的調查顯示，有 65％的婦女表示她們用過潤滑劑，20％的女性表示在過去三十天內曾使用過潤滑劑。

　　有一些疾病會導致陰道乾燥，因此如果妳以前從來不需要使用潤滑劑，卻突然間覺得自己的陰道生態系統好像從花園變成了荒漠，我建議妳最好去看一下醫生。陰道乾燥最常見的原因是更年期，但也有可能是其他原因所導致，例如黴菌感染、餵母乳、陰道周圍肌肉痙攣（緊縮會造成更多摩擦而覺得乾澀），以及採用

不含雌激素的荷爾蒙避孕法，例如植入式避孕棒 Nexplanon 和長效性黃體素避孕針 Depo-Provera。

我聽到有些女性說過，她們的男性伴侶「不喜歡」使用潤滑劑，或者說潤滑劑會影響到他們的勃起，把這區區幾毫升的潤滑劑，說得像是把陰莖插進布丁裡那樣。我不是泌尿科醫生，但如果這些男人會用「太濕」這種字眼來當藉口，那麼他們要不是搞不清興奮狀態的陰道是什麼感覺，就是把自己本身的毛病（一般是勃起功能障礙）轉嫁到妳身上。

陰道濕潤是性反應週期的一部分，每天都會變化，也會隨著性伴侶不同而發生改變。前戲及抽插次數也會影響妳的需求，有時候妳心裡已經迫不及待了，但身體沒能跟上，此時就需要一點外來的潤滑劑來推妳一把。

不管原因是什麼，潤滑劑都是妳的好朋友！我對潤滑劑的看法就跟對眼鏡的看法一樣，有些人需要時刻都戴著眼鏡，有些人是年紀大了才需要戴，而有人則是只在看書時才戴眼鏡。然而，沒有人會拿有色眼光來看待眼鏡，對它評頭論足。

記住一點，妳怎麼到達派對的並不重要，重要的是妳人到了，還玩得很盡興！

如何選擇潤滑劑？

藥妝店或網路上有形形色色的各種潤滑劑，情趣用品店更不用說了。如果妳去的是情趣用品店，自然會有導購員為妳解說各種潤滑劑的異同及特色。

潤滑劑可以分為幾大類：水性、矽性、混合性（矽性加水性）、油性、純油性（橄欖油或椰子油之類）。矽性潤滑劑留在人體組織上的時間會比水性更久，所以補塗次數會較少，而且在淋浴或泡澡時使用也沒問題；有些人會覺得矽性比水性難清理。油性的持久力也很夠，有很多人偏好這種觸感，不過這一類的潤滑劑會弄髒床單、被套。水性潤滑劑最容易清理。所有類型的潤滑劑都適用於肛交。

有些人很在乎潤滑劑使用起來的感覺，而感覺是非常個人的，每個人都各有偏好。就質感來說，我認為主要考量的因素有兩個：滑動性和黏著性。有人在意事後的清理問題，有人覺得味道很重要，還有人什麼都不在意，只要能夠濕潤到完事就行！潤滑劑好就好在妳可以當葛蒂洛[1]（三隻小熊童話故事中的金髮女孩），多

1　編按：葛蒂洛（Goldilocks）是童話故事《三隻小熊》中的金髮女孩，有一天她意外地走進了三隻熊的房子，發現裡面有三碗粥、三張椅子、三張床，她不厭其煩地花時間分別嘗了三碗粥、試坐了三張小椅子及三張床，然後從中挑選她自認為最恰到好處的一碗冷熱適中的粥、坐起來最舒服的一張椅子，以及最合她心意的一張床。

嘗試幾次找出對自己恰到好處的那一款。

　　除了感覺和清理難易度之外，還要確保妳所用的潤滑劑不會刺激陰道組織或對陰道益菌有負面影響。世界衛生組織曾經針對水性潤滑劑提出以下建議：酸鹼值應在 3.5 到 4.5 之間（與陰道酸鹼值相同）；滲透壓應低於 380mOsm/kg（即水中分子的濃度；滲透壓低代表濃度低、分子較少，高滲透壓代表濃度高、分子較多）。

　　陰道分泌物的滲透壓為 260-280 mOsm/kg，如果潤滑劑的滲透壓高於上述數值，就會把陰道組織中的水分子拉出來，有可能會造成刺激及微創傷，而且理論上也會提高被感染性病的風險。WHO 建議不要使用滲透壓高於 1200 mOsm/kg 的潤滑劑。以上建議不適用於矽性及純油性潤滑劑，因為這兩類潤滑劑不含水，沒有水就沒有酸鹼值（酸鹼值測量的是水中氫離子的濃度），也沒有滲透壓。

　　此外，還要考慮潤滑劑與保險套的相容性。具體來說，油性潤滑劑會削弱乳膠保險套的作用；而矽性及水性則沒有這個問題。如果是聚氨酯材質的保險套，則什麼種類的潤滑劑都可以使用。情趣用品的相容性也是個問題，矽性潤滑劑可能會造成矽膠製的情趣用品降解，所以在選用潤滑劑時，務必遵循製造商的指示。矽性潤滑劑一般都有相同的基本成分：環聚二甲基矽氧烷（cyclomethicone）及聚二甲基矽氧烷（dimethicone），兩者都是矽靈的衍生物。

　　由於各家品牌有可能會更換成分，每次選購時都要仔細閱讀成

分表。為了安全考量，以下這些成分妳有必要了解一下：

- **甘油（丙三醇）和丙二醇**：許多種水性潤滑劑都添加為防腐劑。這兩種醇類的滲透壓都很高，因此 WHO 建議甘油的總含量應低於 8.3％。另外，由於酵母菌有可能把甘油及丙二醇當成食物，因此可能導致黴菌感染。甘油含量高的潤滑劑會有不適感，而被誤以為是黴菌感染。

- **對羥基苯甲酸酯（paraben）**：數種水性潤滑劑添加為防腐劑。這種物質會干擾內分泌，這意味著它們會對人體組織產生潛在的負面影響，不過在潤滑劑中的含量被視為是安全的。想想看，純氧會對身體造成危害，但呼吸空氣中的氧（濃度為 17％）則無礙，由此可知，從安全性來看，劑量是非常重要的。客觀來說，像薰衣草和大麻等許多植物也都含有干擾內分泌的物質，即便很多研究都已經顯示它們有安全疑慮，但人們經常會選擇性地遺忘有這回事。不過，對羥基苯甲酸酯的過敏反應已做過完善的測試，不太可能會導致刺激及過敏反應。

- **氯己定（chlorhexidine gluconate）**：也是防腐劑的一種。有個研究已發現氯己定會殺光所有益菌，因此最好避免使用。

- **聚季銨鹽（polyquaternium）**：可能會增加愛滋病毒複製能力的一種防腐劑。目前還沒有足夠的研究證明這一定會發生，但 WHO 建議在更多數據出現之前先不要使用。

- **熱感、涼感或「麻刺感」潤滑劑**：有效成分可能是較高濃度

的丙二醇、酒精、植物性製劑、薄荷醇，或甚至辣椒素（接觸到陰道會產生灼熱感）。上述這些成分有些帶有刺激性，有些（例如薄荷醇）則是從未經過陰道內測試，因此我們知道的不多。標榜「天然」或「植物性」的成分，並不代表安全無虞。

• **羥乙基纖維素（hydroxyethyl cellulose）**：在一些水性潤滑劑中製造「滑溜感」的成分。某些有機潤滑劑會特別標榜這是從植物提取的純天然成分，但很多傳統的潤滑劑中也含有這種成分，因此並不是什麼特別或罕見的潤滑劑成分。羥乙基纖維素也會被酵母菌當成食物。

• **天然或有機潤滑劑**：只是行銷用語。所有水性潤滑劑一定都有防腐劑，「天然」不代表完全不含防腐劑。有一款潤滑劑甚至還在廣告中宣稱所含的防腐劑數量「足以確保安全，不足於造成傷害」。我不認為有哪家製造業者存有蓄意傷害的意圖，他們使用防腐劑的目的，就只是為了不讓細菌生長而已。我非常討厭這類帶有暗示的廣告用語，因為這根本就是混淆視聽，好讓大家不去注意這個事實：標榜「純天然」的產品，所使用的東西看起來跟「傳統」產品所用的材料一模一樣。

• **油基型**：含有不同種類的油，例如杏仁油、葵花籽油及乳木果油等等，有些油性潤滑劑還含有蜂蠟及維生素 E。每個品牌都有獨家的混搭配方。

• **食用油**：例如橄欖油或椰子油。有研究顯示，把食用油當潤滑劑使用，有可能與酵母菌較高的移生發生率有關。然而，另

一項針對停經婦女使用橄欖油來潤滑的研究結果，卻顯示沒有任何負面影響。多年來，很多醫師都建議使用克里斯克（Crisco）品牌的食用油來當潤滑劑使用，而使用的人似乎也耐受性良好。不過，這個品牌的油品含有反式脂肪，對身體健康有害（參見第 7 章）。雖然只局部用在下體，被身體吸收的可能性不高，但一想到要把這種與心臟病有關的油放進身體裡（不管是什麼部位），直覺上多少都會覺得不妥。至於椰子油，雖然還沒有進行過相關研究，但我的很多病人已經使用椰子油多年，目前我還沒有聽過有誰抱怨過。

• **凡士林**：至少已有兩個研究發現，把凡士林當潤滑劑使用，可能會造成細菌性陰道炎。所以，別考慮。

如果想懷孕，是否要選用特定的潤滑劑？

在實驗室中進行的體外實驗顯示，有些潤滑劑會影響精子功能；然而，結果卻有不一致之處：宣稱對精子友善的助孕潤滑劑有時會讓精子無法游動，但又有其他研究發現，同樣的潤滑劑沒有這樣的危害。有些數據顯示甘油濃度超過 10％可能就是原因之一，但這些數據實在雜亂無章。橄欖油、芥花籽油、礦物油都已經做過不少研究，實驗室中似乎只有橄欖油對精子有負面影響。有人可能好奇含有對羥基苯甲酸酯的潤滑劑是否會對精子造成危

害，目前還沒有證據能支持這種說法。

有些潤滑劑宣稱對精子是安全的，但有項研究追蹤想懷孕的婦女後發現，使用助孕潤滑劑的婦女，和不使用潤滑劑的婦女，兩者的懷孕率沒有差別。

妳一定會說，這太奇怪了！這是因為在培養皿中用潤滑劑包覆精子，跟在陰道中實際發生的情況，完全不一樣。想想看，唾液也會減低精子的活力，但從來沒聽過有人勸告想懷孕的夫妻不要進行口交。

所以，妳應該怎麼做？對想懷孕的人來說，那些特製潤滑劑背後的科學舉證似乎充滿了漏洞。不過對陰道來說，避免使用甘油含量高的潤滑劑永遠都是明智之舉，所以無論如此，都要盡量避免使用。

「對精子友善」的助孕潤滑劑售價都比較高，因此除非妳被診斷出妳之所以不孕是跟精子功能有關，或妳的不孕症醫師建議妳使用某種潤滑劑，否則就不用費事去買這種潤滑劑。如果精子活力原本就不好，即便潤滑劑的影響只有一點點，都可能衍生出問題。

重點
整理　• • • • • • • • • • • • • • • • • • •

・需要使用潤滑劑才能享受性愛，並非不正常的情形。

・如果妳的男性伴侶說潤滑劑會影響他的表現，那麼應該看醫生
的是他，不是妳。

・不要使用滲透壓高於 1200 mOsm/kg 的水性潤滑劑。

・羥乙基纖維素是一種「天然」和「傳統」潤滑劑中都有的成分，
可能與黴菌感染有關。

・沒有優質的研究數據顯示，男性不孕的伴侶需要使用「對精子
友善」的助孕潤滑劑。

第 **10** 章

鍛鍊骨盆底肌的凱格爾運動

Kegal Exercises

一九四〇年代，加州婦科醫師阿諾・凱格爾（Arnold Kegel）發現，骨盆底肌無力會導致應力性尿失禁（咳嗽或打噴嚏會漏尿），以及他所說的「女性疾病」和「與女性生殖道相關的不明病症」。雖然無法斷定，但後兩種可能暗指性交疼痛或難以達到高潮。由此可見，連婦科醫師都要表達得如此委婉的那個年代，是個什麼樣的狀況。

在凱格爾醫師之前，骨盆底完全被醫界所忽略，因為那時放眼望去都是男醫師，而且從來都沒有用有意義的方式去看待性功能的問題。社會規範也不鼓勵婦女討論性健康的問題，甚至對性感興趣的女性都被視為「不檢點」。此外，當時解剖所用的大都是老年人的大體，而身體上肌肉會隨著年紀增長而流失。如果我在醫學院解剖實驗課的經驗是唯一能夠取得的知識，我搞不好也會

以為女性的骨盆底肌是個微不足道的肌肉群。

　　凱格爾醫師觀察到骨盆底肌無力常見於產後婦女，並做了一個非常敏銳且很有常識的觀察結論：如果運動能夠強化二頭肌，那麼同樣的概念為什麼不能套用在骨盆底肌呢？

　　經過大量研究後，凱格爾醫師發展出他稱為「陰道壓力計」（perineometer）的一個儀器，這是一個可以壓擠放進陰道的球狀物，連結著一個刻度盤，就像血壓計壓脈帶一樣，但沒有套住手臂的那個部分。把球狀物放進陰道後，用骨盆底肌去擠壓，此時刻度盤會提供一個視覺回饋訊息，告訴我們擠壓強度有多大。凱格爾醫師在原始文獻中提出的方法至今並沒有太大的改動，而他最初的許多觀察結果，以超音波及核磁共振造影等現代科技來檢驗都還是成立的，而這些醫學科技在他所執業的年代連個影子都沒有。

對骨盆底肌的基本認識

　　還記得我們第 2 章所講的嗎？骨盆底肌有兩層：深層的提肛肌（恥骨尾骨肌、恥骨直腸肌、髂骨尾骨肌）從恥骨向外延伸到髖部，並向後延伸到尾椎骨或尾骨，形成是一塊像吊床狀的肌肉，這就是凱格爾或骨盆底肌運動要鍛鍊的肌肉群。

　　骨盆底肌鬆弛和損傷（最常見的是分娩時的肌肉撕裂傷）會導

致失禁和脫垂，以及性高潮強度降低等問題。此外，由於肌肉會隨著年齡增加而漸漸流失，骨盆底肌也不例外，這就是為什麼這些症狀通常會在年紀大了時才冒出來，或是隨著年齡增長而惡化。

誰該做骨盆底肌運動？

骨盆底肌運動可以作為治療尿失禁、難以達到性高潮或高潮強度變弱、骨盆器官脫垂及大便失禁等的一部分。

如果在二、三十歲還沒有症狀時就開始做骨盆底肌運動，是否可以預防失禁或其他健康問題呢？關於無症狀婦女做骨盆底肌運動有哪些效果，目前缺乏品質較好的研究資料。不過有研究發現，做這些運動的婦女表示，她們感覺陰道比較沒那麼「鬆弛」了，不過性功能方面卻沒有改善的跡象。

是否應該把骨盆底肌運動當成預防性運動，是很難回答的問題。不過以常識來看，如果可以用正確方式來做這些練習，等到骨盆底肌開始出現症狀時，就可以有更好的技巧去做這些運動。想讓妳的性生活更美滿，骨盆底肌運動會是一個有趣的嘗試。如果妳做這類運動是想照顧好自己，也是個不錯的選擇，只要妳能把動作做得正確，而且也不會因為沒有可觀察到的明顯改變而感到氣餒，那就行了。

有膀胱過動症或小便失禁的婦女，做凱格爾運動可以幫助她們在快憋不住時，有足夠時間走到廁所解放，避免猝不及防的漏尿

情形。在尿急時,趕快做一組骨盆底肌收縮(稱為收放運動)可以促使膀胱暫時放鬆,讓妳能夠在憋不住之前走到廁所。

如何知道我的骨盆底肌是否無力?

除了失禁症狀,想知道自己的骨盆底肌狀況如何,也可以問妳的醫生、護理師或骨盆底肌物理治療師。他們可以將戴著手套的手指伸進妳的陰道,然後要求妳擠壓陰道內的手指。有些婦女可能不知道要怎麼單獨動骨盆底肌,如果妳也是這種狀況,自我提示可能會有幫助,比如想像妳正在公共場所,突然想放屁卻要硬生生憋住時是怎麼做的。

有正規的評分系統可以用來評估骨盆底肌的強度,妳不需要知道這個,我只告訴妳這個系統分為五級:○級=檢測時手指沒有感覺到陰道肌肉收縮;一級=檢測時手指感覺到陰道肌肉顫動;二級=肌肉有明顯但極弱的收縮;三級=肌肉有中等程度的收縮;四級=有力的收縮;五級=強力收縮。沒必要把骨盆底肌練強壯到可以拎起衝浪板或石塊那種程度,也就是網上所稱的「陰道功夫」(這個名字不是我捏造的)。事實上,使用骨盆底肌來吊起重物可能會導致肌肉撕裂傷,而且實在沒有必要,畢竟我們又不會需要用骨盆底肌來剝胡桃殼。

超音波和生理回饋裝置(一種用陰道肌肉擠壓的感測器,受到擠壓時會在螢幕上提供視覺回饋,類似凱格爾醫師最初研發的裝

置）可用來測量收縮程度，但初步評估一般不需要用到這些。它們確實很炫，但也會增加費用。對於已經接受密集指導，但仍無法做骨盆底肌運動的婦女，超音波可以幫她們找出被撕裂的肌肉是哪一條。

骨盆底肌是很難靠意識來控制的肌肉（例如排空膀胱或高潮時，妳不用去想要如何做），因此很多女性在沒有接受訓練前，都不知道怎麼靠意志去收縮這些肌肉。即便做過檢查，也進行過評估和指導，但還是有 30％的婦女無法做到。最常見的錯誤是沒收縮到骨盆底肌，而是收縮到臀肌、髖部內收肌（夾緊大腿）或腹肌。憋氣也很常見，有些女性還會過度使力（就像大便那樣）。除了技巧，其他導致骨盆底肌無法收緊的因素，還包括肌肉撕裂和神經纖維受損。

無法做對鍛鍊骨盆底肌的每個動作，可以部分解釋為什麼這類運動沒能對無症狀婦女有預防性的防護作用。我們可以看到，在許多研究中，都沒有合格的專家檢查所使用的技巧是否正確。

骨盆底肌運動：準備動作

第一步是先學會如何單獨啟動這些肌肉。以下是一些小撇步：

• 想像用陰道撿彈珠的動作。

• 在兩腿間放一面鏡子，在剛開始練習或想確認動作時，可用來觀看陰道口：陰道口應該要提高且往上拉提。

• 排尿時試著中斷小便，如果能讓尿液流出速度減慢或完全停止流出，就表示妳用對肌肉了。記住這個感覺，但只要做一到兩次，因為這只是要顯現肌肉的作用而不是練習。由於排尿是很複雜的一種反射動作，如果做太多次的干擾，有可能會導致運作失常！

• 假裝妳在擠滿人的一個電梯裡，為了不當眾放屁，妳正在收縮肌肉憋著（妳憋住屁時所使用的肌肉就是提肛肌）。動作做正確的話，應該會有一種往身體內部拉扯的感覺。

• 把潤滑過的衛生棉條放進陰道，當妳輕輕拉動棉線時，要同時縮緊骨盆底肌；這時妳應該會感覺到有阻力。這是一種簡單的生理回饋。

• 把一或兩根手指放入陰道，然後試著縮緊骨盆底肌。做得正確時，手指應該有被夾緊的感覺。

• 性交過程中，用妳伴侶的陰莖或手指來練習，並問對方是否有被夾緊的感覺。

• 如果妳不確定動作是不是做對了，可以問問醫生、護理師或骨盆底肌物理治療師。

骨盆底肌運動：實際演練

一旦能辨認出所要鍛鍊的肌肉後，就可以開始真正的練習。首先，面朝上仰躺，膝蓋彎曲，深呼吸放鬆下來。全程都要確保腹部（腹壁）、臀部及大腿內側都是放鬆狀態，才能正確地單獨啟動骨盆底肌。

骨盆底肌運動（凱格爾運動）分為兩類：持續收縮及快速收縮：

• **持續收縮**：持續縮緊或保持收縮力道。一開始先縮緊骨盆底肌五秒鐘，然後完全放鬆十秒鐘（用兩次呼吸來計時會更簡單）。每收縮一次、放鬆一次為一組。每天練三組，一組做十次反覆。漸漸把維持收縮的時間增加到十秒，直到每天可以做三組反覆十次，且每次維持十秒的程度。

• **快速收縮**：這是一種簡單的收放運動，每做一次快速收縮要一到二秒，每五次快速收縮算一個循環。五個循環為一組，每做完一組休息五到十秒鐘（也就是總共做二十五次快速收縮）。每天做三組（一共七十五次快速收縮）。

咳嗽或打噴嚏等需要用到腹部力量的動作，往往會導致漏尿，因此在咳嗽或打噴嚏之前，如果能試著快速有力地收縮骨盆底肌，可以有效預防漏尿。在尿急又很擔心會漏尿時，做一組快速收縮可以使膀胱肌肉暫時放鬆，讓妳有時間平靜地走到廁所。

　　持續練習六到十二週才能看到明顯效果。就像所有的運動，關鍵都是持之以恆。每天不間斷練習，四到五個月之後將會有最大的成果。此後，妳就可以縮減為每週練習三天。

凱格爾運動對我沒有用，怎麼辦？

　　如果妳就是做不好這些動作，或是努力了好幾個月都沒有見到任何改善跡象，可以請教有經驗的婦科醫師和／或可以幫妳糾正技巧的骨盆底肌物理治療師，並排除任何可能造成肌肉無法收縮的生理因素，例如肌肉撕裂傷或神經纖維受損等。做骨盆底肌運動如果動作不正確，可能會出現疼痛等不良反應，以及努力卻毫無成果的沮喪感。請教醫療專家，還可以幫妳排除某些症狀像骨盆底肌無力的疾病。

　　很多婦女在專業的物理治療師幫助下，都大有進展。雖然看診次數不多，但妳要記住的是，所有的進展都不是一蹴可及的，還要看妳是否認真、勤快地練習。沒有每天做鍛鍊，進展當然會很緩慢。物理治療師還可以使用一些器材來幫妳，例如生物回饋機，或甚至電刺激療法，把不會造成疼痛的微弱電流傳送到骨盆底肌來增加血流量，讓受到刺激的肌肉收縮，藉此幫助妳的大腦學習如何單獨啟動骨盆底肌。

骨盆底肌訓練器材和應用程式

陰道舉重於一九八○年代問世，這種科技含量低的鍛鍊法，需要搭配一個醫療級矽膠或不鏽鋼製的圓柱體或球體。最初使用的是一組重二十克到一百克的砝碼，但現在市面上的砝碼組合有各式不同搭配（通常包括四個或四個以下不同重量的砝碼）。鍛鍊方法是把砝碼放進陰道後站立十五分鐘，收縮骨盆底肌來抵抗地心引力的作用，讓砝碼能留在相同的位置，每日做兩次。許多婦女在使用砝碼時往往沒有用對方法，錯誤地使用夾臀、夾大腿或收縮腹肌等方法來留住砝碼不往下掉落，因此做陰道舉重來鍛鍊骨盆底肌時，要相當注意收縮的肌肉是否正確。陰道舉重也可以躺著做：砝碼上附有細繩，塞到陰道後平躺時，可以往外拉扯細繩，並且同時收縮骨盆底肌夾住砝碼，不過這種方式的效果還未被證實。

根據過往的數據顯示，加上砝碼或圓球等重物的鍛鍊效果，並沒有比單純的骨盆底肌運動好。不過，如果妳更喜歡或覺得加上重物做起來更有勁（有些器材可以加進前戲中，例如塞進陰道的震動球），那麼在骨盆底肌運動中多加點重量上去，倒也無妨。

另一種選擇是可提供回饋訊息的家用機器，市面上或許還可以買到一些類似凱格爾醫師所使用的陰道壓力計（連接著刻度盤及一個可讓陰道壓縮的幫浦）。擠壓得越用力，刻度盤的指針就移動得越多。

　　現在還有藍芽功能的凱格爾運動輔助器材，回饋訊息會直接顯示在智慧型手機上，市面上常見的商品有 Elvie 凱格爾運動追蹤器及 PeriCoach 鍛鍊器（都可下載專屬的 App 使用）。雖然前者有國際婦女泌尿醫學會加持，但直至二〇一八年都沒有發表過任何臨床試驗（我曾經發過電子郵件給這家公司確認過）。每次聽說哪個名流又把這類產品掛在嘴上，推崇這是她們保養陰道的必用好物（她們的養生大法五花八門，不勝枚舉），卻沒有任何研究可以佐證時，我都會感到又沮喪又無奈。

　　看起來五花八門的骨盆底肌運動輔助器材，並不會比單純做骨盆底肌運動有更多效益，所以才會一直都沒有研究數據可茲佐證，當然也就很難推薦哪個新奇的藍芽型產品更好。話說回來，如果這類產品很吸引妳，而且可以讓妳有更多動力去做這類運動，那麼或許對妳而言，花個一百三十元美金會很值得。如果妳已經習慣使用智慧型手錶的所有功能，那麼高科技的骨盆底肌訓練器應該會很吸引妳。然而，如果妳的浴室有一台丟在角落積灰塵的體重計，就要問問自己：買這種產品是不是也會落得同樣的下場？

　　無論妳使用的是哪種輔助器材，低科技的砝碼也好，高科技的藍芽型訓練器也好，都務必要做好清潔工作。不要選用臭名昭彰的玉蛋，這個玩意被吹捧為中國古代后妃的祕製情趣用品，完全是沒有證據的胡說八道。而且，這樣神奇的玩意兒，竟然只有加州的一家民間企業知道，專家學者全都不知情，不用想都知道

很可疑。智慧型手機的 App 是可考慮的另一種選擇，這些程式會提供技巧指導、衛教資訊及小鬧鐘等等，只差無法對妳說妳的表現有多好。根據瑞典于默奧大學（UMEA University）的研究，使用免費應用程式 Tät（提供六個基本及六個高級的骨盆底肌訓練計畫）的婦女比起不使用這個 App 的婦女，在與骨盆底肌相關的各方面都有更大的進展。

截至二〇一九年初，與骨盆底肌運動有關的應用程式已經不下百種，應該如何選擇呢？根據二〇一八年的一項研究發現，有三十二款非妊娠婦女專用的英語骨盆底肌訓練應用程式，不需要搭配任何器材就可以使用，該研究還針對內容、易用性及隱私程度進行評比。有些應用程式會蒐集私人資訊賣給第三方，考慮到這類資訊的私密性，即便是免費下載，很多女性都寧可不用。

專家評選出得分最高的兩款應用程式為凱格爾訓練家（Kegel Trainer）及凱格爾訓練家進階版（Kegel Trainer Pro），這兩款 App 也是用戶滿意度最高的，而且都有國際婦女泌尿醫學會背書。

重點整理 ●

· 骨盆底肌無力可能會導致失禁、脫垂以及難以達到性高潮，做骨盆底肌運動可能會有幫助。

· 對於無任何症狀的女性而言，把骨盆底肌運動當成預防性照護的效果如何，目前還缺乏優質的研究數據可供參考。

· 就生物力學來看，骨盆底肌運動要做得正確，難度比較高。即便接受指導，還是有很多女性會用錯肌肉。

· 經過適當指導後，很多女性都可自己在家練習。

· 沒有研究表明，骨盆底肌運動的輔助器材或昂貴的訓練器會帶來額外的效益。不過有一項研究結果顯示，市面上有一款應用程式可能有幫助。

III

陰部皮膚的養護與清潔

第 **11** 章

外陰清潔：
肥皂、沐浴乳及濕紙巾

Vulvar Cleansing: Soaps, Cleansers, and Wipes

　　外陰和大多數身體部位一樣，以醫學角度來看，幾乎不太需要或甚至不需要清潔。我知道這個說法對很多人來說會覺得無法想像，但洗澡的頻率其實是非常個人化的事，妳的成長方式、偏好、住在哪裡、身體上會沾多少塵土、會流多少汗等等，這些都是妳會多常洗澡的影響因素。醫學上，我們身體唯二需要經常清洗的是牙齒和雙手。當我們開門、握手或準備食物時，都存在著把病毒或細菌從雙手轉移到鼻子、嘴巴、眼睛等身體部位的風險。我們握手、吃飯、切雞肉，使用的不是外陰部。

　　此外，早在古羅馬人把脂肪和灰燼混合後做出第一塊肥皂之前，人類的外陰部就已歷經了重重演化，已經可以妥善處理精液、血液、糞便及尿液。

外陰乾淨性基礎觀念

很多女性表示，她們會清洗外陰的主要原因是防止異味及保持乾淨的感覺。妳一定要牢記這個真相：女性對於乾淨的概念，很大程度上是男性主導的社會所推動的，好幾個世紀以來，這樣的社會就一直認定正常的女性生殖器和分泌物是「骯髒的」。

另一個在幕後推動的，則是每年狠撈數百萬美元的女性清潔產品製造商。不要再自欺欺人了，他們的存在可不是為了妳的健康，而是為了讓女性覺得自己正常的解剖構造是骯髒不潔的，就像廣告主打的：「清清爽爽」的女性才是自信的、舒服的、乾淨的。這類商品所做的廣告，沒有比一九三〇年代和四〇年代來舒（Lysol）陰道沖洗液的廣告好多少。

身為婦科醫師，我每天都在聞外陰和陰道的味道，因為有些私密處的毛病與強烈的異味有關。健康的外陰，氣味聞起來不會比身體的其他部位重。來我這裡看診的女性有不少是沒有沖澡就直接從健身房趕過來的，沒有人的私密處帶有奇怪的氣味。

有些女性能從腹股溝的頂漿腺（位於腹股溝及肛門周遭的特化汗腺）聞到強烈的氣味，其實這是生殖道的狐臭體味。頂漿腺位於毛囊深處，會分泌皮脂（即形成酸性皮脂膜的濃稠油性物質）。皮膚上的細菌可以分解這些油脂，釋放出帶有獨特氣味的揮發性化學物質。經血也會與皮膚表面的脂質產生化學反應，把血紅素中的鐵分子氧化，製造出清楚可辨的鐵鏽味。其他與清洗頻率有

關的體味問題，包括失禁、殘遺的精液及潤滑劑，還有是否罹患皮膚病也要納入考量，這是因為沒有完全吸收的局部外用軟膏和乳霜，可能會殘留某種藥物氣味。

對中度及重度尿失禁和排便失禁的婦女來說，清洗是最重要的。尿液和糞便會破壞皮膚的酸性保護層，導致皮膚發炎、受損，因此對於這種被弄髒的皮膚，清潔才是減少損傷的主要做法。

陰部如何清潔：哪裡該洗，哪裡不該洗？

先來講哪裡「不要洗」。陰道口或前庭（位於小陰唇裡面）是黏膜，意思就是這裡的組織跟陰道內部是一樣的，不需要清洗。小陰唇沒有會產生強烈氣味的頂漿腺，而且小陰唇的皮膚是外陰中最薄，也最容易受刺激的。可以遵循一個不錯的基本原則：清洗小陰唇內部只可用清水，不要使用任何清潔產品；腹股溝、小陰唇、陰阜及肛門都可以使用清潔產品來清洗。

清水、肥皂及沐浴乳比一比

從來沒有人研究過如何清洗外陰部，但市面上卻有琳瑯滿目的產品，以婦科醫生測試或推薦來打廣告，真的是很有趣的現象。

　　我的建議，很大程度是根據如何清洗新生兒尿布部位的研究推斷出來的。顯然的，這不是直接拿來做比較，而是因為小陰唇的皮膚比身體其他部位都要薄，加上也會沾染到尿液和糞便，所以我覺得兩者的情況算是最接近的了。

　　只用清水洗，可能沒辦法完全把皮脂及糞便洗乾淨，所以有些女性可能會多使用一些清潔產品。相反的，如果有皮膚病或是皮膚非常敏感，使用任何清潔產品都會覺得太刺激，就只能用清水洗。我看過許多有這種情況的婦女，並從她們身上得知，如果沒有大便失禁的問題，只用清水洗就不太會有健康方面的疑慮。

　　有些人會天天使用清潔產品，有些人可能一週用個幾次，而有些人則只在性交後或生理期時使用，以消除精液和氧化血液的強烈氣味。還有人覺得光用清水洗就夠了。不管妳選擇的是哪一種洗法，只要記得，妳不是在清除黏在烤盤上的髒污，也不是要除去流行性感冒病毒，因此沒有必要祭出強效型或有殺菌功能的身體清潔產品。

　　身體清潔產品一般有兩種不同類型的產品：肥皂和沐浴乳。肥皂會去除部分的酸性保護膜，酸性保護膜是由自然產生的油脂及共生菌組成，是皮膚防禦力很重要的一部分。如果產品的名稱上有個「皂」字，它再怎麼宣稱有多溫和，都還是會使皮膚變乾燥、刺激皮膚，並且更容易出現微創傷。另一個問題是肥皂與清水混和後會起化學反應，使得皮膚的酸鹼值升高到 10 ～ 11。要記住，外陰皮膚是弱酸性，酸鹼值大約是 5.3 到 5.6。

　　沐浴乳不是肥皂，而是界面活性劑和其他化學物質的合成物，這類產品的目的是清除髒汙的同時，還能不破壞酸性保護膜。基本上，比起肥皂，沐浴乳比較不會傷害皮膚。除了洗手使用有殺菌效果的洗手液及肥皂之外，清洗其他身體部位我都會用沐浴乳。因為怕麻煩，臉、身體及外陰部的清潔用品，我都使用同一個產品，再說我的浴室也沒那麼多空間可以擺一堆瓶瓶罐罐。

有需要使用私密處專用清潔產品嗎？

　　不需要。由於有很多婦女會使用這類產品，所以我還是稍微說明一下好了。

　　有些身體清潔產品標榜可以減少細菌性陰道炎的發生率，我的答案是：沒這種事。外用的清潔產品不可能影響到陰道內部，而使用這類產品來清洗陰道（有些女性真的會做這種事，拜託停下來），只會提高感染細菌性陰道炎的風險，因為要不是益菌被殺光了，就是陰道黏膜層被破壞了。如果有外用清潔產品標榜可以調控陰道的酸鹼值，那麼這個製造商就已經做出了一個誤導性的不實宣傳，如果是我就會懷疑這個廠商還說了哪些謊言。

　　很多女性私密處專用清潔產品都含有香精，甚至標明敏感肌膚適用的產品也不例外。香精是造成刺激及過敏的常見來源。

　　這一類產品還可能傳達了非常具破壞性的錯誤訊息。例如，有

一家知名廠商就暗示說，女性在翹二郎腿時，可能會飄出一股強烈的氣味！

真是唯恐天下不亂。

什麼才是最好的產品？

製造商的配方會不斷變動，因此很難給出具體建議。此外，產品的酸鹼值也不見得都會列出來。考慮到這些條件，下面列出一些概括性的建議以供參考：

- **保持現狀**：如果妳多年來所使用的產品都沒有變過，也沒發生什麼問題，意味著妳的做法還行，只要不刻意去清潔陰道內部就行。皮膚的保水度會隨著年齡增長而降低，因此如果妳還在使用肥皂，可以考慮換成沐浴乳，以預防後續可能發生的問題。

- **找酸鹼值在 5.3 至 7.05 之間的產品，越接近 5.3 至 5.6（陰道上皮的酸鹼值）越好**：經常接觸酸鹼值 7.5（含）以上的產品會破壞皮膚的脂質層。有一項針對身體清潔產品的研究，發現舒特膚（Cetaphil Restoraderm）的酸鹼值為 5.3、伊思妮（Eucerin）溫和潔面乳的酸鹼值為 5.30，伊思妮 5 沐浴乳的酸鹼值為 5.81。伊思妮直接把酸鹼值做為產品名稱，不過大部分的沐浴乳和肥皂都不會標示酸鹼值。

- **避免使用添加天然或人工合成香精的產品**：這類添加物是引發刺激及過敏反應的常見來源。

- **避免接觸防腐劑甲基異噻唑啉酮及氯異唑酮**：甲基異噻唑啉酮（methylisothiazolinone，縮寫為 MI）及甲基氯異噻唑啉酮（methylchloroisothiazolinone，縮寫為 MCI）是造成刺激及過敏反應的常見來源，其他常見的刺激物或過敏原還有甲醛、羊毛脂、茶樹精油等。

- **許多行銷用語都不具醫學意義**：溫和、嬰兒、酸鹼平衡、經皮膚科醫生測試、經婦科醫生測試都只是行銷用語，不具有任何意義。有一項針對嬰幼兒專用肥皂及沐浴乳所做的研究發現，其中有 35％的產品酸鹼值都超過 7.0 ！

- **只要使用時覺得有刺激性，就不要用**：不要說習慣就沒事了，妳可能在任何時候對某個產品有過敏反應，即便是用了二十年的產品也一樣。何況廠商如果改動成分，也不會發信通知或警告妳。

- **如果只偏愛用肥皂**：那就使用無香味的產品，可以考慮卡斯提亞橄欖液態皂（Liquid Castile Soap，例如布朗博士嬰兒潔膚皂），使用過的人似乎都沒有不良副作用。我的病人中也有人使用梨牌（Pears）之類的純甘油肥皂，效果還不錯。

私密處可以用吹風機吹乾嗎？

絕對不行。外陰皮膚的水分是一種保護機制，吹風機會破壞皮膚的酸性保護膜，導致皮膚過度乾燥，即使是以冷風吹也一樣。

淺談濕紙巾

北美大約有 40％的女性曾用濕紙巾擦拭外陰部。不難理解濕紙巾為什麼會使用得如此普遍，幾乎每一家美妝店都有賣，有些名人還大推濕紙巾如何好用，因為是給寶寶用的，肯定又溫和又安全！這種產品之所以如此盛行，還基於一個觀念：比起男人，正常的女性在如廁後需要做更多清潔。為什麼同樣是上完大號，女性就比男人髒，需要做最更多清潔工作呢？有個答案是厭女症。

對於清除沾在生殖器皮膚上的糞便和尿液，濕紙巾確實好用，因為糞便和尿液中的化學物質、酵素、細菌及濕氣都會破壞酸性保護膜，導致刺激及皮膚潰瘍。這就是為什麼濕紙巾對於無法控制大小便、需要穿尿布的小寶寶很用有（尿布材質悶熱不透氣，沾上大便就會在皮膚上抹來抹去）。雖然使用毛巾和身體清潔產品也能達到同樣的清潔效果，但如果出門在外（或甚至在家裡），濕紙巾就方便且實用多了。如果妳有大小便失禁的問題，出門在外時還是用濕紙巾清潔更為方便，在家如廁後，有時也難免會用

到濕紙巾來清潔。還有一個不錯的選擇：免治馬桶。

使用濕紙巾有什麼不好？

　　濕紙巾是外陰和肛門部位發生接觸性皮膚炎一個常見的輔助因子。這類產品的刺激性對外陰部的傷害風險，是身體其他部位的十五倍。我想，濕紙巾如果改名叫刺激性紙巾應該更貼近。

　　市面上不管哪個品牌的濕紙巾，成分表中都可以找到不下一百種可能會成為過敏原的物質，其中最常見的過敏原除了香精（「天然」或合成香精都一樣會導致過敏），還有下列防腐劑：甲基異噻唑啉酮（MI）、甲基氯異噻唑啉酮（MCI）、丙二醇、溴硝醇（bronopol，即 2- 溴 -2- 硝基 -1,3- 丙二醇）、碘丙炔醇丁基胺甲酸酯（iodopropynyl butylcarbamate）。

　　針對市面上所有濕紙巾產品的潛在過敏原所做的最新評比，找出了已知過敏原最少的幾個品牌，其中有幾種產品的製造商完全不生產也不銷售陰道灌洗液（生產的商品會對女性造成傷害的廠商，我一向不推薦），我把這些產品列在下面：

- 伊維寶（Equate）無香味型嬰兒日常清潔濕紙巾
- Ladygroomer 女用清新濕紙巾，專為女性設計的濕式衛生紙
- 碧宜潤（pjur Med）個人衛生清潔濕紙巾

- PureTouch 個人可沖式女用濕紙巾
- Swipes Lovin 無香味濕紙巾
- Up&Up 特大清潔濕紙巾

　　以上列出的產品不代表百分之百無刺激性。所有產品的成分可能會改動，而反覆性接觸也會導致皮膚更加敏感及過敏反應。當廠商除去刺激性和致敏性成分時，可能會用同樣不好或甚至更糟糕的成分來代替。

每次排便後總覺得擦不乾淨，而濕紙巾正是好用神物

　　排完便後，直腸未必是清空狀態，即使清空了，也會有原本在高處的糞便在空間騰出來後往下移動到直腸裡。直腸是個有儲存功能的小囊袋，位於肛管正上方。摩擦或刺激肛門外括約肌（例如用力擦拭）會觸發反射作用，使括約肌鬆弛下來，於是就有少量糞從直腸排出來。看到衛生紙上還有糞便時，妳可能會誤以為自己沒有擦乾淨。因此妳會抽衛生紙或濕紙巾，再次又摳又挖，結果又刺激微量的糞便跑出來，如此一再地週而復始。妳越是用力擦，皮膚就越受到刺激，與此同時妳也開始惱怒，因為糞便老是擦不乾淨。

排便完可以擦拭的部位是會陰及肛門周圍，肛門外括約肌（開口處）的正上方是不可擦拭之處。用按壓方式沾除大便是更好的方式（就像按嘴唇上的口紅一樣），使用免治馬桶也是一個好選擇。

重點整理　●●●●●●●●●●●●●●●●●●●●●●●●●●

· 過度清潔會刺激皮膚，因為這樣做會破壞皮膚的酸性保護膜。

· 洗澡時使用沐浴乳會比香皂好。

· 不要去理會所謂的女性私密處專用清潔產品，因為這類產品更可能含有刺激物和過敏原，而且還隱含著要命的父權主義意味。

· 如果沒有失禁問題，為了妳的荷包和外陰著想，不要買濕紙巾來用。

· 過度擦拭肛門會導致反效果，會讓妳老是擦不乾淨糞便。

第**12**章

陰道清潔：
灌洗、噴霧及陰道蒸浴

Vaginal Cleansing: Douches, Steams, Sprays and Potpourri

　　妳的陰道就像是個有自動清潔功能的烤箱。既然陰道不需要外力來幫忙清潔及維護，為何還花一章的篇幅來說明？許多婦女至少會用一種方式來清理陰道（有些還不只一種），由此可知，醫界還沒能把清洗陰道會造成多大的傷害說清楚。此外，還有父權主義這個永遠的宿敵在興風作浪。

　　如果妳正在使用這類產品，我希望看過這一章後，能夠說服妳馬上停止使用。至於沒有用過這類產品的人，讀了這一章後，或許就能利用這些相關知識去勸說使用這類產品的友人或家人。

陰道清潔史

　　陰道清潔有相當複雜的歷史，很難把累積好幾世紀的錯誤資訊與厭女情結一筆勾銷。

　　把健康的陰道視為不潔，或有必要為男人做些事前準備，這一類的想法足以說明古代醫學的錯誤信念為何會造成危險。

　　不少文化中，長期都有使用陰道收斂劑和防腐劑來乾燥陰道的習俗，好讓男人能夠享受「乾爽的性愛」。歷史上，有女性曾經使用果酸或櫟癭等各種東西，讓陰道脫水保持乾燥。顯然的，因組織乾燥而增加摩擦，以及讓性伴侶感到明顯不適，會使某些男人性欲高漲。我常常在想，將會讓女性在性交時感到痛苦的行為正常化，就像是在女性身上綁上了一條隱形的貞操帶。男性伴侶有勃起功能障礙的女性告訴我，她們的另一半抱怨使用潤滑劑會讓他們無法勃起。這些女性通常會優先考慮伴侶的歡愉，自己則默默承受性交疼痛。如果說陰道乾燥化的古老做法，也是那些有勃起功能障礙的男人所想出來的自我解套方法，我一點都不會感到意外。還有一種可能是，不管是以前的歷史或是現在，總有一些男人對陰道正常的分泌物感到恐懼。

　　另一個錯誤的信念（如今還有人深信不疑）是，把留在陰道中的精子沖洗出來可以避孕。當然不是如此。等到妳抓起盥洗用具來沖洗時，早就有足夠多的精子順利游過子宮頸進入輸卵管了。即便妳做了陰道沖洗，沖洗範圍也不會超過子宮頸。

　　現代的女性會說她們之所以要灌洗或清潔陰道內部，是為了追求「清新感」，這種說法不管是從醫學或文化上來看，都只能用無厘頭來形容。

　　醫學史中，過去也有與灌洗和陰道清潔相關的不良紀錄。到了一九七○年代，甚至可能是一九八○年代，都還有不少醫生建議婦女做陰道灌洗。當時很有可能把陰道灌洗當成簡單解決無數女性健康問題的萬用良方，包括性交疼痛或性冷感等等。很多醫生（而且幾乎都是男醫生）會向我們的媽媽及奶奶那一輩的女性推廣灌洗行為，世世代代的女性都在醫界及社會的要求和灌輸下，覺得自己的陰道很髒，是造成婚姻不美滿的根源，在這樣的狀況下，不難理解想要回到正途至少需要兩代人的努力才做得到。

　　也有女性告訴我，她們清洗陰道的其中一個時間點是在性行為過後，因為她們不喜歡讓精液留在陰道裡，或讓精液沿著大腿流淌下來。也有婦女會直接把濕紙巾塞到陰道裡，把留在裡面的精液挖出來。

　　陰道清洗的這齣傳奇大戲，繼續出現了一些生力軍。例如，販賣身體清潔產品、噴霧、濕紙巾，以及各種消除陰道異味的大眾化女性私密護理用品製造商。生產灌洗劑的業者沒有退場，還推出了各式新產品。除此之外，小眾女性私密護理業者也加入了戰局，例如影星葛妮絲・派特洛（Gwyneth Paltrow）所推薦的草藥陰道蒸浴（號稱用蒸浴方式來淨化私處），成了市占率越來越大的美容會館所推薦的私處保養方法，所依據的信念不外是女性陰

道裡藏有「毒素」或「不乾淨」，必須清除乾淨，這些都是換湯不換藥的舊日餘毒。每一篇推廣陰道蒸汽坐浴的文章都有不小的點閱率，讓很多相關業者從這些不實訊息中獲得利益。當然，也有很多小公司加入小眾女性私密護理行業，販賣陰道緊實棒或在網路商店平台 Etsy 或 Instagram 上銷售「清潔私處」的手工香草球。

以陰道為恥的信念帶來的錢潮一波接著一波。

什麼是陰道內清洗？

陰道灌洗是最常見的方法，也就是使用藥用溶液沖洗陰道。有一些手持式的小裝置可以施加壓力，把藥用溶液推進陰道內，還有一些則是藉由地心引力的作用。在北美，大多數的婦女會買市面上包裝好的灌洗劑來使用，其中最常見的藥用溶液是醋和碘，而有些婦女則會自己動手做。

灌洗不是女性清潔陰道的唯一方法，除了灌洗，還會人會直接把濕紙巾塞進陰道擦拭，完全無視包裝上標明的「僅供外用」警告，甚至有人直接把除臭栓劑塞進陰道，或對著陰道口噴灑消除異味的除臭噴霧。

雖然沒有相關的報告，但很多婦女告訴我，她們會把手指插進陰道，摳出裡面的分泌物，雖然她們沒有灌洗或使用濕紙巾，但一樣沒必要。陰道分泌物該排出時就會排出來，而且妳永遠消除

不了。雖然它可能看起來或摸起來黏呼呼的，而被認為不正常，但陰道有分泌物原本就是再正常不過的現象。

　　還有一種陰道清潔方法稱為陰道蒸浴或 V 蒸浴，有人會跑到美容會館去做，有人會在家做，蒸浴會使用各種藥草或乾燥植物，甚至連非常危險的臭氧都拿來使用。

有多少女性會清洗陰道？

　　因為地區和文化上的差異，答案要看接受調查的族群而定。以北美來說，高達 57％的女性在過去一年清洗過陰道。其他研究顯示，有 12％到 40％的女性有定期灌洗陰道的習慣（至少一個月一次），6％的女性定期使用「女性專用」的濕紙巾或嬰兒濕紙巾來清潔陰道。

　　在有灌洗行為的女性中，大約 20％的人每週至少做一次灌洗。會做陰道灌洗的女性通常從年輕時就開始這麼做了，當中有 80％的人在二十歲以前就開始灌洗陰道。這些人使用其他陰道清洗產品的可能性也比較高。

灌洗或清洗陰道的訊息從哪裡取得？

　　大多數的女性表示，她們是從母親那裡學來的，有人則是在報章雜誌上看到或聽朋友說的，也有不少人表示，她們是自己覺得有必要這樣做。貨架上琳瑯滿目的相關產品、談陰道保養的文章、社群網站上的貼文、YouTube 的影片，加上不時有名人搞什麼陰道養生大法來迷惑大眾，妳就不難理解從來沒聽過陰道清潔的女性，是如何在短時間內就相信自己疏於照顧陰道了。這類訊息到處都是，因此要是妳問那些從來不知道有陰道灌洗這回事的女性，她們一開始是從哪裡獲得這些訊息的，她們十之八九都回答不出來。

　　在有清洗陰道習慣的女性中，超過 50％的人表示，她們的性伴侶也很鼓勵她們這麼做。年紀較輕的女性更容易屈服於伴侶施加的壓力，一項研究顯示，年齡在十八歲到二十五歲的女性中，高達 77％的人之所以清洗陰道是應伴侶要求。

清洗陰道的習慣會造成哪些危險？

　　多項研究告訴我們，陰道灌洗有害無益。灌洗會破壞陰道內的益菌及保護性黏膜層，導致防禦力變弱，更容易感染細菌性陰道炎（這是陰道內部細菌失衡所產生的疾病），萬一接觸過淋病或

愛滋病毒，被傳染的風險會增加。矛盾的是，妳把細菌殺死後，私處異味只會變得更強烈。

把濕紙巾塞進陰道、使用衛生噴霧劑（這種產品不是給外陰用的，卻有1％左右的女性拿來噴在私處）以及消除異味的栓劑，所帶來的可能風險雖然沒有做過相關研究，但這些產品幾乎都帶有刺激性及香味，而且還可能成為過敏原。濕紙巾、噴霧、消除異味的栓劑，都能輕易地殺死陰道內的益菌，而且也跟灌洗劑一樣，會刺激黏膜及陰道內壁。此外，這些產品的包裝上都帶有錯誤的訊息，例如「有效遮掩異味」或「美妙的異國熱帶香氛」等等。

這是陰道，不是鳳梨口味的雞尾酒。

研究顯示，用肥皂清洗陰道會使感染愛滋病的風險增加近四倍，但究竟是因為乳酸菌或保護性黏膜遭到破壞，或是因為刺激和微創傷，目前還不清楚。即便只是用清水洗陰道，然後又接觸到愛滋病毒，感染風險都會增至 2.6 倍！

天然或植物性產品也好不到哪裡去。香草、檸檬和萊姆汁、像櫟癭（基本上就是胡蜂為了孵化幼蟲所造的窩）之類的收斂劑，以及其他緊縮陰道的產品，都有很高的風險會殺死陰道內的益菌、破壞黏膜層、刺激陰道組織及導致微創傷。這些產品跟灌洗劑一樣，都會適得其反地增加陰道異味、增加過敏及刺激風險，以及增加被傳染性病的風險。

「陰道蒸浴」是指使用藥草進行蒸汽坐浴來「淨化」陰道，其中最常使用的是艾草。艾草是強過敏原豬草的近親，不過業者通

常還會提供其他植物性產品。葛妮絲・派特洛顯然是陰道蒸浴的忠實粉絲，根據她的說法，蒸汽可以「淨化」子宮。物理上這是不可能發生的事，因為蒸汽沒有辦法穿過子宮頸進入子宮（必須施以極大的壓力才能辦到，或是像精子一樣有很好的泅游能力）。此外，子宮也不需要淨化。即使有蒸汽進入陰道，也只會造成刺激，而且蒸汽還可能造成灼傷。如果有空氣跟著蒸汽一起進入陰道，還會有利於危險的細菌生長。

事實上，大部分的蒸汽只能到達外陰，而這個部位也很容易引發過敏。因此陰道蒸浴完全是有害無益，而且還會把錯誤的解剖學及生理學資訊散布出去，帶來潛在的傷害。簡而言之，所謂的陰道蒸浴只是個騙局。

有些國家的婦女還會把臭氧吹進陰道，這種做法絕對是危險害的。臭氧是相當危險的氣體，除了會破壞陰道外，萬一臭氧逸進房間裡，被人們吸進去，會造成嚴重的肺部損傷。所以，千萬不要拿臭氧開玩笑！

清理陰道這麼危險，為什麼還是有人照做不誤？

研究顯示，會灌洗陰道或使用其他女性私密護理產品的女性大都相信這些做法是安全的，因為如果不安全，怎麼可能會放在店

裡賣嗎？

　　抽菸有礙健康，妳沒看到商店裡還是照賣不誤嗎？

　　雖然研究告訴我們，有極大比例的女性表示自己會做陰道清理，但以我個人的經驗來看，卻很少有女性承認自己有過這種行為。我擔心她們不肯對醫護人員說實話，因為她們不想被說教（我認為醫護人員該做的是給予正確的資訊），或者不相信這種行為有害。有些人甚至覺得，雖然對某些人有害，但對自己是可行的。還有一種可能是，她們確實知道陰道灌洗不好，但就是喜歡這麼做，還有部分女性是在男性伴侶有意無意的暗示或要求下做陰道灌洗。

　　做陰道灌洗的女性中，有超過九成的人表示自己無意放手，由此可知陰道灌洗的背後動機可能很複雜，涵蓋社會、親密關係及文化等因素。

重點整理

· 妳的陰道就像是有自我清理功能的烤箱。

· 不管是誰建議或暗示做陰道清理或陰道緊實，都不要理會。

· 清理陰道會破壞益菌及黏膜，會讓私密處產生異味，還會提高
感染細菌性陰道炎和性病的風險。

· 陰道蒸浴、注入臭氧、古老的陰道緊實產品，以及任何可以在
藥妝店買到的灌洗產品，都同樣有害。

· 千萬不可把濕紙巾塞到陰道裡。

第**13**章

私密處除毛與陰毛修剪

Hair Removal and Grooming

　　陰毛的存在是有作用的，這個事實讓很多人都感到意外。陰毛在青春期會開始長出來，功能可能包括：提供物理性屏障來保護外陰、攔住微小的汙垢與細屑，以及保持濕度等等（妳應該還記得，前面提過外陰皮膚的濕度很高）。

　　皮脂腺和頂漿腺這兩種不同的腺體分別分泌皮脂和油脂，並把分泌物排到陰毛的毛幹上，沿著陰毛來到體表並形成酸性保護膜的一部分。酸性保護膜是皮膚上弱酸性、具保護功能的油性層。

　　陰毛也可能在性快感中發揮一定的作用，因為拉扯陰毛會刺激到觸覺受器而興奮（每根陰毛都連著著神經末梢）；陰毛也可能在散發氣味及捕獲費洛蒙方面發揮作用。

　　陰毛與頭髮大不相同。兩者的毛囊間隔不同（這就是為什麼頭髮不會長陰蝨，因為毛囊與毛囊之間需要一個特定的距離，陰蝨

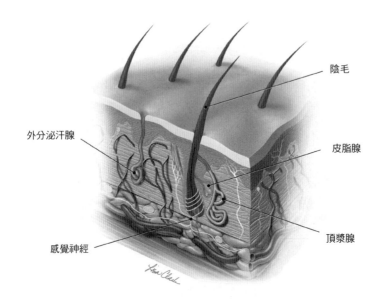

外分泌汗腺

感覺神經

陰毛

皮脂腺

頂漿腺

圖九：陰毛與汗腺
繪者：LISA A. CLARK, MA, CMI

才能生長）；顏色也可能不一樣。陰毛不像頭髮可以一直不斷生
長（如果陰毛會一直生長，對繁衍子代會造成難度），也不會在
懷孕或生產後發生改變。陰毛的量及粗細程度會隨著年齡增長而
減少，也會因為年紀大而變灰白。

陰部除毛的文化

　　現今，除陰毛是個非常普遍的做法，比起年長的女性，年輕女性更可能除陰毛或修剪陰毛。研究顯示，年齡在十八至六十五歲的女性中，有83％的人表示自己部分或完全除去陰毛。雖然完全去除陰毛的情況不一，但美國和澳洲有76％的大學女生表示，她們至少有過一次完全剃除陰毛的經驗。大約有60％的男人表示，他們偏好沒有陰毛的女性伴侶，而只有23％的女性表示偏好男性伴侶沒有陰毛。雖然很多女性表示自己有除陰毛的經驗，卻只有4％的人跟醫生討論過除毛方法，因此寫這一章是有必要的！

　　除陰毛的做法行之已久。古埃及時代，陰毛被描繪成倒三角形，在墳墓裡也找到了用來剃除陰毛的剃刀。以往女性會用除陰毛的方法來減少陰蝨，而有些女性會戴假陰毛來遮掩沒有陰毛的事實，同時也把因為感染梅毒所產生的生殖器潰瘍遮起來。此外，有些宗教會要求信徒除陰毛。

　　在古西洋的雕像或藝術品中，一般不會顯露出女性的陰毛，而且那個時代的創作者幾乎全是男人。不顯露陰毛不是藝術家不懂得如何刻畫毛髮，瞧瞧畫作中那些頂著一頭精緻頭髮的女性就知道了。古希臘雕刻家常會把男人的陰毛和刻畫得很細緻的陰莖（通常會偏小，這是性與智力拉扯的結果，腦袋聰明才是王道）表現出來，反觀所有作品中的女性完全看不見陰唇或陰毛，只有簡單的一個小隆起。西洋藝術品中的女性沒有陰毛，究竟是當時對美

的理想標準，認為露出陰毛不合禮儀或可恥，還是因為與陰蝨有關（不過頭髮也會長蝨子），就不得而知了。一直到十九世紀末期，西班牙浪漫主義畫家哥雅（Goya）畫了《裸體的瑪哈》（*The Naked Maja*），西洋藝術才開始刻畫女性的陰毛，當時肯定被視為驚世駭俗的行為，即便只有畫出幾根細毛，不細看都還不會發現。

露出陰毛通常會被定義為公開裸露，因此脫衣舞和聲色場所的舞者都會除陰毛，盡量露出多一點的皮膚。現在的主流色情片中幾乎沒有女性有陰毛，不知道是上述年代傳承下來的做法，還是為了迎合強烈的男性偏好、屈從市場需求所致，還有一個可能的原因：除去陰毛，更能看清楚陰莖抽插陰道的動作。我覺得最後一個原因最令人不快，為了要讓男觀眾有最佳的視角而把可以提升女性歡愛感的成年女性性徵去除，真的是物化女性到了極點（我很希望是我說錯了）。

除掉陰毛更潔淨？

許多文化都有除陰毛的舊俗史，因此不難想見為什麼不論男女都會把陰毛與「骯髒、不潔」聯想在一起。直到最近，醫學家才開始破除這個迷思。這麼多年來，產科醫師都會以潔淨為理由，要求產婦在進行陰道分娩之前先把陰毛剃掉。

早在能夠做到除毛及用肥皂洗手之前，女性的外陰就已經暴露

在血液、糞便、尿液及精液中了。如果說沒有陰毛才是對健康有益（不會孳生細菌），那麼人類根本不會長陰毛。

　　除陰毛會帶來各種後遺症，除陰毛的女性中，有超過五成的人表示至少有過一次併發症，包括割傷、燒傷、起疹子及感染等等；其中更有近 4% 的人就診治療。急診室中與生殖器相關的損傷中，有 3% 是除陰毛所致。因為修剪陰毛受傷，必須動手術引流膿腫或縫合傷口也屢見不鮮。因為除陰毛而受傷的女性，通常都是做完全除毛。

　　有一項研究顯示，導致婦女因為除陰毛受傷而必須掛急診的案例中，最常見的使用剃刀不慎。另一項研究則顯示，做熱蠟除毛的女性比較少發生受傷意外。不過比起剃毛，熱蠟除毛比較少人做，而且也有傳出熱蠟除毛造成燒燙傷的案例，因此不可能驟下結論說熱蠟除毛（或蜜糖除毛，兩者手法雷同）比較安全。請另一半幫忙修剪陰毛的女性，更容易受傷。

　　有辦法預防感染嗎？這方面還沒有做過研究。然而，不管妳用什麼方式除陰毛，在除毛之前最好先用抗菌濕紙巾或抗菌肥皂清洗要除毛的部位，對於預防感染應該有幫助。這也是我唯一建議使用肥皂清潔陰部的情況。外科手術中，清除皮膚上的細菌已被證明可以降低感染發生率，因此理論上，同樣的原則也適用於除毛步驟。

　　有兩種人應該避免除毛：罹患糖尿病而血糖偏高的女性，以及免疫系統受到抑制的女性。因為只要受傷，都很容易引發嚴重的

感染。

　　還有一些研究顯示，除陰毛可能會提高傳染性病的風險。在一項針對有性病史的女性所做的研究中，有8％的人沒有做過陰毛修剪，有14％的人做過陰毛修剪（為前者的近兩倍），而做完全除毛的女性感染性病的可能性最高。該研究在年齡、性生活頻率及伴侶數量等變數上都做了嚴謹的控制，結果發現修剪陰毛與較高的性病發生率有關。

　　相較於沒有除陰毛的女性，完全除毛的女性感染疱疹或人類乳突病毒（HPV）的可能性要高出四倍。另一項研究也發現，除陰毛（特別是完全除毛）與HPV感染、外陰癌前病變及外陰癌有關。

　　雖然這些研究無法證明有因果關係，有可能還涉及其他因素，不過除毛所造成的微創傷會成為HPV或疱疹病毒的潛在入口，卻可視為一個有效的假說。另一個可能性是沒有陰毛可能會改變陰道生態系統，例如改變酸性保護膜或濕度，從而更有利於性病的傳播。

除陰毛的其他理由

　　大約有40％的女性表示，會在做骨盆腔內診前除毛。千萬不要這樣做！

　　女性除陰毛的理由，還包括吸引力、符合社會規範、改善性功能、除去灰白色的陰毛，以及讓自己更有女性味。有數據顯示，

人們第一次看到生殖器所留下的印象，會讓他們以為所看到的生殖器樣子是「正常的」或典型的。這也可說明，由於古代藝術作品幾乎看不到陰毛，一直到現在的色情片還是一樣，因此就不難理解為什麼沒有陰毛會廣被大眾所接受了。

沒有資料顯示，除陰毛可以改善性功能。有個可能的原因是，除完毛之後，女性的自我感覺會更好，或是感覺這樣的身體更性感，這種良好的感覺會影響大腦，而大腦是產生性高潮最有力的器官，也就可能帶來間接效果。不過再仔細想想，每根陰毛都連接著神經纖維，因此除陰毛會降低性刺激的假設似乎更為合理。前面也提過，拉扯陰毛有可能會增加性興奮。不過，有沒有陰毛的感覺到底有什麼不同，目前還沒有人做過研究。

再來談談陰毛與女性味的關係。為什麼沒有陰毛的女性更有女性味？基本上，我只能說這是個有趣又複雜的問題。長陰毛是進入青春期的跡象之一，代表要從小女孩過渡為女性了。陰毛，實質上可被視為性成熟女性的生理特徵。

兩種主要的除毛方式

除毛主要分為兩種：暫時性除毛（depilation）及永久性除毛（epilation）。暫時性除毛是除去表面上的陰毛，通常可以維持兩週，但還是要個人毛髮的生長速度而定。永久性除毛則是把髮幹

及毛囊一起移除，無毛狀態可以維持六到八週。由於每根陰毛深處都密布著神經纖維，因此永久性除毛才會那麼痛。

關於除毛，我們對刮鬍子的了解最多，主要是因為鬍鬚就長在男人的臉上。要說最讓我氣忿不平的一點，就是我們對女性除陰毛的不同方法，無法給予有醫學價值的建議。女性所得到的訊息不是來自小道消息，就是來自美容會館或販賣剃刀、蜜蠟等器材業者所做的宣傳內容。

各種除毛法的優缺點

以醫學角度來看，電剪除毛最安全；電剪只會修掉皮膚表面的毛髮，如果操作正確，應該不會有受傷之虞。雖然從醫學上來看，除掉陰毛沒有任何好處，但對於想要除陰毛的女性來說，我們無法一味地勸人不要除陰毛，既不實際也沒有幫助。妳對自己的身體有自主權，想做什麼就放手去做，如果覺得冒點受傷或感染性病的風險是值得的，那就去做吧。每個人的風險利益比本來就不會一樣。

如前所述，免疫系統功能不全（例如正在做化療）的婦女及罹患糖尿病而血糖偏高的女性都應避免除毛，這兩種情況都會提高嚴重感染的風險。性病高風險族群最好也要避免除陰毛，或在進行性行為前至少一個星期修剪陰毛，若是修剪時有輕微創傷，至

少有足夠的時間讓傷口復原。

　　針對除毛受傷狀況所做的多項研究顯示，受傷風險最高的是剃毛。不過，如果剃毛是妳最常使用且嫻熟的除毛法，這些研究可能會不準確。

暫時性除毛的技巧

　　剃毛是使用剃刀除去皮膚表面上的毛髮。由於目前缺乏剃陰毛的研究，我只能把提供給鬍部假性毛囊炎（因為刮鬍子引起的毛髮倒插）患者的相關建議，加以修改後給女性作為參考。剃毛技術通常包括從各個角度考慮如何把受傷風險降到最低（使用剃刀可能會出現剃刀燙傷，指的是剃毛後的皮膚出現過敏癢痛，看起來像是燙傷），以及如何避免切斷皮膚表面下的毛髮，因為這些情況都會讓毛髮倒插的情況加劇。以下為一些剃毛技術的重點整理：

- **剃毛的最佳時間點**：剛洗完澡時，這是因為濕氣會讓毛囊膨脹，把毛髮剃得更乾淨。
- **使用產品幫皮膚做好準備**：產品指的是刮鬍膏，不要隨便用洗澡的肥皂來代替。使用刮鬍膏可以把微創傷減到最少。
- **順著毛髮生長方向剃**：這麼做可以降低表皮底下毛幹斷裂的風險。

- **選用單刃剃刀**：雙刃剃刀的第一片刀刃負責把毛髮拉起來，再由第二片刀刃切斷毛髮，但剃得越低，毛幹縮回毛囊的深度就越深，發生毛髮倒插的風險就越大。
- **不要用另一隻手把皮膚拉緊**：這麼做也會使切割處跑到表皮底下的機率增加。
- **定期更換剃刀**：一支剃刀頂多只能使用一年，就要汰舊換新（這一點我沒能做到）。
- **考慮使用電動刮鬍刀，並依照說明使用**：電動刮鬍刀一般不會像剃刀貼緊到皮膚，不會刮得那麼深。

化學除毛膏通常由氫氧化鈣和氫氧化鈉製成，使用時塗抹在皮膚，以破壞毛髮蛋白質結構的雙硫鍵，從而溶解毛幹來除毛。這個做法的最大問題，在於會產生皮膚局部性刺激及過敏反應。使用時務必小心，不要碰到小陰唇的脆弱皮膚。

拔除式除毛法

使用蠟或蜜糖除毛，都是塗上會黏住毛囊的物質，再以夠大的力道拔除毛髮。蜜蠟除毛有熱蠟（有燙傷風險）及冷蠟兩種，而蜜糖除毛也要加熱使用。熱蠟又分硬式及軟式兩種，不論哪一種，都是用木棒塗抹在皮膚上，剝除時，硬蠟直接使用手指，而軟蠟則是使用棉紗布。蜜糖的做法是把糖煮到焦糖化，直到看起

來有點像黏答答的太妃糖為止，等到降溫後用棒子塗抹在除毛部位，再用手指剝除。使用蠟除毛，因為黏得很緊，往哪個方向撕都可以。但使用蜜糖除毛時，需要一點技巧。由於蜜糖的黏附性沒那麼好，撕除時一定要順著毛髮生長的方向，才能減少毛髮斷裂的情形。

　　蜜糖的黏附性沒有那麼強，是否意味著比較不傷皮膚？這方面還沒有人做過研究；不過，既然黏性都能強到把毛髮拔起來了，肯定會造成皮膚的輕微損傷。隨著蠟一起被剝除的皮膚細胞是否比蜜糖多，還不清楚，因此我親自做了試驗，在比基尼線兩邊分別用硬式熱蠟及蜜糖除毛（為了減少變數，兩種方法都不使用棉紗布），我還請了一位男性友人幫我比較兩邊除毛後的滑順手感。結果是，蠟除毛和蜜糖除毛一樣痛，兩邊的滑順度也差不多。如果妳覺得其中一種更好的話，應該是個人偏好，或因為更適合妳的膚質。

　　如果妳是去美容沙龍做專業的蜜蠟或蜜糖除毛，要特別詢問業者使用的是不是一次性木棒，或是有做過消毒處理，以避免因為與別人共用木棒而發生細菌感染的風險。毛髮一拔除，要馬上用手按壓除毛部位來減輕痛感。有些沙龍會建議先塗抹一層利度卡因（lidocaine）之類的局部麻痺藥，再做除毛。如果是做熱蠟或蜜糖除毛，我不建議上麻藥，因為一旦上了麻藥就感覺不出來熱度，萬一熱度太高就可能會被燙傷。

　　除了以上的除毛方法，妳還可以使用家用除毛器，我把這一類

的產品比擬成「嗑了類固醇」的鑷子，使用的感覺跟蜜蠟除毛一樣痛。這類小器材很少見到公開發表的數據，在關於除毛風險的研究中，這類小器材應該都被歸類在「其他」項的大雜燴中。

　　雷射除毛是一種使用強大的光能量來破壞毛囊的技術。毛髮中的黑色素會吸收光，但需要使用特定的波長，這是因為黑色素所吸收的波長範圍在 690 到 1200 奈米之間。白色及金黃色毛髮的黑色素比較少，因此最難處理。現行的雷射除毛，包括紅寶石雷射（已經很少使用）、紫翠玉（alexandrite）雷射（俗稱亞歷山大雷射）、二極體雷射、鈥雅各雷射（Nd:YAG laser）以及脈衝光等。療程結束一年後的成功率可高達八成，但不同的雷射除毛，效果也不一樣。嚴格來說，雷射除毛無法永久除毛，因為被破壞的毛囊還會重新長回來。至於要選擇哪一種雷射除毛，要視自己的膚色及毛髮類型而定，因此我會建議找經過認證的皮膚科醫師或大型整形醫師，他們不僅經驗豐富，而且雷射設備也不會只有一種。如果他們手中只有一把榔頭，那麼所有人看起來都像釘子[2]。對患有化膿性汗腺炎的婦女來說，雷射除毛不失為一種治療方法；化膿性汗腺炎是一種復發性的皮膚病，歐洲稱為反常性痤瘡（acne inversa)，發炎反應主要在毛囊深層。

　　電解除毛是唯一能永久除毛的方法，除毛方式是把細小探針插

2　編按：這是引申自美國心理學家馬斯洛（Abraham Harold Maslow）的話，馬斯洛認為如果妳唯一的工具是榔頭，因為不得不及習慣養成的盲點，很容易就會把每件事都當成釘子來處理。

入毛囊中，通過電流來完全破壞毛囊，讓毛髮無法再生長出來。
使用的電極有三種：電解法、電熱解法及混合型。電解法處理每
個毛囊比較費時（長達三分鐘，而電熱解法則只需要幾秒鐘），
也比較痛，但永久除毛的效果比較好。就效果及療法來看，比較
持平的選擇是混合型。由於毛髮必須一根一根去除，因此整個療
程會很長。電解除毛可以去除有色素及不含色素的毛髮，但會有
疤痕及發炎導致的色素改變等併發症。跨性別男性如果要做電解
除毛，建議在進行變性手術之前做，因為這是唯一可以永久除毛
的方法。

毛髮倒生與感染

　　當毛髮在皮表底下斷裂，後因發炎或創傷而堵住了毛囊口，導
致毛髮沒有向上生長，反而向下彎折往皮膚組織裡面生長，這就
是毛髮倒生。卷曲的毛髮更容易發生毛髮倒生的問題，因為這種
毛髮先天上就有往內捲的傾向。這就是為什麼比起腿毛，比基尼
部位的毛髮更常出現毛髮倒生的情形。不當的除毛方式是毛髮倒
生的首要原因，因為毛髮被割斷的尖銳邊緣更可能刺穿皮膚。遺
傳基因也可能會影響到毛囊的形狀和皮脂分泌，使得某些婦女更
容易出現毛髮倒生的問題。
　　毛髮倒生有時會伴隨皮下組織發炎，並在皮膚上形成一些會痛

正常的毛髮

倒生的毛髮
毛髮向內彎卷

倒生的毛髮
毛髮被困在皮膚下

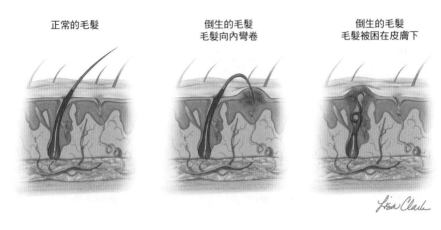

Lisa Clark

圖十：正常生長的毛髮與毛髮倒生（毛孔堵塞，毛髮往毛囊內彎捲生長）
繪者：LISA A. CLARK, MA, CMI

的小丘疹。如果連細菌也被困在裡面，就會導致感染。

　　要預防毛髮倒生，最重要的一點是嚴格做好除毛，盡量降低對毛幹的破壞。但所有拔毛式的除毛法都一定會動到表皮下的毛髮，因此不可能做到零風險。所以，妳只能選擇最適合自己的除毛法。很多美容師會建議在進行熱蠟或蜜糖除毛前，先去除老廢角質，好讓蠟更容易黏附，這樣做不僅能改善除毛技術，也比較不會有毛囊被堵住的問題，對於預防毛髮倒生可能有幫助。

　　到美容沙龍除毛時，美容師可能會推薦一些果酸類（例如甘醇酸或水楊酸）的去角質昂貴產品。這些產品確實有瓦解皮脂的作用，因此理論上可以降低毛髮倒生的機率，但如果是使用在生殖器部位就要考量到安全性，這部分目前沒有資料可以佐證。至於要不要嘗試這類產品，那就看妳自己的決定了。不過，美容沙龍

通常還有一種非常便宜的拋棄式祛痘水楊酸棉片，適合用於特定的丘疹或擦拭局部。這種水楊酸棉片的濃度從 0.5％到 2％，一開始最好使用最低的濃度，然後再逐漸提高濃度。

　　一般來說，毛髮倒生會自行往外生長出來而解決問題。如果妳能清楚看見毛髮倒生形成的小丘疹，而且不是長在緊鄰小陰唇或肛門之處的話，可以塗抹濃度 5％或 10％的過氧化苯（benzoyl peroxide）乳膏，讓角質乾燥剝落，減少發炎和細菌生長的機會。如果毛髮已經露出皮膚表面，可以用乾淨的鑷子拔除，如果毛髮還卡在皮膚裡，就不要硬把皮膚弄破去拔除，這樣做反而可能把細菌帶入而導致嚴重的感染。

　　毛囊炎是毛囊受刺激所導致的發炎反應，會形成紅色的小丘疹。輕微的毛囊炎可能會自行消退，但如果一直沒有好轉，可以在患部塗抹低效價的外用類固醇。

　　割傷、擦傷及毛髮倒生都可能導致感染。如果小紅疹蔓延到周圍皮膚，或是出現流膿、明顯疼痛等狀況時，應該尋求醫護人員的意見及幫助。如果除毛後會經常性地出現大丘疹或病灶流膿，看起來很像嚴重的痤瘡時，最好讓醫生做個檢查，看看是不是化膿性汗腺炎在作怪。

婦科醫師的除毛做法

現在我要告訴妳，我個人的除毛方法，以及這樣做的原因。我的用意不是要妳跟著我做，這單純只是我個人的選擇，沒有經過任何的研究。我就跟許多女性一樣，多年來一直都在克服毛髮倒生及剃刀過敏（刮毛部位出現紅腫刺痛）等困擾，因此試過各種辦法，最後終於找到幾種適合我的除毛方法才固定了下來。我承認除陰毛確實存在著風險，但我更不想發生陰毛外露的尷尬情形。

我的首要策略是避開大陰唇及肛門周遭的陰毛。離黏膜層越近，受刺激的風險就越高。肛周皮膚炎（慢性發炎及發紅）不好治療，這個部位有任何外傷，即便情況輕微也可能提高罹患這種皮膚病的風險，而且除掉所有陰毛原本就有很高的風險。大陰唇上的陰毛，我只用修剪的，不剃不拔。

我不剃陰毛。不是因為受傷案例多，而是因為我不會在浴室裡擺放除毛前使用的護膚產品，也知道自己會在乾燥或沒做什麼預先處理的皮膚上，直接拿著剃刀就刮毛；此外，我更知道我每支剃刀的使用時間可能比歷任男朋友的交往時間還要久。我除毛使用的是除毛蠟，因為除毛蠟有蜜糖除毛的所有優點，但沒有蜜糖除毛那麼多的繁瑣過程。

除毛前，我會做好所有的事前準備，認真態度就像做術前準備一樣。既然這些做法可以降低術後感染，當然也能降低除毛後的感染。我會在開始除毛的前幾個小時先用抗菌濕紙巾擦拭清結潔

皮膚，這可能會刺激陰道及肛門，因此我會避開小陰唇和肛門部位。手術後，我們會使用乾淨的敷料覆蓋在傷口上二十四小時，因此我去美容沙龍時也會帶著乾淨的內褲，在除完毛後換穿。我選擇的美容沙龍不會使用同一根棒子重複沾取蠟油，而且我也會請美容師在開始前先在我的大腿內側測試蠟油溫度。

除毛完當天，我會避免清洗除毛部位，以及防止該部位受傷。等到了隔天，我才會開始像以往一樣，在外陰部擦上保濕產品（椰子油）並使用沐浴乳清洗；一週後，我會每隔幾天就用水楊酸棉片擦拭除毛部位來瓦解皮脂，預防毛囊堵塞。

重點整理 ‧‧‧‧‧‧‧‧‧‧‧‧‧‧‧‧‧‧‧‧‧‧‧‧‧

‧ 大多數婦女都有過除陰毛或修剪陰毛的經驗,而且許多人都說她們都會定期除毛或修剪。

‧ 只有4%的婦女會請專業的醫護人員提供這方面的指導,但是哪種除毛法最安全,目前還缺乏可信任的研究資料。

‧ 除陰毛無法提高陰部的潔淨效果,而且不斷有新資料顯示除陰毛可能會增加感染HPV及疱疹的風險,但確切的機制為還不清楚。

‧ 預防毛髮倒生的最好方式,就是盡量避免表皮下的毛幹斷裂。

‧ 想做雷射除毛,要找經過認證的皮膚科醫師或整形醫師,聽聽他們的意見後再進行。

第 **14** 章

保濕品、角質層及泡澡產品

Moisturizers, Barriers, and Bath Products

　　外陰保濕產品的市場不斷擴大，各種泡澡產品也琳瑯滿目，尤其是沐浴球和沐浴鹽，有些還宣稱對外陰或陰道有「保健」效果，其中有些行銷廣告危言聳聽的程度，說得好像妳的外陰部能撐到今天現在還沒出問題簡直是奇蹟一樣。

　　保濕產品對外陰皮膚確實有某些好處，而擺在浴室的各種沐浴產品和瓶瓶罐罐也能帶來愉悅的享受。每個人寵愛及照顧自己的方式都不一樣，我喜歡買鞋子犒勞自己，而有人寵愛自己的方式則是把洗臉台擺得像個小藥鋪一樣。不管如何，使用任何產品都務必要確知使用它的理由，比如說對健康有益，或是因為用了它感覺到很開心。把享受當動機沒什麼不對，我也不會自欺欺人地說，我會喜歡買華麗的鞋子是因為對我的足部健康有好處。

什麼是保濕產品？

保濕產品是藉由保護和修復皮膚外層（角質層）來增加皮膚水合作用的一種外用物質。保濕產品的主要有效成分包括以下一種或多種：

• 有潤滑和軟化作用的潤膚劑，例如甘醇、單硬脂酸甘油酯（glyceryl stearate）及油脂。
• 能裹住皮膚、防止水分流失的鎖水劑，例如凡士林、矽靈及油脂。
• 能將空氣中的水分吸入皮膚的保濕劑，例如甘油和玻尿酸。

市面上的保濕產品也可能還含有乳化劑（防止油脂和水分離）、防腐劑及香精等其他成分。有些產品中也添加了水，但這其實只有短暫的補水效果。

外陰部需要使用保濕產品嗎？

外陰皮膚比身體其他部位需要更多的保濕。陰毛以及由汗水和油脂形成的酸性保護膜，都可以防止水分流失。老化、尿失禁引起的皮膚刺激、肥皂、濕紙巾、除陰毛及使用吹風機（千萬不要

這樣做），都會破壞外陰皮膚的保濕度。外陰皮膚如果保濕度不夠，會引發乾燥、刺激、敏感等症狀，也更容易受傷。

保濕產品可以保護外陰皮膚，還能治療皮膚乾燥症，發紅、搔癢、乾裂等問題也可以使用保濕產品來緩解。至於需不需要使用保濕產品，要視個人狀況而定，比如是否有外陰搔癢、容易過敏或皮膚過乾等問題。此外，是否習慣除陰毛、是否使用肥皂而不是沐浴乳，也會影響外陰部的保濕度。

有些導致皮膚乾燥的不利因素是可以調整或改變的。比如說，妳可以停止除陰毛或不要使用香皂，但有些女性顯然不樂意接受這些建議。老化會導致保濕度大幅下降，無論哪個抗老化專家講得多天花亂墜，這一點都是不可能逆轉的。妳正在使用的藥物也可能造成皮膚乾燥，比如化療或治療嚴重痤瘡的口服 A 酸，但因此而停用藥物不僅不可能，也不切實際。由於外陰皮膚對水分流失非常敏感，因此缺水情況可能最先反映在外陰部（也可能它是全身唯一出現乾燥症狀的部位）。失禁、皮膚病等會破壞酸性保護膜的病症，治療起來比較棘手，有可能無法有效阻止皮膚障壁繼續被破壞。

如果妳的外陰皮膚很乾燥或搔癢，使用保濕產品可能是個不錯的選擇。然而，一、兩週後如果情況還是沒有改善，建議妳掛個號看醫生，看看是否有其他潛在的病症。

為了防範未然，是否現在就要開始使用保濕產品？

　　對於那些想進行預防性自我護理的女性來說，目前還不知道使用保濕品是否對外陰皮膚的保養有幫助，但就我的醫療直覺來看，試試似乎也無妨，尤其是年過四十歲、有除毛習慣，或長期使用香皂、濕紙巾等刺激物的人。如果妳有尿失禁的症狀，或是有慢性單純苔癬（lichen simplex chronicus，俗稱牛皮癬）、硬化性苔蘚（lichen sclerosus）等會影響外陰的皮膚病，使用保濕產品可能會有幫助。不論是哪一種會影響外陰的皮膚病，使用保濕產品前最好先跟專業的醫療人員討論一下。

　　我在進入更年期後才開始使用外陰部保濕產品，幾週後皮膚狀況真的有改善。此時我才發現，原來是自己已經習慣了皮膚乾燥的感覺，在使用保濕產品後，更對那種立即的舒爽感上了癮。如果妳不覺得外陰皮膚乾燥，也沒有使用任何會刺激皮膚的東西，也可以試試保濕產品，看看自己喜不喜歡再做決定。

擦保濕產品有沒有副作用？

　　有些產品會堵塞毛孔，引發毛囊炎（也就是外陰長了痤瘡）。其他風險還包括刺激、過敏反應，以及必須長期使用造成的麻煩。我知道有些女性喜歡塗抹乳霜來做保養，但這是我經常會忘記的事情之一，所以為了記得擦保濕產品，當初可是花了我好幾個星期才養成習慣。

哪種保濕產品最好？

外陰皮膚使用的保濕產品還沒有針對性的研究可以參考，所以我只能提供一般性的建議。以下是一些常見產品及可取得的資料：

• **椰子油**：針對早產兒的使用研究，顯示沒有不良影響，而且比起礦物油，更能預防水分流失。椰子油的脂質會包覆皮膚，並可能具備有益的抗發炎作用。因為只有單一的成分，所以使用後如果有刺激性或過敏反應，就不需要逐一推敲是哪個成分惹的禍。價格上，椰子油比起其他保濕產品更便宜，而且很好吸收，聞起來的味道也不錯。有些研究人員建議使未經化學加工處理的冷壓初榨椰子油，可能會有更高的抗發炎活性，不過並沒有足夠的數據支持這個假設。椰子油既是潤膚劑，也是鎖水劑。

• **橄欖油**：已經有研究證實，不能使用雌激素的乳癌倖存者可以安全使用橄欖油當作外陰保濕品，而且耐受性良好。橄欖油同樣也兼具潤膚劑及鎖水劑的雙重作用。

• **嬰兒油或礦物油**：由石油提煉而來。雖然我討厭「天然」這兩個字眼，但不得不說礦物油的「天然程度」跟椰子油不相上下，因為兩者都源自於大自然。石油衍生物聽起來雖然有點可怕，但人類已經安全地使用了很久了，化妝品級的外用礦物油也是安全無虞的。礦物油也兼具潤膚劑及鎖水劑的雙重作用。

• **凡士林或石油膠**：這是礦物油和石蠟的混合物，而不是實

驗室製造的人工化合物，因此也可以歸類為「天然」產品。凡士林有保濕及鎖水功用，防止水分流失的效果非常好，耐受性也很好。再提醒一次，凡士林只能外用。

• **尿布疹軟膏或乳霜**：一般兼具保濕、鎖水及潤膚三重作用。成分中可能含有羊毛脂、凡士林、魚肝油、礦物油、石臘、蘆薈、蠟、矽靈及防腐劑等。據說美國品牌 A+D 屁屁膏的耐受性不錯，但成分中含有羊毛脂，有些婦女可能會過敏。

• **VMAGIC 私密部位潤膚膏**：這是含有橄欖油、酪梨油、沙棘油、蜂蠟、專利調配的蜂蜜及蜂膠的美國品牌。酪梨油或沙棘油比其他油品都要貴，但沒有研究指出這兩種油比廚房裡的橄欖油或椰子油好在哪裡。如果使用昂貴產品可以為妳帶來歡愉感，那也不錯。這個產品宣稱全天然，「不含化學成分」，這一點就虛假不實了，因為世界上沒有不含化學成分的東西，即便是純水也是一種化學物質。這個產品的廣告還用了「清新感」等帶隱喻的用語，這是我最耿耿於懷的一點。

• **維生素 E**：市售產品都是膠囊包裝，有些婦女喜歡把膠囊弄破，直接把油用於私密處。不過，我對這類產品的安全性有疑慮，因為目前完全找不到外用的相關研究。至於口服時，如果劑量超過每日四百國際單位，會提高所有可能的致死風險。我不是擔心外用維生素 E 會被身體吸收而可能有致命之虞；維生素 E 之所以會和死亡風險掛勾的一個假設是，它的抗氧化特性可能會讓癌細胞比健康細胞生長得更快。從這點來看，就要考量擦塗抹維

生素 E 有沒有可能為感染人類乳突病毒的癌前細胞創造生長利基？因為結果我們無從得知，在還有那麼多不同選擇的情況下，我實在很難推薦妳們使用維生素 E。

應該避免使用的產品

　　不要使用含有水楊酸或視黃醇（又稱 A 醇，常見於面霜的成分）的產品，因為這些化學成分可能有刺激性。避免使用任何聲稱有美白作用的外陰產品，有 0.5％的婦女提到她們正在使用或曾經用過這類產品。外用的美白產品都是透過影響黑色素的分泌來發揮作用，這類產品一般都會含有以下一種或多種成分：維生素 C、視黃酸（維生素 A 酸）、果酸或水楊酸。含有對苯二酚成分（Hydroxy – quinone）的產品在美國買得到，但歐洲禁賣。這些產品都沒有在外陰部位做過測試，而其中很多成分都具有刺激性。令人憂慮的一個情形是美白產品良莠不齊的情況日益嚴重，歐洲和亞洲的美白產品中都曾發現含有汞一類的危險成分。

　　此外，黑色素細胞和黑色素都與免疫作用有關，因此這類美白產品除了有刺激性及可能的過敏反應之外，可能還會導致更多複雜且難以預料的後果。如果外陰部位莫名出現黑斑，建議妳找醫生做正確的診斷。如果妳的問題是陰唇和／或肛周部位膚色變深，很有可能是長期除毛引起的變化。

私密處保濕品應該塗抹在哪些部位？

大陰唇、會陰（介於陰道口和肛門之間）以及肛門周圍。即便椰子油或橄欖油流進陰道或肛門不會有事，但還是盡量避免。

還有其他該注意的問題嗎？

含有油脂的任何產品都不可和乳膠材質的保險套一起使用，否則保險套會破裂。目前還沒有研究資料告訴我們擦了保養油後，要等多久才能使用乳膠保險套。我猜想幾個小時應該就可以了，不過這只是我個人的推測，千萬不要當成真理。

如果妳使用椰子油來保養私密處，要確保全家人都知道妳放在浴室的那罐椰子油是妳專用的。我有一個好朋友有天晚上吃著她十四歲女兒親手烘烤的餅乾，她問女兒用了哪些材料，女兒回答有椰子油。她默默地想著家裡只有放在浴室裡的那罐椰子油，於是她陷入了道德上的困境：要不要告訴家人他們正在吃的餅乾，使用的是浴室裡她用來保養私密處的那罐椰子油？

泡個舒服的澡：沐浴球與泡泡浴

　　沐浴球及泡泡浴讓洗澡增加了很多樂趣，做到了視覺及嗅覺的雙重享受，而且還有寵愛自己的那種愉悅感。這類產品很多都打著健康的旗號，彷彿它們能做到醫療上的保健效果。泡泡浴的香氣及柔軟的觸感，或許能讓妳覺得快樂並幫助妳放鬆，但柔滑的皮膚觸感與潤滑作用都只是暫時性的，完全沒有任何持久的好處。使用這些產品，純粹只是為了享受。不過我對幸福感的最低要求，也不過就是：做這件事，能帶給妳快樂嗎？

　　市面上至少有一款沐浴球聲稱對維持陰道酸鹼值有幫助，這一類廣告等於是叫我們不要買的最大警告，因為這家公司一定以為泡澡時，水會流進陰道裡。泡澡時，並不會順便灌洗陰道。再來就是一個事實：任何外用產品都不能改變陰道的酸鹼值，頂多只能暫時性改變而已，而一般只要企圖改變陰道酸鹼值，不變的結果就是破壞陰道。

　　沐浴球和泡泡浴一般都含有香精，如果還有很酷炫的顏色，代表含有染色劑，有的還加了亮粉（我家的最愛）。我很愛買沐浴球，因為我兒子是個沐浴球癖。這個社會把根本不存在的女性生殖道氣味搞成天下大事，卻對全身油膩膩的青少年（其中還有很多跟貓一樣厭水）寬容以待，這讓我真的很驚訝。只要可以把我那個青春期的兒子拐去洗掉皮膚上由睪固酮產生的厚厚一層皮脂，他愛沐浴球，我就給他沐浴球！

　　這些產品無論是人工合成或是純植物性，都不能免除刺激性或過敏反應的風險。除了會刺激性及過敏反應之外，目前缺乏有力的證據可以證明沐浴球或泡泡浴會導致尿道感染。不過，外陰的刺激反應很容易被誤以為膀胱感染，兩者的很多症狀都一樣。進入青春期前的女孩由於陰唇還小遮不住前庭（陰道開口），加上陰道黏膜缺乏雌激素保護，因此更容易受到泡澡產品的刺激。

　　會產生美妙泡泡的泡泡浴沐浴露，基本上就是稀釋的液態香皂，我們先前已經提過，香皂會把皮膚上的保護性油脂洗掉，反而讓皮膚變得更乾燥。使用這種產品時，心裡最好有個底，不要任性地天天使用。這類產品通常含有陰離子表面活性劑，比如十二烷基硫酸鈉（sodium lauryl sulfate，簡稱 SLS），有 3%到 5%的人會對這類物質過敏。

　　如果泡澡可以為妳帶來舒緩的效果，但妳又不想使用含有香精、染劑、有刺激性的泡澡產品時，可以考慮以下這兩種替代方案：

・**瀉鹽（或稱檸檬酸鎂）**：瀉鹽已有長久及廣泛的使用歷史，雖然沒以有利於健康的成分，但對健康也不會造成任何風險。使用時，可以依個人喜好在水中滴幾滴橄欖油或酪梨油。泡完澡後，皮膚暫時摸起來會很柔軟。用瀉鹽泡澡可以帶來愉悅感，但不會有任何醫療上的好處。

・**即溶燕麥片**：抓一把即溶燕麥片（不是需要煮食的那種）放

進絲襪，打結後丟到泡澡水裡。使用絲襪，浴缸的洗澡水才不會變成可怕的燕麥糊。燕麥有抗搔癢的特性，雖然效果不能持久，但至少泡澡時會帶來舒緩的效果，還可以打破搔癢不斷復發的循環。以前我小孩長尿布疹時，我都用這招。

想自製泡泡沐浴露，可以參考以下做法（不過泡泡不大）：

* 兩大匙橄欖油、酪梨油或杏仁油
* 兩大匙蜂蜜
* 四分之一匙無香型的卡斯提亞液態皂（liquid castile soap）
* 視個人喜歡，可以加一或兩滴的香草精或任何沒有刺激性的精油

如果偏愛大泡泡，就只能買市售的泡澡產品了。使用後如果不會覺得刺激難受，皮膚也不會過乾，看在能帶給妳愉悅感，也還算值得了。皮膚上有傷口或已經出現任何過敏反應，使用泡澡產品有可能會讓情況更惡化。外陰皮膚對刺激物的敏感度比身體其他部位都高，所以如果身體對這類產品有不良反應，可能只會以外陰搔癢或刺激感等感覺反映出來。

· 私密處保濕產品可能有助於緩解外陰皮膚乾燥的問題（特別是
  更年期婦女），以及緩解失禁所造成的皮膚問題。

· 不是越貴越好，昂貴的私密處保濕產品不會比椰子油、橄欖油
  或凡士林等平價產品有更多好處。

· 泡泡浴不會造成膀胱感染，但可能會刺激某些女性（尤其是尚
  未進入青春期前的女孩）的前庭而感到難受。

· 如果妳熱愛沐浴球或泡泡浴，從中獲得的愉悅感或許值得妳冒
  一些潛在的風險。不計較泡泡大小的人可以自己做一些便宜、
  低刺激性的泡澡浴劑。

IV

女性生理用品與迷思

第 **15** 章

中毒性休克症候群的真相

The Truth About Toxic Shock Syndrome

　　我出生得夠早，經歷過一九七九年和一九八〇年中毒性休克症候群（TSS）的恐懼高峰期。當時剛來潮的我，似乎總能聽到人們在轉述陰道裡面潛伏著食肉細菌的故事。中毒性休克症候群把女性們嚇得不敢使用衛生棉條，而這種恐懼又被一些人濫用：他們說在未來丈夫把陰莖放入陰道之前，就先使用衛生棉條的那些女性，她們的人生也差不多毀了。對中毒性休克症候群的恐懼，讓雜誌銷售量及點擊率大為增加，更被推崇「天然」經期產品更好的人拿來當作攻擊武器。再加上關於月經的各種文化禁忌以及社會看待月經的忸怩態度，於是鋪成了一個滋養錯誤訊息的肥沃溫床。

　　幸好，我手中握有解藥：真相。

什麼是中毒性休克症候群？

中毒性休克症候群是一種對進入血液循環的毒素所產生的嚴重反應。毒素細菌、植物及動物等有機體所製造的一種毒性物質，蛇毒就是一個很好的例子。

有兩種細菌能製造導致中毒性休克症候群的毒素：一種是 A 群鏈球菌，是引發鏈球菌咽喉炎的同一種細菌；另一種是金黃色葡萄球菌（*Staph aureus*）。A 群鏈球菌無法在陰道中繁殖，因此不會導致與月經相關的中毒性休克症候群（B 群鏈球菌雖然可以在陰道中存活，但不會製造毒素）。與月經相關的中毒性休克症候群（mTSS）案例中，元兇大都是金黃色葡萄球菌。中毒性休克症候群要在經期前後三天內發病，才會被定義為與月經相關的。與月經不相關的中毒性休克症候群（nmTSS），男女都可能發病，發病時機通常在手術或受傷（如燒傷）後，每年的發病率大約為十萬分之三。

與月經相關的中毒性休克症候群會出現的症狀，包括發燒、類似曬傷且會脫皮的皮疹、低血壓、嘔吐及腹瀉等。內臟器官可能會停止運轉，血液流不到四肢或甚至可能導致截肢（還好這很罕見）。平均住院時間為六天，病情嚴重的婦女需要住進加護病房。在醫療照護良好的情況下，死亡風險低於 4%；但康復後有可能復發、並出現失憶及嚴重的健康問題。總之，這是一種相當嚴重的疾病。

　　一九七九年到一九八○年間，美國共有一千兩百六十四起與月經相關的中毒性休克症候群案例，其中有七十二名婦女（6%）死亡。如今，與月經相關的中毒性休克症候群的發病率已大幅降低，大約每十萬名育齡婦女中有一名婦女發病。二○一五年，即具備完整數據的最後一年，美國共有四十七名婦女罹患中毒性休克症候群（其中大部分可能都是 mTSS，但資料中沒有刻意將 mTSS 與 nmTSS 區分開來）。

與月經相關的中毒性休克症候群，罕見卻嚴重

　　金黃色葡萄球菌是一種廣泛存在於體表的移生菌，也就是說很多人身上都帶有這種細菌，但一般情況下不會造成任何問題。大約 10% 的育齡婦女陰道中存在著金黃色葡萄球菌的菌落（使用衛生棉條並不會增加陰道感染的風險），其中只有 1% 的婦女所攜帶的菌株能夠製造中毒性休克症候群毒素，也只有這些婦女才有罹患 mTSS 的潛在性風險。

　　月經期間，陰道內的金黃色葡萄球菌數量會增加，因為血液中的鐵質會促進中毒性休克症候群毒素的產生。幸運的是，我們身體的自然防禦機制可以對抗中毒性休克症候群：八成的婦女都有保護性抗體可以中和毒素（由此可知為何年紀較輕的女性罹患 mTSS 的風險更高，因為她們的抗體還來不及發展完全），另外有

些女性的陰道組織缺乏讓毒素附著的細胞受體，因此毒素無法藉此進入血液中。

據調查，高達七成的女性曾經使用過衛生棉條，其中有 1%的女性攜帶著能製造中毒性休克症候群毒素的細菌，而育齡婦女只有不到 0.01%的人罹患 mTSS，可見上述的防禦機制通常是很有效的。

衛生棉條與中毒性休克症候群：一堂重要的月經歷史課

一九七〇年代，寶僑公司研發一款稱為 Rely 的衛生棉條搶攻衛生棉條的市場。在此之前，所有衛生棉條的基本結構都是一樣的：由棉花、嫘縈及黏膠壓縮成小圓柱體，吸血膨脹後主要是往上下縱向擴展。寶僑主打的 Rely 衛生棉條，使用的主要材料則是超強吸水性的聚酯泡沫及羧基纖維素（一種膠凝劑，也用於製造布丁類的食物，這是另一個提醒大家可食用的東西不代表能安全用於陰道的好例子）。這個產品打出的口號是：「連煩惱都一併吸收了。」我十四歲時試用過 Rely 衛生棉條，取出吸血量多的棉條時就像生了一顆巨桃！當時未曾有過性行為的我，取出棉條時肯定造成了輕微創傷。

在美國，女性生理用品都劃歸為醫療器材，由食品藥物管理

局轄管，任何與市面上現存產品有很大出入的新產品都必須提交研究報告，由食品藥物管理局進行審查，否則不能上市。就法律面來說，女性生理用品上市前，必須先經食品藥物管理局審查而不是批准。當初 Rely 衛生棉條送到食品藥物管理局申請時，新政策還沒下來，因此不受新規定約束，在不經審查的情況下就放行了。接著便如火如荼地開始行銷推廣，到了一九七〇年代末，約有 25％的美國婦女都在使用 Rely 衛生棉條。

然後，與月經相關的中毒性休克症候群案例開始一樁樁浮現。

Rely 衛生棉條在設計上就有問題，聚酯泡沫立方塊有更多讓細菌生長的表面積，而且導入的氧也比一般衛生棉條多；而當作增稠劑使用的纖維素則是適合細菌生長的良好溫床。有些廠商為了跟 Rely 衛生棉條競爭，產品中添加了一種稱為聚丙烯酸酯（polyacrylate）的吸水性材料，很可能讓 mTSS 的問題更加惡化。

Rely 衛生棉條在一九八〇年九月二十二日被要求下市，之後發生的 mTSS 例就越來越少了。從一九八五年後，全美國的衛生棉條不再使用聚丙烯酸酯這種材料。

每次只要看到號稱「顛覆性」的新款衛生棉條或月亮杯（月經杯）上了群眾募資平台，我就要想到 Rely 衛生棉條，因為大膽創新的設計未必安全。這一類的新商品如果有哪方面與傳統的衛生棉條或月經杯有明顯的差異，就必須進行安全性研究，並接受美國食品藥物管理局審查。

衛生棉條下市後，為何還會出現 mTSS 的新案例？

事實上，所有的衛生棉條、避孕海綿、子宮帽、月經杯都會增加罹患 mTSS 風險。致病機轉目前還不太清楚，但主要機制似乎包括以下部分或全部因素：

- **置入陰道時帶進氧氣和二氧化碳**：氧和二氧化碳都有助於細菌生長；使用月經杯帶入的氧可能比衛生棉條更多。

- **陰道內有不製造中毒性休克症候群毒素的其他種細菌**：其他可以存活在陰道內的其他細菌會製造二氧化碳（這是細菌呼吸的副產物），而二氧化碳有助於金黃色葡萄球菌的生長。

- **有利於細菌生長的特定衛生棉條纖維**：早期研究認為，比起嫘縈或人造絲，棉花更不有利於細菌生長；但近期一項複製陰道低氧環境的研究卻顯示，使用純棉的衛生棉條更可能促進金黃色葡萄球菌的生長，並提高中毒性休克症候群毒素的分泌。因此，不要以為純棉的衛生棉條會比較安全。

- **矽膠及熱塑彈性體製成的月亮杯會形成生物膜**：生物膜是一種保護性覆蓋層，讓細菌可以躲過陰道防禦系統的偵測和摧毀。一項研究顯示，熱塑彈性體製成的月亮杯可能比矽膠材質的月亮杯更不易誘導生物膜的生成。

- **吸收力**：衛生棉條的吸收力越強，風險就越高。

- **置入或移除時造成的創傷**：一旦有傷口，中毒性休克症候群的毒素就能長驅直入，跳過正常的防禦機制進入血液循環。

關於中毒性休克症候群的實用建議

使用衛生棉條引起的併發症中,最令人害怕的就是中毒性休克症候群。這一類置入陰道的生理用品不可能完全沒有風險,不過就使用衛生棉條的人數與罹患 mTSS 的案例來做比較,風險算低的了。在英國,因為使用衛生棉條而導致的中毒性休克症候群,機率比其他原因造成的中毒性休克症候群要低得多。客觀來說,美國每年罹患 mTSS 的風險與被閃電擊中死亡的風險差不多。不過,風險低並不代表沒風險,因此有些人還是會認為衛生棉條不安全。我都會提醒她們,我們每天都在做的很多事,比起使用衛生棉條或月量杯都還要危險得多。比如說,每年有近六千名行人因為車禍喪命,但我們不會從此就不出門。此外,還有不少女性會因為除陰毛而產生膿腫和其他嚴重感染。凡是侵入式的方法都有風險,只有妳自己才能評估利弊。

相對來說,年輕女孩罹患 mTSS 的風險更高,但這不代表十五歲的女孩都不可以使用衛生棉條,這只是提供妳一項資訊,當妳在做與身體相關的決定時可以拿來參考。即便是二十四歲以下的女性族群,mTSS 的發生率每年仍在十萬分之二以下。

以下是關於衛生棉條的一些建議:

· **選擇吸收力最低的**:市面上有各種尺寸及吸收量的衛生棉條,如果妳只買大號或超大號(年逾四十的婦女都知道我說的是

什麼）的，在經血量較少的那幾天可能就會有吸收力太強的問題。

• **純棉製的衛生棉條沒有比較安全**：最新研究顯示，混合媒縈的衛生棉條更安全。不過，這是實驗室的研究結果，無法確保真正使用的結果會一致。

• **置入及取出時要小心，以免受傷**：在經血量較少的那幾天，使用吸收力較低的衛生棉條可能會有幫助。

• **每八個小時換一次**：這個建議雖然缺乏確實的科學根據，但目前似乎也沒有比這更好的專業建議了。要注意的是，換得更勤不但不會減低風險，反而可能因此增加風險，因為置入次數越多，代表有更多的氧和二氧化碳會被帶入陰道，而且也會提高陰道受傷的風險。

　　以下是關於月亮杯的注意事項：

• **使用月亮杯的風險不會比衛生棉條小**：研究顯示，比起衛生棉條，月亮杯更有利於金黃色葡萄球菌和中毒性休克症候群毒素的生長。

• **盡量選用最小號的月亮杯**：可能需要準備幾種不同尺寸的月亮杯，好根據經血量來選用適合的尺寸。

• **準備兩個月亮杯**：倒掉經血後沖洗再用，是無法完全消除中毒性休克症候群的毒素，因此有必要準備另一個乾淨的月亮杯更換；而換下的月亮杯再次使用前要先用沸水消毒。

天然的月經海綿

　　海綿是一種由海綿硬蛋白構成的原始水生生物，身上沒有肺臟、心臟或腎臟等任何特化的器官。牠們藉由迷你腔室過濾海水來呼吸和進食，而這些小腔室也大幅增加了海綿的表面積。海綿的吸收力非常強，由於布滿了孔洞，身體大約有三分之二都是空的，可以用來留住液體。此外，海綿硬蛋白還會朝著各個方向膨脹來防止液體滲漏出去。性質上，月經海綿就很像 Rely 衛生棉條的天然版，相似處包括有大量供細菌生長的表面積、有很多氣穴、有超強的吸水性，以及膨脹變寬時有可能在取出時造成陰道的微創傷。

　　清洗海綿也是一大問題。廚房用海綿清洗、殺菌時，可以丟進洗衣機裡，用熱水、洗衣精及漂白水一起洗。但經期使用的天然海綿，還沒有人研究出如何清洗才能消滅金黃色葡萄球菌（導致中毒性休克症候群的細菌）及消除中毒性休克症候群毒素。我試過用沸水煮一個小時來殺菌，結果是海綿變硬、縮小、變色。

　　一九八二年所做的一項研究指出，經期時使用天然海綿的女性，陰道中的細菌量明顯多於使用衛生棉條或衛生棉的女性，其中還包括金黃色葡萄球菌。但是除了經期，兩者的細菌量並沒有分別，由此可知，存在著潛在風險的細菌量大增應該與使用天然海綿有關。到目前為止，我們還不知道天然海綿與中毒性休克症候群毒素之間有什麼關係。一九九〇年代，美國食品藥物管理局曾對天然海綿做過一次評估，結果顯示海綿的各個角落與隙縫充

滿了用顯微鏡才能看見的髒汙及微小碎片（這沒什麼好訝異的，畢竟海綿是一種過濾海水的水生生物）。

在美國，銷售天然月經海綿是違法的，美國食品藥物管理局也寄發了警告信函給多家零售業者。完全沒有任何資料顯示天然月經海綿是安全的，在我看來，宣稱月經海綿天然又安全的人，都是不道德的。

聚酯泡沫產品

有些國家所販售的月經海綿，使用的材質是跟 Rely 衛生棉條一樣的聚酯泡沫立方體；而含有殺精劑的避孕海綿，材質同樣是聚酯泡沫，這些海綿都可能導致與月經相關的中毒性休克症候群。甚至，有些女性還會把聚酯化妝海綿當成「私密月經好物」。

雖然目前還不知道 Rely 衛生棉條的聚酯泡沫為何會導致 mTSS，但明知道這種材料有極大的風險導致 mTSS，卻還要使用相關產品，這完全是非理性的。不論是衛生棉條或化妝海綿，我都找不到關於聚酯泡沫安全性的任何研究報告。我曾經試過把化妝海綿放進水裡，結果發現，比起特大號的衛生棉條，前者所釋出的空氣多得驚人，這點讓我非常不安，就我個人來說，絕對不會使用聚酯泡沫製成的任何生理用品。

手工針織或編織衛生棉條

我聽說有些女性會自製衛生棉條,在自製商品交易平台 Etsy 也可以買到這類產品(我在網路上用「陰道 Etsy」的關鍵詞搜尋了好幾個小時)。這種自製的衛生棉條一般都是純棉織成的。這些產品沒有經過美國食品藥物管理局審核,也沒有任何相關的研究資料,討論這些產品是否會刺激陰道組織,或者是否對細菌生長及中毒性休克症候群毒素有影響。

若自行用鉤針織出棉條,就可控制棉條的長短「肥瘦」,使用起來自然更得心應手。要求更高一點,還可選用有機棉線。至於手殘不懂編織者,可用長方形棉布縫上棉線代替。

即便這種衛生棉條號稱百分之百純棉,也不代表它們與市售的純棉衛生棉條一模一樣。我曾經買了三件,發現都織得鬆鬆垮垮的,使用時極有可能帶著大量的空氣進入陰道,而這就是產生中毒性休克症候群毒素的關鍵機制之一。此外,這種衛生棉條的清洗也是一大問題,如何做好消毒殺菌處理,以及如何中和中毒性休克症候群毒素,完全都沒有清楚說明。

另一個問題是吸收力。我測試的三件產品,沒有一件的吸水性可以超過五毫升,比市售的正常版衛生棉條還要低。所以說,使用這種自製衛生棉條不是沒事找事嗎?

有安全性更高的衛生棉條或月亮杯嗎？

試想一下，有成千上萬的美國婦女都在使用衛生棉條及月亮杯，而 mTSS 的發生率大約為十萬分之一（每年每十萬名婦女中有一名會罹患 mTSS）。因此，要證明某產品的安全性比市面上現有的產品要高，會是一大挑戰。雖然預防罕見事件的發生非常困難，但這並不代表生產女性生理用品的各家廠商就應該放棄。如果能夠針對抑制中毒性休克症候群毒素去研發，並出具可靠的研究數據，我想這是個好的開始。此外，安全性更高的設計，還應該包括開發抗生物膜的材質、降低置入時攜帶的空氣，以及減少置入及取出時的受傷機率。

目前還沒有任何檢測可以預測哪些人可能罹患與月經相關的中毒性休克症候群，也沒有早期發現 mTSS 的相關檢驗。因此，其他值得研究的領域還包括哪些女性身上攜帶著會產生毒素的金黃色葡萄球菌菌株、哪些女性有保護性抗體，以及在罹患 mTSS 的初期就能檢測出來，早期發現早期治療，就能改變潛在的嚴重後果。

重點整理

・只有 1%的女性有罹患 mTSS（與月經相關的中毒性休克症候群）的風險，因為她們的陰道中存在著能夠生產毒素的金黃色葡萄球菌。

・衛生棉條中的氧氣可能是導致 mTSS 的關鍵機制，不過可能還有其他因素。

・使用月亮杯未必比衛生棉條安全。

・純棉的衛生棉條未必比混合棉、嫘縈或人造纖維的衛生棉條更安全。

・不要使用天然月經海綿。

第 16 章

衛生棉條和衛生棉有毒？

Are There Toxins in Tampons and Pads?

在沒有科學依據的情況下，要真正了解女性的生理用品是一大挑戰，因為很多人容易陷入經期恐慌。我經常應要求解答的其中一個最常見的迷思，就是衛生棉和衛生棉條是否有毒的這個問題。說穿了其中的癥結就是販賣恐懼。

與生理用品相關的法規

在美國，負責監管女性生理用品的是食品藥物管理局。女性生理用品（包括衛生棉、衛生棉條等）都不用經過食品藥物管理局審核批准，只要註冊並取得行銷許可就可上市。在食品藥物管理局註冊後，代表所製造的產品會受到監督，凡有投訴及不良事件

都會留存紀錄，食品藥物管理局隨時都可以要求審閱這些文件，一旦有不合規定之處，可能會下令停產、下架，並採取進一步的強制措施。

無香味及有香味的衛生棉屬於第一級醫療器材，所使用的都是經過研究並通過食品藥物管理局認證的材料，這意味著只要新產品與先前核可的產品沒有實質性的區別，就不用進行新的研究，產品只要註冊登記後就可上市。

使用新材料的有香型衛生棉，以及所有置入型生理用品（例如衛生棉條及月亮杯）則屬於第二級醫療器材。衛生棉條製造商必須呈交證明產品與市面上現有產品類似的文件，如果是創新設計或使用新材料，則必須提供安全性研究。月亮杯有加快處理流程可以跑，不需要食品藥物管理局許可就可以上市，但還是得註冊。

在美國食品藥物管理局的網站上，可以找到該局寫給製造商的信件，信中有提出對月亮杯製造流程的疑慮及清潔方面的建議，可見月亮杯的加速處理流程並不是一張「免罪卡」。

看不見的毒素？

認為衛生棉條及月亮杯有毒的迷思，很早就存在了，甚至早於 Google 出現之前！我記得一九九〇年代初期，還有婦女問我衛生棉條有沒有石棉的問題。答案是：沒有，而且從來就沒有過。

另一個在網路興起前的迷思是，使用月亮杯會導致子宮內膜異位症。甚至還有人發起請願活動，要美國食品藥物管理局禁用月亮杯。但事實上，月亮杯與子宮內膜異位症完全沒有關係。

生產衛生棉和衛生棉條的美國製造商沒有被要求必須在包裝或網站上列出成分，因此經常有人對此提出質疑。我同意所有產品都應該詳列出所有成分，也為了這本書調查過很多種衛生棉條和衛生棉，但發現幾乎每種產品都有成分表。我也查核了好幾家製造商的產品，他們使用的所有成分與提交給食品藥物管理局的申請書上是一致的。但我也發現一個問題，往往大廠商才會隱瞞所使用的成分，這點我一直想不通。

有毒物質殘留？

衛生棉條要獲准上市，製造商必須證明產品中沒有除草劑、殺蟲劑及農藥殘留，或是出現上述物質時，如何證明殘留量是在人體可接受的範圍之內。

最為人所知的是戴奧辛殘留問題，戴奧辛是已知的致癌物質（包括人類及動物），當然沒有人會想把這種危險的致癌物質放進陰道裡！以前使用氯來漂白棉花及嫘縈的過程中會產生低含量的戴奧辛，即便已經改善漂白方法，但衛生棉條、衛生棉及拋棄式紙尿褲中還是有微量的戴奧辛殘留，即便百分百純棉製也一

樣。問題不是出在製造過程，而是因為原料中的戴奧辛無所不在，不管是棉花或紙漿都被汙染了。

就戴奧辛暴露量來說，衛生棉條比飲食要少上好幾千倍；而「健康安心食品店」販售的純棉衛生棉條，與傳統的棉花、嫘縈衛生棉條，在戴奧辛殘留量上並無差別。有趣的是，有一份研究發現戴奧辛殘留量最高的衛生棉條，還是來自一家標榜「有機」的製造商。研究顯示，「比起飲食，衛生棉條的戴奧辛暴露量要少了一萬三千到二十四萬倍」。因此，即便妳這一生使用了一萬兩千個衛生棉條，也不及飲食中的最低戴奧辛暴露量；此外，也沒有證據顯示純棉衛生棉條的戴奧辛暴露量比較低。

另一個在網路流傳的錯誤訊息是，傳統衛生棉條含有嘉磷塞（glyphosate）的活性成分，這是年年春（Roundup）等除草劑的主要成分。世界衛生組織把嘉磷塞列為致癌物質，不過科學界很多都不同意這個結論。關於衛生棉條殘留嘉磷塞的研究數據（稱之為數據我覺得很牽強）沒有對外發表，參考價值就跟道聽塗說一樣。嘉磷塞的作用方式是與一種存在於人體中的酵素鍵結而起作用，不會經由皮膚或黏膜吸收到體內或存在於陰道中，因此就衛生棉條來看，似乎不會有問題。

那麼其他物質呢？有些團體聲稱在衛生棉條和衛生棉中發現致癌物質、刺激物及其他有害的化學物質。問題是他們的分析並沒有發表在任何經同儕審查的期刊中，因此專家無法判斷分析結果是否有效；何況檢測方法也可能不適當。舉例來說，有個團體的

做法是燃燒衛生棉來檢測排出的氣體，這就不是一個妥當的檢測方法。我不喜歡這種手段。我同意在殘留問題方面應該保持透明度，但環衛專家在做這些健檢測時，應該讓人們知道結果是否確實。

　　一個經常被忽視的重要問題是，沒有一家衛生棉條製造商發表過化學物質殘留的分析報告，交由同儕審查。任何廠商都可以聲稱他們的產品沒有某些殘留物質，但如果這類聲明只寫在公司網站上，沒有對外正式發表，那麼所有的聲明內容如何去驗證核實。

　　在我看來，最好的解決方式是讓政府相關單位制定出一套標準化的衛生棉條殘留物質檢測方法，並公開各種衛生棉條的檢測結果。這麼做也是一種最省錢的方式。

重點整理　• •

· 雖然衛生棉和衛生棉條不需要列出成分及組成物質，但我查核過的每項產品都與提交給美國食品藥物管理局的資料相符。

· 美國食品藥物管理局要求所有衛生棉條都不能有除草劑、殺蟲劑及農藥殘留（或者濃度必須低到醫學上的最高允許劑量），但目前為主沒有一家製造商公開產品的相關原始數據。

· 百分百純棉的有機衛生棉條與棉、嫘縈混合的衛生棉條，戴奧辛含量沒有差別。

· 沒有資料顯示衛生棉條含有嘉磷塞的活性成分。嘉磷塞在人體中並不活躍，而且不會經由陰道吸收。

· 所謂的「有機」衛生棉條多數都沒有提交安全性數據，它們之所以獲准生產上市，只是因為所使用的成分跟食品藥物管理局所批准的衛生棉條成分一樣。

第 **17** 章

經期衛生

Menstual Hygiene

　　婦科醫生在培訓時很少有針對女性生理用品的課程，我們學的是怎麼處理卡住的衛生棉條、衛生棉條在中毒性休克症候群所扮演的角色，但沒人教我們如何給婦女實用的建議，幫助她們做出適合自己的選擇。對於這點，我經常百思不得其解。想想看眼科醫師，他們必須學習及吸收眼鏡、隱形眼鏡的實用資訊，而且還有驗光師的輔助。

　　身為婦科醫師，我對經期衛生越來越感興趣，部分原因受到中毒性休克症候群的刺激。我研究的是感染病症，因此把女性生理用品擺在了優先位置。我經營部落格已有八年多了，寫的都是與婦女健康有關的文章，研究過的女性生理用品和法規已多到讓我覺得自己不僅是個醫師，還是個女性生理用品專家，專業程度堪比眼科的驗光師。

月經基礎知識

月經期間每天流失的經液（包括經血及其他排出物）約為 30 到 50 毫升，通常持續七天以下，一次經期的總經血量平均為 80 毫升，不過總經血量的範圍可以擴大為 13 毫升到 217 毫升。醫學上被判定為經血過多的女性，有人甚至單次經期的總失血量多達 400 毫升，這可以算是大量失血了！

選擇最適合自己的生理用品非常重要，因為研究告訴我們，最讓女性覺得窘迫及困擾的問題不是經血量多寡，而是經血滲漏沾到了衣服。滲漏的原因可能是經血量太大，也可能是使用錯誤的生理用品。

有趣的是，整個經期一共使用多少片衛生棉與經血量多寡並沒有直接的相關性，更換衛生棉等生理用品的頻率通常是個人偏好，而不是因為「衛生棉滲濕了才更換」。研究結果顯示，衛生棉更換前的經血含量從 14 毫升（夜用衛生棉完全滲濕）到 2 毫升以下（夜用衛生棉上的一小滴血）不等。醫護人員衡量經血量的方法，通常是看每個小時或每兩個小時使用了幾塊衛生棉，這裡指的是完全滲濕的情形。在討論滲濕的衛生棉時，使用相同的標準與精確語言非常重要，因為吸飽 14 毫升經血的衛生棉與沾了 2 毫升經血的衛生棉差距甚遠。當妳跟醫生或醫療人員討論時，要確保沒有漏提衛生棉的滲濕程度，以及使用的是哪一種衛生棉（夜用型、量多型、一般型或量少型）。

　　排出的經血中包括靜脈血（割傷時流的血）、陰道分泌物及子宮內膜細胞。不管是經血、黑色或紅色黏液、血塊，在醫學上都是正常的，有時還可以看到像細胞組織的東西，看起來就像流產一樣。這種醫學現象稱為蛻膜鑄造（decidual cast），即一大塊子宮內膜一次全部剝離脫落。經血通常是液態的，因為子宮內膜的個別細胞並沒有黏在一起。不過，黃體素和雌激素這兩種荷爾蒙如果失衡，就可能導致子宮內膜細胞一整片剝離而不是單獨剝離（可以想像成一百塊樂高積木組合在一起，而不是一百塊分開的樂高積木）。導致這種現象的一個常見原因是服用荷爾蒙避孕藥，因為很多婦女的身體是黃體素支配而不是雌激素，但這種情況不會危害到身體。

　　美國婦女每年購買生理用品的總消費金額約為三十億美元。很多國家會對這類產品課稅，我覺得這很荒謬，因為對女性來說，這些是生活上不可或缺的必需品。選擇正確的生理用品可以減少使用時的不適感，也讓人感到安心，甚至可能降低子宮切除術的機率。這是因為人們經常會把經血滲漏弄髒衣服當成經血太多，而不是用經血量來衡量；經血滲漏有可能是使用的生理用品尺寸不對或是不適合自己的經血量。不少人會因為擔心經血過多去看醫生或甚至動手術（例如子宮切除術），但問題可能只是選錯生理用品而已。此外，無法做好經期防護的女性也有可能好幾天不能出門上學或上班。

　　如果政府能全面降低女性生理用品的售價，這不只是在做對的

事，還能節省醫療支出，因為當女性可以選用適合自己的生理用品時，就可以降低因為經血太多而看醫生的費用，而且生理期就可能不用請假在家。

拋棄式衛生棉

衛生棉是多數女性最普遍使用的生理用品，美國每年大約會用掉一百二十億片拋棄式衛生棉。拋棄式衛生棉的多層式設計包括以下的組成元素：

· **表層**：這是與肌膚接觸的部分，可讓水氣通過，維持皮膚的乾爽。越多水氣回滲到皮膚，越可能感覺不舒服，還可能有提高外陰酸鹼值的潛在風險，一旦酸鹼值提高就會改變皮膚細菌的生長環境。表層材質可能是棉花、聚丙烯或聚乙烯之類的合成纖維（一些運動服使用的材質）。合成材質可以做到盡量不回滲，甚至可以將回滲降低到百分之五。微孔設計可以允許氣體流通，有助於降低濕度。就實際使用來說，如果妳不覺得悶濕，妳選用的衛生棉大概就是適合妳用的。有些衛生棉還會在這一層加入潤滑劑，雖然有研究宣稱這種額外的添加物沒有刺激性，但該研究是由這個產品的製造商資助的。潤滑劑對於皮膚容易敏感的女性是好是壞，目前仍不清楚。

- **看起來像棉花的內層**：通常以纖維素作為基礎，也有可能是棉花、纖維素、嫘縈、聚酯等混合物。吸水性的木質纖維素從一九二〇年代開始就用於衛生棉，之所以會使用這個原料，一方面是因為便宜，一方面是它的吸水性比棉花更強。
- **凝膠或泡沫吸收核心**：可以明顯提高吸收力，是讓超薄衛生棉發揮作用的主力。凝膠的吸收速度比纖維素和其他材料稍微慢一點，但吸收力更強。不是所有衛生棉都有這層吸收核心。
- **防水背面層**：這是一層不透水的材質，可防止經血滲漏。有些有翅膀，可以包住內褲來固定衛生棉，防止側漏。我個人覺得翅膀是二十世紀最棒的發明之一，不過我也知道有些女性不喜歡使用有翅膀的衛生棉。
- **背膠**：通常類似工藝膠。
- **包裝**：有些內外包裝都採可分解的材質，在堆肥掩埋後能夠完全分解，有些不能。

　　衛生棉一般耐受性良好。根據統計，含有最高科技合成成分的新款衛生棉上市後，平均每賣出一百萬片會接獲一件關於健康方面的客訴。

　　會接觸到皮膚的產品沒有一件能完全免於客訴，但針對衛生棉的正式投訴件數非常少，這個事實令人安心。有人說好自在衛生棉比較會產生刺激感，但我上面提到的關於新款衛生棉的客訴研究中，研究的就是有超強吸收性核心的好自在新款衛生棉。我不

是在替廠商說話，也沒有為他們宣傳，純粹只是沒有數據顯示哪一款衛生棉的的耐受性更優而已。有可能某個品牌的衛生棉會讓妳不舒服，但換個品牌就不會。肌膚敏感不是過敏，很難定義也很難研究。再者，觸覺和感受都是非常主觀的，因此挑選妳喜歡的就好，妳覺得不好用、用起來不舒服的衛生棉，不見得別人也有同樣的感覺。

帶有香味的衛生棉可能含有香精，或是核心有能捕捉揮發性氣體的礦物微粒。由於衛生棉會接觸到肌膚，如果含有香精可能會刺激某些女性的敏感肌膚而產生不適感。我的建議是，凡是含有香精的生理期用品都不要使用。當然，衛生棉本身也可能是不適感的源頭，原因也許是對材質敏感或是衛生棉的尺寸不合。

如果妳很關心環保問題，也許選購衛生棉時，可以挑選內外包裝都能堆肥分解的廠牌。

衛生護墊

衛生護墊的使用非常普遍，北美和歐洲大約有50％的婦女會在使用衛生棉條或月亮杯時，在底褲內加一片護墊以防萬一，而在經血量少的時候，有10％到30％的婦女會單用衛生護墊。陰道每天都會有正常的分泌物，此時也可以使用護墊來保持乾爽，但是否要在非生理期時使用護墊，端視個人選擇。

　　很多女性會擔心每天使用衛生護墊會對外陰肌膚有不良影響。外陰肌膚會出問題，通常是因為水氣長時間滯留，比如穿濕內褲或是沒有即時更換衛生棉，而以正常情況來說，滲濕的衛生棉或衣物應該都會盡快換掉。還有人想知道如果每天使用衛生護墊，底層背膠是否有不透氣或改變肌膚酸鹼值的問題。大多數的研究顯示，正常使用衛生棉和護墊不會有這種問題，不過這些研究都只觀察短時間的使用狀況，而不是長期連續使用好幾個月的狀況。

　　衛生護墊的確會對肌膚溫度和濕度有測量得到的些微影響（即便再透氣的衛生護墊都無法改變這一點），但對於沒有皮膚問題的女性來說，臨床上並沒有發現相關的病症。針對使用衛生護墊的健康婦女所做的四項研究顯示，沒有任何健康問題與使用衛生護墊有關。有一份研究觀察連續七十五天使用衛生護墊十到十二小時的女性，並跟不使用護墊的對照組相互比較，結果發現兩者在酵母菌、陰道酸鹼值、發炎以及其他健康問題上並無差別。有些不夠嚴謹的回溯性研究，認為使用衛生護墊可能會造成陰道感染，但可信度不高；然而，如果妳被感染了，很有可能就會出現回憶偏差，聯想起妳做過哪些會造成感染的事。此外，陰道感染會讓分泌物增加及出現不適，這兩種症狀都促使妳開始使用護墊，因此只能說兩者只是相關，而不是因果關係。

　　以上的研究結果只適用於肌膚健康的女性，有皮膚病徵的女性可能在使用衛生護墊時產生不適感，因為水分或溫度的細微變化很可能就會影到她們外陰皮膚的微環境。

　　如果妳習慣每天都使用衛生護墊，而且沒有出現什麼問題，就可以繼續這樣做，因為沒有資料顯示這是有害的。我的建議是不要使用有香精的產品，由於護墊本身就薄，因此裡面的香精更可能接觸到皮膚。如果妳已經出現任何不適感或陰道分泌物發生變化，在問題獲得控制之前最好先暫停使用衛生護墊。

可重複使用的布衛生棉和護墊

　　很多買不到拋棄式衛生棉的國家，可洗式的布衛生棉大幅改善了女性的生活品質，讓她們能照常上學、上班，並減少刺激皮膚所引起的併發症。不過，也有女性因為觸感或環保因素，而選擇使用這類產品。

　　現在還沒有研究針對布衛生棉和拋棄式衛生棉進行比較，不過我們可以先拿布尿布和紙尿褲的研究來做參考：比起布尿布，紙尿褲更不容易滋生細菌、更少刺激性。當然，尿液和糞便不能跟經血混為一談。

　　討論舒適度時，一定會夾帶到個人感受。有些女性偏好布料的觸感，有些則認為布料衛生棉使用起來不夠乾爽，因為它們沒有可以防止回滲的表層。

　　如果妳現在使用的生理用品不會不舒服，應該就沒問題。有些女性不喜歡拋棄式衛生棉的觸感，有些則是考量到環保因素而選

擇可洗式衛生棉；相反的，也有人認為可洗式的布衛生棉不夠乾爽、吸收力不夠強而排斥使用。

吸血月亮褲

這不是指妳那件因為衛生棉條出問題而弄得髒到不能再穿的內褲，而是會吸收經血，可以取代衛生棉、衛生棉條或月亮杯的內褲。製造商聲稱，這種內褲可吸收的經血量不輸給衛生棉條，但問題是衛生棉條的吸收量是看它的吸收力而定。吸血月亮褲的吸收量在 5 毫升到 25 毫升之間。

吸血月亮褲有好幾層具吸收力的超細合成纖維，顯然還有聚氨酯（塑膠）成分，但製造商表示他們擁有專利材料，因此無從得知真正有哪些成分。這種內褲售價不斐，如果妳通常一天都用掉三到四片衛生棉條或衛生棉，就可能要準備三件這種內褲來應付一日所需。此外，妳還要準備塑膠袋，把髒掉的內褲帶回家，畢竟一件四十到五十塊美金的內褲，妳不會想用完就丟。更換時，也不能像衛生棉一樣，撕下來就好，如果妳穿褲裝或褲襪，就得先脫掉來才能換穿新內褲，在公共廁所非常不方便。如果連著兩天都要穿這種內褲，就需要備用更多件，不然就得勤勞烘洗。

紐約時報的商品評測網站 Wirecutter 在測試過多個品牌後，評比 Dear Kate 和 Thinx 這兩個品牌為首選。如果對這種內褲有興

趣，不妨上網搜一下評論。

　　以價位和吸收力為考量，這種內褲可能更適合在使用衛生棉條或月亮杯時穿著，以防滲漏，或在經血量較小時穿著。對剛進入青春期、生理期不規則的女孩，以及正在使用荷爾蒙、經血量較小的跨性別男性，這種內褲會是不錯的選擇。

　　沒理由認為這種內褲會導致重大的健康問題，接觸到肌膚的材料看起來跟許多衛生棉的表層相似，而且有一款失禁專用的內褲（採用同樣的布料和設計），已經有幾項已發表的測試與研究結果，沒有出現會導致肌膚不適或過敏的問題。

　　專門生產女性生理用品的 Thinx 公司也推出一款專供經期性行為使用的吸水浴巾，售價三百六十九美元，這筆錢可以拿來買好多條深藍色浴巾了。

衛生棉條

　　幾個世紀下來，女性生理用品一直在推陳出新，一直到一九三三年美國出現第一款衛生棉條並以 Tampax 一名申請專利。Tampax 一字源自法語，意思是指堵塞孔洞的布料或栓塞物，並從此成為衛生棉條的名稱。

　　標準的衛生棉條設計包括兩部分：一個圓柱狀的棉條（用來吸收經血的部分），以及一條棉線。現代的衛生棉條在吸血後會往

縱向膨脹，如果橫向膨脹會讓棉條變寬，取出時就會疼痛並可能造成陰道的微創傷。在美國，包裝和導管也算衛生棉條的組成部分，所有成分都必須提交食品藥物管理局審核，獲准後才可以生產上市。衛生棉條原先的成分是百分百純棉，後來因為嫘縈（一種用紙漿合成的纖維）比棉花便宜且吸收力更好，才開始加到衛生棉條中。

　　下表是美國食品藥物管理局（FDA）所制定的衛生棉條吸收度標準（一公克的血約等於一毫升的血）。

吸收度	血量
量少型	少於 6 公克
普通型	6 至 9 公克
量多型	9 至 12 公克
量極多型	12 至 15 五公克
量極多加強型	15 至 18 公克

表一：FDA 衛生棉條吸收度標準

　　衛生棉條吸收到飽合不外滲的量，實驗室所得的結果可能會不同於實際置入陰道。針對 Tampax 衛生棉條真實吸收量所做的研究，顯示完全滲濕的普通流量型、量多型及量極多型的衛生棉條，血量都低於所標示的吸收度或處於吸收度的最低數值。

衛生棉條的其他知識

衛生棉條置入正確時，不會感覺到它的存在。

進行性行為時，陰道中不應有衛生棉條。否則過程中有可能會感到疼痛，如果妳的性伴侶是男性，對方也會感到疼痛，而且雙方都有可能受傷。如果是口交，陰道有衛生棉條則沒有關係。

取出衛生棉條時，不會提高子宮內避孕器一起被拉出來的風險。

被遺忘的衛生棉條

衛生棉條有可能會被忘在陰道裡面，有時候還會發生取不出來又不好意思看醫生的狀況。這種事比妳想像的還要更常發生，所以不要覺得丟臉。我就曾經忘了先取出來就置入第二條，過了好幾個小時才發現不對勁。陰道空間比妳所想的要「寬敞」多了。所謂喝酒誤事，在醉醺醺的情況下，妳極可能會忘記衛生棉條沒有取出來。

陰道分泌物發出異味是衛生棉條忘記取出來最常見的症狀，因為衛生棉條會成為細菌過度生長的完美溫床。如果妳是自己把忘在陰道中的衛生棉條取出來，最好還是去讓醫師檢查一下；如果是去醫院取出來，也不要因為飄散出來的異味而感到難堪。這種事很常發生，我們這些醫師已見怪不怪了，而且我們一心掛念的

是如何讓妳感覺好過一點。衛生棉條忘記取出來的案例，已經多
到讓我待過的每個診間都研發出一套非正式的處理流程來應付，
盡可能在取出時把異味降到最低。

什麼是衛生棉條導管？

　　導管當初的設計初衷是為了讓使用者在碰自己私密處時不會扭
捏不自在，不過這主要是北美地區才有的現象。沒有導管的衛生
棉條，置入時必須把手指插入陰道，而使用導管則可以減少與經
血直接接觸（但無法保證完全不沾手）。此外，導管式衛生棉條
不會比較好抓準置入位置。導管式衛生棉條除了北美地區，其他
地區都比較不常見。

第一次使用衛生棉條就上手

　　如果妳有過插入式的性交行為（包括陰莖與手指），第一次使
用衛生棉條可能會容易些，不過還是要視個人而定。首先，蹲下
來或單腳站立，另一隻腳踩在馬桶蓋，這樣的姿勢可以更好地打
開骨盆底。妳一緊張，骨盆底肌會跟著緊縮，置入衛生棉條就像
在撞牆一樣，不是很難放進去，就是置入後馬上又掉出來。

　　如果妳很緊張，或是第一次把外物到陰道內，我建議妳使用最
細的導管式衛生棉條。塑膠導管有圓形末端，而且質地比衛生棉

條及紙質導管更滑順。妳還可以在塑膠導管上塗點潤滑液，如果無法一次就成功，至少塑膠導管不會像紙導管一樣弄濕後就軟掉了。

　　如果一直無法置入，試試看先把一根手指頭滑入陰道，能滑進去的話就再試一次衛生棉條。如果還是放不進去（而妳還願意繼續試且沒有哪裡感到疼痛的話），我建議妳可以躺在床上，像青蛙一樣雙腿向外彎曲，在臀部下墊一個枕頭，慢慢深呼吸幾次後再試一次。倘若還是不行，可以去看醫生或問問護理師，看看是否身體有什麼問題。也許只是技巧不對、太緊張或肌肉痙攣等一些單純的問題而已，不過有些女性可能是因為陰道有中隔（多餘的處女膜組織）擋住了通道。置入衛生棉條時，一感覺到疼痛就要停下來，並且最好徵詢一下婦女醫療保健服務人員的建議。承受這種疼痛完全沒有必要，真有問題的話，還可以盡快排除罹患某些疾病的可能性。

月亮杯

　　我相信很多人都看過被沖上沙灘的衛生棉或衛生棉條導管，也因此有越來越多的女性改用月亮杯。月亮杯可以重複使用，更有環保概念。月亮杯是由矽膠、乳膠或熱塑彈性體製成，熱塑彈性體是一種橡膠材質的聚合物。一般情況下，對乳膠過敏的人使

用月亮杯是安全的，不過還是要遵守包裝上的注意事項及指用說明。萬一妳對乳膠過敏，使用月亮杯前先諮詢一下醫生。

在第 15 章我們已經提過月亮杯與中毒性休克症候群的關係，不要以為月亮杯比衛生棉條安全，使用不當也會出問題，我的建議是準備兩個月亮杯，這樣才能在再次使用前做好妥善清潔的工作（除非妳會在清洗月亮杯的期間，暫時使用其他的生理用品）。

目前為止，市面上所有品牌的月亮杯都沒有發表過產品的安全性研究報告。在美國食品藥物管理局改變提交規則之前，月亮杯早已經為人所用了。例如，一九五〇年代的 Tasette 月亮杯，與現在的月亮杯看起來還是十分相似。一九五九年一篇描述衛生棉條和月亮杯優點的文章表示，月亮杯是子宮帽的改良版，因此一開始會批准使用月亮杯，可能是因為它跟子宮帽類似。

關於月亮杯的公開資訊非常少，衛生棉條的安全性數據則相對較多。但這不代表月亮杯不安全，只是諷刺的是，當很多人站在消費者立場去指責衛生棉和衛生棉條的大製造商沒有提供安全性數據或資訊不透明時，關於月亮杯的安全性研究卻鮮少人提。從未有人去研究連續使用月亮杯，對陰道組織會有什麼影響。臨床上，我也沒有看過因為使用月亮杯而出現問題的案例，不過這個產品至今連研究都付之闕如，有問題也很難知道。

在名為「為女性尋找可持久性的選擇」（Finding Lasting Options for Women，簡稱 FLOW）的研究中，91％使用過月亮杯的女性表示會繼續使用，而且還會推薦他人使用（我要說，FLOW

這個簡稱相當切合研究主題，非常棒）。在另一項研究中，讓受試女性連續三次生理期使用衛生棉或衛生棉條，另三次則使用月亮杯，結果受試著普遍覺得月亮杯在舒適度及收集經血方面都比較好。不適感和置入困難通常只出現在剛開始使用的兩個生理期，到了第三個生理期就很少有問題了（這跟女用保險套的使用軌跡類似）。比起衛生棉條，月亮杯似乎安全性更高，目前沒有使用月亮杯會提高陰道感染及尿道感染的確切證據。

月亮杯的置入技巧與衛生棉條類似，不過月亮杯的尺寸較大，要確保塞得夠深，才不會在坐下時有異物感。取出時，可能要使用過幾次後才有辦法熟練，不會把浴室搞得想犯案現場一樣。取出時最好坐在馬桶上，經血就可以直接倒在馬桶裡。連我這種很擅長從陰道置入及取出東西的人，頭兩次取出月亮杯時都弄得一團亂，因此我建議第一次置入及取出月亮杯，最好是在自家浴室裡。

市面上的月亮杯形形色色（製造商就有二十多家，而且每家製造商還推出多種款式與尺寸），很難具體推薦某個品牌，在合身度方面也沒有任何研究可參考。大部分廠商都會公布尺寸細節，但短時間很難弄清楚。網站上倒是有人收集市面上各種尺寸的月亮杯，方便對照比較，第一次使用月亮杯的人不妨去逛逛這些網站，取得一些入門資訊，例如 putacupinit.com 就有大量的彙整資料。

在一項研究中，讓一百零一位女性全都使用同樣尺寸的月亮

杯，結果不管有無生產經驗或是年紀多大，都沒有人出現使用失敗的情形。不過要特別說明一下，這項研究的目的不在於月亮杯的尺寸，因此解讀這個結果時可能會出現偏差。有些月亮杯製造商會以三十歲這個年紀作為推薦尺寸的依據，但沒有人會在三十歲生日當天一覺醒來就發現自己的陰道口神奇地擴大了；此外，也沒有研究可以佐證，這種依據究竟是來自醫學上的建議或是胡亂猜測的。比如說，我們一度以為子宮帽的尺寸跟能否成功避孕息息相關，但現在有資料顯示，標準大小（70 公釐）的子宮帽與醫生量身置入的同樣有效。月亮杯置入時應該是舒適且無異物感的，也不會妨礙排尿。

有些製造商不建議裝有子宮內避孕器的婦女使用月亮杯，因為擔心在取出月亮杯時會把避孕器一起拉出來。我有一位友人就曾在取出衛生棉條時，把子宮內避孕器也一起拉出來了（她當時喝醉酒，對於自己究竟抓到什麼東西、有多用力都很茫然）。事實上，不管是月亮杯或衛生棉條，這種情形都相當罕見。

拋棄式月亮杯

目前美國有兩個品牌的拋棄式月亮杯：Flex 及 Softdisc。這兩個牌子的月亮杯都有牢固的軟橡膠環，杯體使用的是看起來像塑膠包裝材料的透明材質。這兩個部分都是由「聚合物」製成，聚合物是一種由更小單位組成的分子。這兩款產品現在都屬於同一

家公司，在兩家公司合併之前，我曾經寄電子郵件給他們，其中一家公司告訴我，它們產品的成分是商業機密，另一家則沒有回應。衛生棉和衛生棉條不是成分不透明的唯二產品。

　　這些產品之所以能夠核准上市，是因為它們與 Ultrafem 公司於一九九〇年代首度推出的拋棄式月亮杯類似，而當初 Ultrafem 拋棄式月亮杯會被批准生產，則是因為使用的材料與其他月亮杯大同小異。據我所知，沒有人發表過拋棄式月亮杯的研究，但這不代表這類產品不安全。雖然拋棄式月亮杯與子宮帽非常類似，卻不能因此就跳過安全性的研究報告。

　　有人說拋棄式月亮杯是「唯一一種不會有中毒性休克症候群風險的侵入性生理用品」，這種說法只是看似真實。嚴格來說，目前為止沒有出現與拋棄式月亮杯有關的中毒性休克症候群案例，但這種產品在生理用品的市占率非常低，而每年發生的中毒性休克症候群案例又少於五十起，因此有可能是使用人數少到不足以評估風險。有鑑於曾經有過使用子宮帽而導致中毒性休克症候群的案例，因此使用拋棄式月亮杯的風險是存在的，任何暗示零風險的宣傳都是不誠實的。

　　拋棄式月亮杯經常被吹捧為可以在生理期做愛時使用，可以避免髒亂。但顯然的，做愛本來就會弄得一團亂，尤其是在射精的情況之下。沾到床單或被單上的血跡很難清洗，而有些經血量大的女性更無法享受做愛過程。我試過在使用月亮杯時做愛（我的經驗是，測試任何生理用品沒有比四十多歲、經血量特別大的時

候更恰當的了），結果是不好不壞：有時候經血會滲漏，有時候不會。我沒有驚豔到非繼續使用不行，不過或許有些女性會覺得非常好用。最後，我還是用回我一慣使用的深藍色大浴巾。

拋棄式月亮杯的一個大優點是：讓習慣使用月亮杯的女性可以在難以清理的情況下（例如旅遊中或露營時）照常使用。

重點整理 ‧‧‧‧‧‧‧‧‧‧‧‧‧‧‧‧‧‧‧‧‧‧‧‧‧‧‧

‧ 比起流失的血量，經血滲漏更讓人困擾。

‧ 拋棄式衛生棉的耐受性都不錯。

‧ 對外陰皮膚健康的女性來說，天天使用衛生護墊似乎不會有問題。

‧ 吸血月亮褲沒有安全性的顧慮，最適合在經血量少時使用，只是價位偏高。

‧ 月亮杯剛使用時都會有一點小障礙，但一般到了第三次生理期時就能得心應手了。

V

更年期的症狀與治療

第 **18** 章

認識更年期

Menopause

　　美國有超過六千萬名的婦女正處於更年期，這意味著她們離上一次（也是最後一次）生理期已有一年；而如果在沒有進入更年期之前就摘除了卵巢，同樣也不會再有月經（絕經）。與手術無關的絕經（更年期）一般開始於五十一歲，更年期的年齡跟開始出現第一次月經的年齡（醫學上稱之為初經或初潮）沒有關係。唯一的例外是：如果直至十六歲或超過十六歲才開始來潮，更年期可能會推遲一些。

　　進入更年期的一大特徵，是雌激素和黃體素等生殖荷爾蒙的濃度急劇下降。

月經週期：女性生理的循環週期

　　每一次月經週期都是腦部、卵巢及子宮內膜之間複雜的相互作用。一種稱為「濾泡刺激素」的荷爾蒙會觸發卵巢中的濾泡發育成熟，開始製造雌激素，排卵時，卵子會被釋出以等待受精。隨著年紀增長，濾泡製造雌激素的能力會減弱，因此為了促進卵巢的功能，大腦會分泌濃度更高的濾泡刺激素（這種情形有點類似為了讓隔壁房間的人能夠聽到妳的問題來回應妳，因此提高音量講話）。

　　如果沒有足夠的雌激素回饋給大腦，體內的濾泡刺激素濃度會一直升高（這就像大腦拚命朝著卵巢喊，要它們趕快製造雌激素，但卵巢卻沒有相對的機制可以回應：「不好意思，我們已經辦完清倉大拍賣，關門大吉了」）濾泡刺激素濃度超過 30ng/ml（每毫升三十毫微克）是更年期的典型特徵，但一般不需要特別去測量激素濃度就能判斷是否進入更年期。不過，這不包括動過子宮切除術的女性，單以最後一次生理期來判定是否進入更年期是不可靠的。如果四十歲前就開始出現更年期症狀，就要懷疑是否為卵巢功能不全（以前稱為早發性停經），並建議做荷爾蒙檢驗來確診。不過，我們不能把卵巢功能不全視為提早進入更年期，因為這是一種身體病症。

　　四十多歲至五十多歲是女性進入更年期的過渡時期，生殖機能會逐漸降低到完全消失，生理期會變得紊亂，可能連續好幾年

都不固定（亂經），或突然之間就不來了。有些女性還會出現很不好受的症狀，有些不會。有趣的是，症狀跟荷爾蒙濃度沒有關係，而是跟遺傳學、耐受度及脂肪組織製造多少雌激素（脂肪組織可以透過一種稱為芳香環酶的酵素把其他荷爾蒙轉化為雌激素）等複雜的綜合因素有關。

更年期生殖泌尿症候群

我們過去常把停經後陰道組織變薄且可能縮小的變化，稱為停經後陰道萎縮症。這個病症名稱有點問題。萎縮只是眾多變化之一，不是全貌。陰道和前庭（陰道口）的下三分之一段富含雌激素受體，因此會受到更年期而嚴重影響，陰蒂、陰唇、尿道和膀胱都有雌激素受體，因此症狀和物理變化不會局限在陰道一處。萎縮一詞更帶有負面含意，當人類社會偏向男尊女卑時，「老」女性的社會地位更不受重視，因此把一個會喚起這種情結的名詞用在女性生殖器上，怎麼想都不是好事。

因此，我們把這個病症換個新名字：更年期生殖泌尿症候群（genitourinary syndrome of menopause，簡稱 GSM），涵蓋部位不再只是陰道，還包括外陰和膀胱。我承認更年期生殖泌尿症候群不太上口，但用字更精確也更含蓄，而且不帶一絲貶義。

更年期如何影響外陰部？

雌激素會促進血液流向組織，幫助維繫組織的強度和彈力。隨著雌激素濃度下降，組織會變得更脆弱，失去牽張伸展的能力。皮膚也會變薄變乾，而且脂肪組織也可能重新分布。大陰唇會縮小或改變形狀；小陰唇也會變小，陰道口的牽張能力可能會受損。陰蒂的勃起組織也會隨著老化而減少。這些變化都跟雌激素有關，或許只是正常的老化現象（肌肉纖維會隨著老化而縮小）。我們還不清楚進入更年期的有些婦女之所以「不性福」，是否跟陰蒂變小有關。

陰毛變白是老化現象之一，與荷爾蒙無關，而是因為毛囊的黑色素減少。關於陰毛顏色和老化的研究很少見，其中有一項研究發現，在四十五歲之前陰毛不會變白，不過這項研究的樣本只有六十四名女性。根據我多年來的執業經驗，以及跟女性友人談話所得到的資料，都支持上述的研究結論，四十五歲以前陰毛變白並不常見。雖然目前沒有研究探討陰毛變白和頭髮變白之間的關係，但依照我的見聞，兩者之間沒有關係。因此，就算妳很早就一頭白髮，不代表妳的陰毛也會變白，反之亦然。不過隨著年齡增長，陰毛倒是會變少。

更年期如何影響陰道？

　　缺乏雌激素會影響陰道黏膜中肝醣的存量。細胞體積會變小，餵養乳酸菌的肝醣變少，乳酸菌會開始凋亡，讓其他種菌群趁機壯大。因此，有些更年期婦女可能會注意陰道氣味的變化。子宮頸黏液會變少，滲出液（從血管滲漏出來，跑到陰道的體液）也會減少。細菌、子宮頸黏液及滲出液的變化，陰道會感覺比較乾，性興奮時的潤滑度也會減低。陰道組織變薄，牽張能力減弱，有些婦女的陰道會縮小，尤其是寬度。隨著時間推移，有些

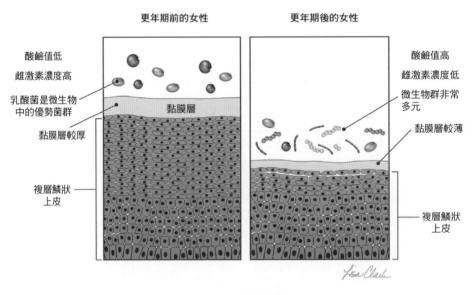

圖十一：陰道黏膜層
繪者：LISA A. CLARK, MA, CMI

婦女會出現陰道變短的情況。當陰道分泌物變少、組織變薄、失去彈性，這種種因素加總在一起時，性交時可能會導致微創傷，甚至是肉眼可見的外傷。

　　組織失去支持會造成尿道細胞突出，產生刺激性疼痛，這種病症稱為尿道肉阜（urethral caruncle）或尿道肉芽腫。這種長在尿道口的瘜肉看起來很嚴重，讓很多婦女擔心會不會是癌症（看起來就是這麼糟糕）。肉阜直徑通常小於一公分，是一個紅色、厚實的小肉瘤。陰道細菌的變化以及缺乏雌激素支持膀胱和尿道，會增加泌尿道感染的風險，這也可能是進半數的更年期婦女有漏尿問題（失禁）的原因。

更年期生殖泌尿症候群的症狀

　　陰道乾澀是第一大症狀，此外還會伴隨其他症狀，包括陰道有砂紙感、陰道刺激不適、分泌物出現變化、潤滑減少、性交疼痛、性交後出血、排尿有灼熱感、尿急及膀胱感染等。

　　有 15％的停經婦女表示，在更年期前後（perimenopause，即將停經至停經後一年的這段期間）之初就有症狀，而在停經三年內，多達 50％的婦女都罹患過更年期生殖泌尿症候群。在這些族群中，又有 50％自表示更年期症狀影響了她們的性生活，也就是性生活受到影響的停經婦女有 25％。年紀在四十五歲到六十四

歲的停經婦女，是被這些症狀折磨得最慘的一群人。目前還不知道停經期生殖泌尿症候群的這些症狀是否真的會隨時間推移而消退，還是因為老是被敷衍及忽視，讓這些婦女乾脆就放棄治療了，也有可能是有其他更重大的疾病，或是沒有性伴侶或沒有性行為，而讓這些婦女不再那麼介意這些症狀了。

我們知道的是，大多數的婦女沒有把這些症狀歸因於更年期，在一份研究中，只有4%的婦女認為這些症狀可能與更年期有關。沒有人願意相信自己是因為老化才出現這些相關症狀（我今年五十二歲，完全能理解這種感受），但對女性而言，還有另一個文化上的障礙：整個社會看待中老年女性的態度。對女性來說，把性事拿出來討論已經有點難以啟齒了，更何況是上了年紀的女性？外陰及陰道老化，那是不能宣之於口的個人隱私，這個社會要求上了年紀女性只能做個和藹可親的老奶奶，或是成為行事古怪的女偵探。因此，比起其他與老化有關的常見病症，比如下背痛或關節炎，女性想取得更年期的相關知識要困難多了。

至於醫療體系也讓很多女性感到失望。大多數患有更年期生殖泌尿症候群的停經婦女，都不會主動需求醫療協助；即便尋求醫療幫助，也很少會被問及性生活方面的問題。雖然說自己的權利自己爭取，但這一塊的障礙實在太多了。

更年期生殖泌尿症候群的生理變化

　　為罹患的抽樣更年期生殖泌尿症候群的婦女取樣細胞做鏡檢，會發現大約有半數陰道細胞發生改變。在一項針對更年期生殖泌尿症候群婦女所做的研究中，陰道細胞出現嚴重改變的婦女通常會表示性交時會感到陰道乾澀（一如預期），但我們無法根據細胞變化來預測哪些停經婦女性交時會疼痛。但這不代表細胞組織的改變不會造成性交疼痛，而是因為疼痛原因通常很複雜。以背痛為例，即便是沒有背痛的人在做核磁共振造影時，60％會顯示該部位有異常情況。就醫療診斷來說，把每個人視為獨立個體來做評估是很重要的。有些停經婦女會有很嚴重的更年期生殖泌尿症候群症狀，但鏡檢時卻發現陰道細胞的變化不大，而有些沒有自覺症狀的停經婦女，在鏡檢時卻發現細胞組織的變化很大。

　　一項針對八百多名停經婦女所做的研究發現，除了使用荷爾蒙之外，體重過重的停經婦女反而最能保護陰道組織不發生變化。從醫學角度來看，可能的解釋就是脂肪組織可以將其他荷爾蒙轉換為雌激素。已知抽菸會加重更年期生殖泌尿症候症狀，以及提高陰道組織改變的風險，這是因為抽菸有抗雌激素的作用。

　　上述這份研究也指出，非洲裔美國婦女的陰道組織比較不會因更年期生殖泌尿症候群而發生改變，確切原因不詳，有可能是遺傳、陰道微生物群落不同及其他因素。在一項研究中，發現非洲裔美國婦女體內的雌激素濃度比白人女性高。要注意的是，不管

是細胞的顯微病理變化或肉眼可見的生理改變，即便再細微都不等於沒有症狀。

「用進廢退」的理論是真的嗎？

根據這個理論，婦女在進入更年期後，如果久久沒有性生活，陰道和外陰就有可能發生嚴重的改變），甚至導致陰道纖維化或陰道永久性閉鎖（簡單來說，就是「越用越靈光、不用會生鏽」的道理）。聽起來很恐怖，不過妳只要開始找資料，就會發現這一類的假設性說法滿天飛，會是在某篇過時的文章中看到「陰莖能醫好一切問題」的神話。

用陰莖插入式性交來降低更年期生殖泌尿症候群的影響，這樣的想法從生物學的角度來看，不僅缺乏常識、荒謬可笑，而且完全忽視女性的感受。要是性行為能夠緩解或免除更年期所帶來的痛苦，為何還有更年期婦女會因為性交疼痛而拒絕做愛呢？我可以不顧個人隱私地老實告訴妳，性行為沒能保護我的陰道。我在四十九歲時停經，那段時間規律的性行為完全沒有發揮任何保護作用。不到一年，我就開始用藥了。

這個理論主要是指：性交造成的局部創傷可能會因為血流量增加而維持組織健康（人體對受傷的自然反應，是把更多血液送到受傷部位）。此外，重複性壓力也會拉伸組織。比如說，如果妳

經常拉扯陰唇，它們會變長，但不會變得更有彈性。

陰莖插入式性交可以維持陰道健康，這個說法似乎來自性研究者麥斯特（William Masters）和強生（Virginia Johnson）。他們評估五十四名停經婦女，結果只有三位在受到性刺激時產生性欲，而她們的共通點是還有性行為；而其他婦女可能是因為性交疼痛或其他因素而拒絕性行為。這只是他們所觀察到的結果，但不意味著其中存在著因果關係。

一九八一年所做的一項研究試圖找出「用盡廢退」的關聯，該研究評估二十四名還有性行為的停經婦女及二十一名沒有性行為的停經婦女（就這類研究來說，樣本數太少），結果發現沒有性行為的停經婦女也比較少做親密擁抱和自慰。在外陰變化方面，則不具備統計學上的顯著性差異（只能說有這個傾向，但不具任何意義，更何況樣本數這麼少），而且陰道組織也沒有做過鏡檢！依舊有性行為的停經婦女，男性荷爾蒙會增加，但要以此來下結論，說性行為或自慰具有保護陰道的作用，就必須先相信荷爾蒙的變化是由性刺激引起的，而這種變化是具有保護性的。我完全無法理解，為什麼會有人引用這份報告來證明性行為有保護陰道的作用。

如同我們先前所討論的，有一份較近期（二〇一七年）的研究針對八百多名停經婦女調查更年期對陰道細胞的淨效應，發現有性行為和沒有性行為的停經婦女，兩者陰道細胞的變化沒有明顯差別。要是性行為能夠保護陰道組織的話，有性行為的婦女，其

陰道細胞的變化應該比較少才對。這個研究的結果，也反映了我多年來的臨床所見。更年期的許多陰道症狀會導致許多婦女性交困難，但不是所有停經婦女都會這樣。

以極其罕見的情況下，更年期婦女可能因為陰道發炎嚴重，而出現一些需要特別治療的陰道結疤。性行為不活躍的停經婦女，可能根本不會發現身體的這種變化。在這種情況下，使用擴張器或陰莖經常去擴張陰道，可能可以在物理性牽張的作用下來防止疤痕形成，而不是在細胞層次上去做改變。停經婦女因為陰道發炎而導致結疤的情況非常少見，過去三十年來出現的案例，我五根手指都數得出來，而且治療性交疼痛還是我的專項呢！更可能發生的，是更年期生殖泌尿症候群所導致的性交疼痛，嚴重時會導致包住陰道的骨盆底肌痙攣（這個病症稱為陰道痙攣，參見第34章）。這種痙攣會使陰道口收縮變窄，感覺就像設置路障一樣，讓性交時的疼痛更強烈，而產生陰道閉鎖的感覺。

更年期症狀會隨著年齡變得更嚴重嗎？

根據二〇一七年的一項研究顯示，陰道組織變化的嚴重程度與年齡沒有明顯的關聯性，但另一項更早的嚴謹研究卻發現兩者的相關性。然而，這兩個研究的進行時間都不長，在還沒出現長達數年的追蹤研究並以陰道拭子來進行檢驗之前，我們無法給予明

確的答案。

　　有些停經婦女是在最後一次生理期過後十年或更久之後，才出現更年期生殖泌尿症候群的症狀，有些則是在還沒完全停經前就出現症狀了，可見這當中牽涉到了很多因素。其中有些因素是個人生理上的，包括荷爾蒙濃度的改變，以及疼痛值不同；但還有一個可能的原因，是有些停經婦女在過了很長的時間後才有足夠的勇氣說出來，或找到願意傾聽的人。因此，很難知道這些人究竟是因為無法取得醫療照護而拖延至今，還是真的十年或更久之後才出現症狀。

藥物誘發的更年期生殖泌尿症候群

　　減少雌激素分泌或阻斷雌激素對組織產生影響的藥物，也可能導致更年期生殖泌尿症候群；其中又以芳香環酶抑制劑一類的藥物會引發最嚴重的症狀。芳香酶抑制劑過去被用於治療某種乳癌，它會抑制製造雌激素不可或缺的芳香環酶，進而阻斷所有組織產生雌激素。雖然大部分的雌激素都由卵巢所分泌，但脂肪組織等其他部位也會製造雌激素，因此一旦阻斷所有製造雌激素的源頭，就會導致雌激素的濃度急速下降。

　　另一種能顯著降低雌激素濃度的藥物是性腺激素釋放素促進劑（GnRH agonists，用於治療子宮內膜異位及乳癌），這種藥物會

干擾大腦與卵巢之間的溝通。對很多女性來說，這種藥物會產生很嚴重的影響，但不會阻斷脂肪組織製造雌激素，因此體內還會有一些雌激素在循環，這也讓一些婦女不會出現更年期生殖泌尿症候群的症狀。

泰莫西芬（Tamoxifen）是治療乳癌的常用藥物，會阻斷雌激素對身體組織的作用。泰莫西芬會在一些組織中產生抗雌激素作用，而在另一些組織中發揮雌激素的作用。例如對乳房組織來說，泰莫西芬是抗雌激素的用藥（這種個藥用於治療乳癌的原因），但對子宮來說，卻像雌激素一樣發揮作用。泰莫西芬對陰道的影響因人而異，有些停經婦女會因此出現更年期生殖泌尿症候群，有些不會。

某些化療藥物會使卵巢無法正常運作，這要看化療的類型、使用劑量、療程時間及年齡（超過四十歲的婦女風險較高）。目前還不知道運作機轉為何，一般認為其中有些藥物會導致使卵巢的濾泡凋亡。在一些婦女來說，這種影響是永久性的（所有濾泡都會被耗盡），而在其他婦女身上，剩下的濾泡可以慢慢復原，並重新開始製造雌激素。

**重點
整理** ‧

‧ 更年期的生理變化會影響陰蒂、陰唇、陰道、尿道及膀胱。

‧ 50％的停經女性會出現與更年期生殖泌尿症候群相關的症狀。

‧ 更年期生殖泌尿症候群最常見的症狀是陰道乾澀。

‧ 25％的停經婦女自述有更年期相關的性交困難。

‧ 大多數婦女看診時不會被問及更年期生殖泌尿症候群的症狀，
　因此主動發聲很重要。

第 **19** 章

更年期生殖泌尿症候群的治療

Treating GSM

＊本書審訂李醫師建議讀者：不宜自行購買處方藥物，應與婦產科醫師諮詢後再領取處方簽。

　　大約有半數的停經婦女會受到更年期生殖泌尿症候群的症狀影響。想了解更多與更年期有關的陰道變化，可以參閱本書第 18 章；而本章的重點是治療方法。

　　更年期生殖泌尿症候群最常讓婦女尋求醫療協助的幾個症狀，包括乾澀、性交疼痛、刺激不適感等。其他惱人的症狀，包括陰道感覺像在被砂紙磨蝕、陰道灼熱、陰道分泌物、陰道有強烈異味等；此外，還有些停經婦女會很容易出現膀胱感染。

　　女性更年期的平均年齡是五十一歲，不過在此以前，體內荷爾蒙的濃度就會開始降低。至於什麼時候會出現症狀則因人而異，如果妳年逾四十，已經停經或月經變得不規則，那麼如果外陰或陰道有任何症狀，就要想是不是更年期生殖泌尿症候群找上身。

　　因為更年期生殖泌尿症候群而引發的陰道疼痛及微創傷增加，有可能會使原先就有的外陰及陰道病症加劇，比如皮膚病或外陰痛（一種發生在外陰部位的神經性疼痛）等。由於很難分辨哪些症狀是更年期生殖泌尿症候群引起的，而哪些是其他原因引起的，因此一開始就視之為更年期生殖泌尿症候群來治療，等到六到八週後再來看看還有哪些惱人的症狀，是一種合理的做法。

　　許多罹患更年期生殖泌尿症候群的女性都沒有得到應有的治療，而白白受苦。在前一章中，我們提過更年期生殖泌尿症候群經常被患者及醫療照護人員漠視，或是當停經婦女提出相關疑慮時卻不被當一回事，但事實上，在治療更年期生殖泌尿症候群時，還可能出現以下的障礙：

• **治療費用**：有些婦女可能因為費用的關係，無法選擇最好的療法。

• **不滿意現有選擇或不便性**：有些婦女不喜歡陰道產品使用的感受，或是覺得使用後有刺激感，或是覺得必須每天使用很麻煩。

• **不知道要使用多久才能看到效果**：一般最少要連續使用六週才能看見效果，不過很多婦女沒有耐心能堅持這麼久，通常不到六週就停止使用了。

• **對荷爾蒙產品不放心**：很多產品會在包裝上加一段嚇人的警告說明。

外陰保養注意事項

無論妳的症狀是什麼，做好外陰皮膚的保養都是個基本功，要打好基礎，因為隨著老化而來的水分流失會使更年期生殖泌尿症候群的症狀加劇。以下是可參考的一些建議：

・**使用沐浴乳，不要用香皂**：這一點在第 11 章已經提過，使用香皂會讓皮膚變得乾澀。

・**當外出失禁必須使用私密處濕紙巾清理時，要控制用量**：隨著年紀越來越大，這類產品越容易造成刺激不適。

・**如果有尿失禁問題，要使用漏尿棉墊而不是衛生棉**：每次失禁所滲漏的尿液量通常會超過夜用衛生棉的吸收量。而且失禁時，尿液是一次性流出來，不是二十四小時一點一點地外滲，因此使用衛生棉可能會讓外陰皮膚一直浸泡在尿液中，容易引起皮膚刺激及潰瘍。

・**考慮每天使用私密處保濕產品**：椰子油、橄欖油、凡士林都是不錯的平價選擇（參見第 14 章）。

・**如果有除陰毛的習慣，陰唇和陰阜部位最好用修剪代替**：陰毛可以增加濕度，對外陰保濕有幫助。

・**盡量戒菸**：抽菸會產生抗雌激素的效果。

陰道保濕產品

　　陰道保濕產品是為了補充陰道組織的水分，而不是潤滑。這類產品應該例行使用，而不是只在做愛時使用。研究顯示，陰道保濕產品通常耐受性良好，而且可以改善症狀，特別是陰道乾澀時。當只出現一種主要的擾人症狀時，使用陰道保濕產品最有效果。這類產品無法取代乳酸菌（益菌），所以不太可能解決陰道有異味的問題。

　　陰道保濕產品對陰道酸鹼值只有暫時性的影響，這意味著這類產品會降低酸鹼值，但不能促進乳酸菌的生長（因為肝醣沒有增加）。在顯微鏡下觀察，可以看出保濕產品不能顯著地改善組織外觀。

　　陰道保濕產品可以分為水基型（甘油為常見成分）、矽膠型、保養油、玻尿酸型及綜合型等。玻尿酸是存在於皮膚細胞內及細胞周圍的一種大分子，可以鎖住水分，是天然的保濕潤滑劑。

　　陰道保濕產品會特別調配出可以附著在陰道黏膜的活性成分，因此作用可以維持好幾天。大部分產品都是設計成每二至三天置入陰道一次，長期使用都會有不錯的效果。在做陰道荷爾蒙研究時，通常會讓安慰劑對照組使用陰道保濕產品，有時效果幾乎與低劑量的雌激素一樣好。不過，只要一停用，症狀會再冒出來。

　　市面上很多水基型的陰道保濕產品都沒有列出酸鹼值或滲透壓，長期使用下來，對於陰道組織的安全性（尤其是可能暴露在

愛滋病毒下的女性）是否會產生疑慮，仍不清楚。現有的少數相關研究都是短期的，使用時間只有十二週。滲透壓高的產品在長期使用（比如十二個月或二十四個月）下，是否會產生刺激感也不清楚。要記住的是，各家廠商都可能改變配方，因此產品的滲透壓和酸鹼值都有可能在沒有發出任何通知的情況下悄悄改變。如果妳沒有感染性病的風險，正在使用的產品也不會覺得刺激不適，那麼不管妳用的是什麼，可能對妳都是好的。

產品名稱	基底	酸鹼值	滲透壓
HYALO GYN	玻尿酸	無法取得	無法取得
K-Y Liquibeads	矽	無法取得	無法取得
Moist Again	水	5.68	187
Replens	水	2.89	1491
Vagisil ProHydrate Natural Feel	玻尿酸	無法取得	無法取得
YES VM Natural Vaginal Moisturizer	水	4.15	250

表二：常見陰道保濕產品的酸鹼值和滲透壓（2018 年的數據）

陰道潤滑劑請詳見第 9 章。遺憾的是，關於停經婦女如何選用潤滑劑很少有人進行研究。有一份小型研究顯示，對於不能使用雌激素的女性來說，使用矽性潤滑劑比水性產品更能有效降低疼痛。

局部外用雌激素

　　陰道雌激素被視為罹患更年期生殖泌尿症候群的標準療法，無論是處方藥或非處方藥，在所有選擇中，陰道雌激素都是目前研究最透徹的。

　　幾年前針對所有陰道雌激素的研究資料進行重新審查時，一共鑑別出一千八百份研究，雖然只有四十四份研究有參考價值，還算是小有收穫。從醫學度來看，四十四份研究應該不少了，由此可見醫學研究的品質有多低落。

　　陰道雌激素是藉由增加陰道組織的肝醣來發揮作用。肝醣是乳酸菌的養分，而乳酸菌會製造能夠降低環境酸鹼值的乳酸。雌激素也會促進血液流動、組織彈性，以及膠原蛋白（一種強化組織的蛋白質）的製造；而產生的最後結果是提升潤滑度、陰道分泌物、組織彈性及復原能力。研究顯示，雌激素在治療各種更年期生殖泌尿症候群的症狀都極為有效，也可以改善尿失禁的症狀及降低泌尿道感染的風險。

　　在美國，藥物級的陰道雌激素有兩種：雌二醇（estradiol）和結合型雌激素（conjugated equine estrogens）。雌二醇是卵巢分泌的一種主要荷爾蒙，可以在實驗室裡用其他種類固醇荷爾蒙來合成。有人會特別強調「植物性」來行銷雌二醇，嚴格來說沒錯，因為在實際的製造過程中，的確會在實驗室用化學物質從植物中提取膽固醇，然後再把膽固醇暴露於化學物質中，轉化成雌二

醇。但這絕對跟把山藥磨成粉不一樣。結合型雌激素是從懷孕母馬的尿液提取出來的藥物，商品名 Premarin，就是 pregnant mare's urine（懷孕母馬的尿液）的縮寫。

陰道雌激素有各種不同配方的產品，包括乳膏、陰道環、陰道錠及膠囊等。使用劑量因人而異，而且會很大的差別，從每週 8 微克到 400 微克不等。陰道用的結合型雌激素則是做成乳膏，使用雌激素乳膏的好處是劑量可以根據個人情況來調整。陰道環、陰道錠及陰道栓劑，只有固定的幾款劑量可以選擇。

如果妳主要的症狀是性交疼痛，投藥建議可以從兩週使用一次超過 10 微克的雌二醇作為一開始的治療方式。先從最低劑量開始沒有錯，但如果六到八週後還沒有產生妳想要的效果，可能就要增加使用劑量了。

除了陰道環之外，所有雌激素療法都是前兩週每晚使用，接下來改為一週兩次。有一項研究顯示，如果用藥方式從一開始就是一週兩次，症狀可能要過好幾週後才會緩解。不過，有些人會覺得單用一種用藥方式比較不會搞亂，直接從一週兩次開始用藥更簡單明白。

結合型雌激素不能與雌二醇的用藥方式直接做比較及換算，一般來說，起始劑量是 0.5 到 1 公克，前兩週每晚使用，然後是每週兩次。

用藥後的前幾週，血液中的雌激素濃度有可能會短暫升高，尤其是使用乳膏者（乳膏的雌激素劑量較高），這是因為更年期生

殖泌尿症候群導致的陰道發炎一開始會吸收較多的藥物。這可能
就是為什麼有些婦女表示，在用藥後前幾週有乳房觸痛的現象。
一旦雌激素治好了陰道發炎，血中雌激素的濃度就會降下來。使
用陰道錠、陰道膠囊、陰道環或最低劑量乳膏（每週兩次，一次
使用 0.5 公克）的患者，並未發現有血中雌激素濃度升高的情形。

　　局部使用雌激素產品的風險很低。雖然藥品包裝上通常會警告
有可能增加乳癌、心臟病或中風的風險，但其實沒有那麼嚴重。
所有雌激素產品都會因應美國食品藥物管理局的要求，加上「黑
盒子警示」，列出所有可能的副作用，如下所示：「警告：子宮
內膜癌、心血管異常、乳癌及可能性失智症。」看起來很可怕吧？
但這種警示都是根據早期的一份研究而來，該研究表示全身性投
以雌激素（透過藥丸或貼片將雌激素輸送到窩液中），會稍微提
高這些用藥風險。把雌激素局部施用在陰道，從來沒有顯示過會
有這樣的風險，但美國食品藥物管理局規定，如果某藥物的某一
劑型存在著已知風險，無論劑型為何，只要是這種藥物就必須在
包裝上加註所有已知風險。

全身性雌激素

　　要治療熱潮紅等更年期症狀或預防骨質疏鬆症，可以使用含
有雌激素的貼片、藥丸、陰道環、局部外用洗劑。這些治療方式

會讓雌激素進入到血液中，因此統稱為全身性療法。雖然效果不如局部外用，但全身性雌激素療法還是可以幫助到很多更年期生殖泌尿症候群的患者。如果患者只有更年期生殖泌尿症候群這種病症，一般不會建議採用全身性雌激素的療法，畢竟全身性雌激素多少還是存在著風險。舉例來說，每年每一千名接受全身性荷爾蒙療法的婦女中，可能會出現一名乳癌患者（要合理判讀這個數據，可以試想一下每天喝一杯葡萄酒也會帶來相同的風險）。此外，沒有切除子宮的停經婦女還必須同時服用黃體素來自我保護，以免除罹患子宮內膜癌的風險。

使用全身性荷爾蒙療法來治療更年期的其他症狀，本書無法在此針對其利弊做全面性的探討，這已超出本書的主題。或許，我下一本書可以暫定為《更年期聖經》？

含有脫氫異雄固酮的陰道產品

脫氫異雄固酮（dehydroepiandrosterone 或 prasterone），簡稱DHEA。

人體製造的性荷爾蒙，包括從膽固醇轉化而來的睪固酮和雌二醇。脫氫異雄固酮是在這個轉化過程產生的一種過渡期荷爾蒙。表三的雙向箭頭代表製造過程可以雙向進行，雌二醇可以轉製成雌酮（estrone），而雌酮也可以轉製成雌二醇。相反的，睪固酮

可轉製成雌二醇，但雌二醇不能轉製成睪固酮。

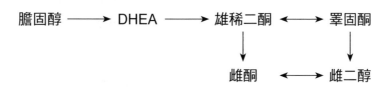

膽固醇 ⟶ DHEA ⟶ 雄稀二酮 ⟷ 睪固酮
　　　　　　　　　　　↓　　　　　↓
　　　　　　　　　　雌酮 ⟷ 雌二醇

表三：由膽固醇轉化而來的睪固酮和雌二醇

　　任何細胞只要有芳香環酶，就會發生以上這個過程，而陰道組織中就有芳香環酶。停經婦女在陰道內使用脫氫異雄固酮時，這種荷爾蒙會被陰道黏膜吸收，並在陰道黏膜內被轉化成睪固酮和雌二醇，不過目前還不能確定是哪一種荷爾蒙對陰道產生作用。由於血中的睪固酮和雌二醇濃度沒有增加，因此看起來製造的所有荷爾蒙都只作用在局部。子宮內膜沒有芳香環酶這種酵素，因此不會有增生、癌前病變或罹癌的風險。

　　脫氫異雄固酮每天使用會有療效，每週用藥兩次的效果沒有那麼好。對於想使用這個藥物，又沒有耐心天天用藥的停經婦女，就可以選用每週用藥兩次的方式。使用脫氫異雄固酮的最大副作用是陰道分泌物變多，不管用的是哪種荷爾蒙產品都要有這種心理準備，因為陰道的乳酸菌（益菌）都會變多。目前還沒有人針對陰道用脫氫異雄固酮及雌激素的療效做比較，因此無法判斷哪種療法更好。

「生物同質性荷爾蒙」是否更安全？

生物同質性（bioIdentical）一詞只是行銷噱頭，沒有任何醫學意義。有人會用這個聽起來很專業的術語來表示這種荷爾蒙的化學成分與人體製造的荷爾蒙一模一樣，也有人使用這個術語來強調這種荷爾蒙是從植物提取出來的。

關於「生物同質性荷爾蒙」的一大迷思，是認為這一類的產品就像把山藥或黃豆磨成粉裝入膠囊一樣。雌二醇的分子式為 $C_{18}H_{24}O_2$，不管合成地點是卵巢或實驗室都不會改變。卵巢製造雌二醇用的是膽固醇，而實驗室也是採用同樣的製造過程：以化學方式將膽固醇（或其他類固醇）轉化成雌二醇。不論是製藥商或調配藥物的藥局，使用的都是粉末狀的原料荷爾蒙，只有少數幾家廠商有生產原料荷爾蒙，因此大型製藥公司和小藥局拿到的原料荷爾蒙很可能來源是一樣的。

所謂的「生物同質性荷爾蒙」沒有比較安全，反而潛在風險更高，有數據顯示這類產品所含的雌激素可能比廣告宣稱的要多出30％的劑量。一下子就使用這麼多的雌激素，可能會讓妳暴露在子宮內膜癌的風險中。況且，初經較早的女性之所以罹患乳癌的風險較高，就是因為她們很早就暴露在本身卵巢分泌的荷爾蒙之中。

使用藥物最重要的一點，就是藥物是否安全有效，而不可預測的劑量絕對不是一個安全保證。我想，「生物同質性荷爾蒙」應

該改稱為「非藥品級荷爾蒙」更為貼切。

　　有些藥劑師會宣稱自己所提供的是三種人體製造的雌激素複方藥劑：雌二醇、雌三醇及雌酮。事實上，妳服用的任何雌二醇都會按需求被轉化成雌三醇和雌酮。這個複方藥劑的版本除了讓妳花更多錢之外，沒有任何研究顯示能給妳帶來其他好處。

　　我只建議過一次患者使用荷爾蒙的複方藥劑（只含有雌二醇，不是客製化的調配藥物），因為藥品級的荷爾蒙實在太貴了。目前（二○一九年）美國藥品級的荷爾蒙還是貴得很離譜，一條 42.5 克的普通雌二醇乳膏售價是 325 美元，而很多藥局不用一百美元就能調配出一條陰道使用的雌二醇乳膏。另一個替代選擇就是使用雌二醇複合藥劑，但要事先告知並徵得患者同意，確保對方知道使用的藥劑可能含有不正確的劑量。

我需要使用睪固酮嗎？

　　沒有人能證實陰道用睪固酮具有療效，而且陰道用睪固酮會導致陰蒂明顯增大，並被身體吸收到血液中循環全身，造成其他負面影響。

非荷爾蒙藥物療法

用於治療更年期生殖泌尿症候群的口服藥 Ospemifene（或 Osphena）是一種選擇性雌激素受體調節劑（selective estrogen receptor modulators），可以在某些組織（例如陰道）發揮類似雌激素的作用，並在另一些組織發揮抗雌激素的作用。美國食品藥物管理局已批准這種藥物，用於治療更年期生殖泌尿症候群的陰道症狀。

對於不喜歡在陰道裡擦藥或擦藥會痛的婦女，可以選擇每日口服 60 毫克的 Ospemifene。這種藥物會在子宮發揮類似雌激素的作用，因此沒有接受過全子宮切除術（子宮及子宮頸一併切除）的婦女必須服用黃體素（或其他類似藥物）來自我防護，預防罹患子宮內膜癌。事後避孕藥 Levonorgestrel 是一種人工合成的黃體素，也具有同樣的保護效果。有些更年期生殖泌尿症候群的婦女會抱怨只為了陰道問題，卻要同時使用兩種藥物，但有些人則很高興還有口服的治療方式可以選擇。

目前針對口服藥 Ospemifene 的研究，數量上遠遠比不上已對九成婦女有幫物的雌激素療法。比起安慰劑對照組，Ospemifene 在研究中對於減低性交疼痛的效果所得結果不一，目前尚不清楚這些變化是否具臨床意義（提供有意義的療效去幫助足夠多的更年期症候群女性）。在一項大型研究中，服用 Ospemifene 的受試者只有三成表示性交不會疼痛。但這不代表這種藥物對妳沒有幫

助，只是三成的成功率似乎有點偏低。

　　口服藥 Ospemifene 的其他副作用還包括：

- 血栓風險提高
- 更容易熱潮紅
- 藥物之間的交互作用

植物性藥物和「天然」療法

　　大約有一成的更年期生殖泌尿症候群患者會嘗試草藥或其他替代療法，例如黑升麻、紅三葉草、益母草及局部外用維生素 E 等。這類產品的使用沒有相關的研究資料可作為支持依據。有一項小型研究顯示，維生素 D 可以改善更年期婦女的陰道上皮細胞，但服用維生素 D 與未服用的維生素 D 的受試者在性交疼痛及刺激不適感方面卻沒有差別。

罹患乳癌的更年期生殖泌尿症候群患者

　　所有罹患乳癌的更年期生殖泌尿症候群女性都應該先嘗試陰道保濕產品和潤滑劑。如果沒有效果，最新的數據告訴我們，有乳癌病史的更年期症候群患者，使用陰道環及劑量 10 微克的雌激素錠是安全的，因為釋出的雌激素不會被吸收並輸送到血液裡。

目前還沒有陰道用脫氫異雄固酮的安全性數據，不過根據研究結果，脫氫異雄固酮似乎不會提高血中雌二醇或睪固酮的濃度。

雖然不建議在使用陰道雌激素期間做荷爾蒙監測，但很多有乳癌病史的婦女會擔心是可以理解的。有些人會在使用雌二醇陰道產品前先驗一次血中雌二醇的濃度，然後在療程開始後再驗一次血，以確保雌二醇沒有被吸收並輸送到血液中，這樣做她們會比較安心。

唯一例外是正在使用「芳香環酶抑制劑」的乳癌患者，這種藥物是用來消除乳癌患者體內對荷爾蒙起反應的的全部雌激素分子。在這種情況下，哪怕是只有一點點雌激素都不行。

對於正在使用芳香環酶抑制劑且試過兩種不同保濕產品（我通常會建議其中一種要用玻尿酸基底的）的乳癌患者，治療性交疼痛只有為數不多的幾種選擇。在這些人中，有人覺得利度卡因（lidocaine，一種擦在陰道口的局部外用麻醉藥）對她們有幫助；另一個選擇是改採肛交的做愛方式，因為肛門組織不會受到芳香環酶抑制劑的影響，但不是所有女性都能接受肛交。

在這種情況下，俗稱「蒙娜麗莎之吻」的雷射光療與其他類似的雷射手術（參見第 23 章）可以作為治療方式。但這類療法的研究不足，因此難以給予安全且以證據為基礎的建議。不過，我相信很快就會有更多的相關研究發表，讓專科醫師有更多的管道去幫助婦女。話說回來，對於一輩子都得使用芳香酶抑制劑而無法進行陰道性交的女性而言，可能會認為這個風險是可接受的。

因為比起性交疼痛而無法做愛,卻又不能冒然停用芳香環酶抑制劑,未知的長期風險顯然是不足為道的。

> **重點整理** ● ● ● ● ● ● ● ● ● ● ● ● ● ● ● ● ● ● ●
>
> ・注意外陰部的保濕養護,免止水分流失。
>
> ・若是只有較輕微的更年期症狀,可以選擇陰道保濕產品就好。
>
> ・目前研究最多的是雌二醇陰道產品,每週 20 微克以下的劑量可能無法有效治療性交疼痛。
>
> ・患有乳癌的更年期生殖泌尿症候群女性,使用最低劑量的雌激素陰道產品是安全的。

VI

藥物與介入措施

第 **20** 章

大麻的使用

Cannabis

＊本書審訂李醫師建議讀者：不宜自行購買處方藥物，應與婦產科醫師諮詢後再領取處方簽。

　　大麻合法化已成為一種新趨勢[3]，普遍到連陰道不放過。有婦女表示，使用大麻大大改善了她們的性生活，具體來說包括性欲、性高潮及滿意度都增強了。還有一些人有興趣的是在陰道塗抹大麻素是否可以緩解疼痛，例如經痛或性交疼痛（骨盆底肌痙攣，參見第 33 章）。

　　這就跟許多未落實的「偉大想法」一樣，它也具有一些生物學基本的可信度、少量的硬科學，以及大量的炒作。大麻合法化我沒有意見，但對沒有根據的宣傳和沒經過檢驗的產品，我一點都不感興趣，因為它們都無法幫助我提供正確的資訊給患者。

3　編按：在台灣，持有及使用大麻及相關產品仍屬違法行為，本章內容是以美國當地法律為主，請小心免得誤觸法律。

先來了解大麻的基本知識

大麻的學名是 *Cannabis sativa*，含有許多藥理學上的活性成分，統稱為大麻鹼或大麻素（cannabinoids）。其中影響精神狀態、讓妳嗨的主要成分是四氫大麻酚（tetrahydrocannabinol，簡稱THC），而另一種知名的大麻素是大麻二酚（cannabidiol，簡稱CBD），這種成分不會讓妳嗨。除了四氫大麻酚和大麻二酚，還有其他不同種的大麻素，全部加起來至少有六十種。很多人認為大麻二酚可能具有鎮痛價值，但這方面的研究數據還很少。大麻合法化後，我們希望能有更多使用大麻素治療疼痛的研究。

人體內主要的大麻素受體是第一型大麻素受體（CB1）和第二型大麻素受體（CB2）。我們的身體有大麻素受體，不是因為要演化成使用大麻的生物，而是因為人體本身就會製造大麻素，特別稱為內源性大麻素（endocannabinoids）。一九九二年首度發現第一種內源性大麻素，命名為花生四烯乙醇胺（anandamide），字根ananda 源自梵文，意思是「喜悅」或「極樂」。我們的身體不會製造內源性大麻素來儲存備用，只會在有需要時才會開始分泌。

身為執業醫生，我奉行的座右銘：「知之為知之，不知為不知。」尤其在面對研究不足的東西時。大麻長久以來都被視為非法的，因此對大麻的研究也受到了阻礙。內源性大麻素系統則讓事情變得更複雜，對於我們與生俱來的內源性大麻素能做什麼事以及它們如何運作，對於這整個機制目前了解的還不夠透徹。子

宮、卵巢、輸卵管、會長出毛髮的皮膚（例如外陰）和肌肉中都有內源性大麻素受體，至於陰道是否有內源性大麻素受體，目前還不清楚。從婦產科醫師的角度來看，我們認為內源性大麻素系統對受精和妊娠很重要，不過這個系統可能在其他功能也有發揮作用。

大麻可能影響性愛嗎？

有些女性表示大麻加強了她們的性愛體驗。這個機制是怎麼運作的，還不明朗。有些假設認為原因可能是陰道的血流量增加、陰道或大腦的神經訊號傳遞變強了（例如讓妳感覺良好的化學物質變多了），或者是擺脫焦慮及自我抑制的效果，讓女性在做愛時更放得開。使用大麻可能會引發心搏過速（即心臟跳動速率增加），讓一些女性感覺自己似乎是性覺醒了。另外，還要考慮安慰劑效果的可能性，如果妳認定什麼東西有助於性興奮，妳就很可能會一反常態地採用不同的性交方式。

如果大麻真的會影響到性功能，了解它的運作方式就更重要了，因為如果受影響的是大腦，把它用在陰道上就完全沒道理了。

為了幫助我們更了解大麻對女性性功能可能造成的影響，有一組研究人員特別研究了內源性大麻素系統是否跟性覺醒的心理感受及性覺醒的生理徵象有關。在這項研究中，研究人員將一種可

測量陰道充血狀態的陰道用儀器置入受試者的陰道內，接著讓她們看中性影片（有的是海洋影片，有的是鳥類影片），然後再讓她們看一部情欲片，並在觀看影片時分別測量血中內源性大麻素的濃度。研究人員原本以為血中的內源性大麻素濃度會隨著產生性覺醒的心理感受及陰道在性覺醒下所產生的生理變化而升高，但結果反而是下降。

這個研究結果讓人精神一振，因為它證明了內源性大麻素系統與生理上的性覺醒有關，只不過不是正相關。該研究的作者群指出，受到某一物質的影響，在性覺醒的心理感受加深性體驗的同時，生理上的性表現反而會下降，這樣事實還有個眾所周知的例子，那就是酒精。

根據目前有限的研究數據，如果有女性覺得吸食大麻對性行為有幫助，可能不是因為陰道或外陰的生理影響。

添加大麻的潤滑劑可以助性嗎？

有些潤滑劑宣稱能夠增強性功能，所依據的理論是局部塗抹四氫大麻酚或大麻二酚可以使血管擴張，促進血流量或改善神經訊號的傳導。做出這樣的聲明，必須要靠研究來佐證，但業者完全沒做相關的研究。我們唯一知道的，是一份二〇一八年所做的研究（就是我們上面提到的那個研究），該研究指出人體中的內源性大麻素會隨著生理上的性覺醒而降低濃度。我們還知道內源性

大麻素對全身血管的影響也各不相同，某些情況下，內源性大麻素會增加血流量，而在其他情況下則會減少血流量。到二〇一九年為止，我們對於陰道內的大麻素受體還一無所知。

資訊的缺少無法阻止各種胡言亂語。有家廠商聲稱自家產品「已證實能夠有效讓80％的婦女獲得更持久、更強烈的性高潮」。如果研究資料沒有在經同儕審查的醫學期刊中公開發表，供所有人閱讀，那麼就不能被證實是有效的。我猜想，如果廣告詞這樣寫：「很多人都對局部外用大麻感到好奇，如果妳也是如此，可以參考一下我們標示的成分和劑量」，東西應該賣不出去。要是有產品真的跟公司所聲稱的那樣有效，從醫學角度看來，八成的高成功率簡直是神奇，為什麼不卯足勁去證實它是真的呢？我想我之所以從醫而不是去做廣告行銷，不是沒有理由的。

添加大麻的潤滑劑會真的讓妳嗨嗎？雖然沒有做過研究，但我們已知四氫大麻酚可以被陰道吸收，因為直腸吸收四氫大麻酚的效率很高（很多藥物的直腸和陰道吸收率差不多一樣）。直腸投以 2.5 到 5 毫克劑量的四氫大麻酚，可使血中四氫大麻酚的濃度達到 1.1 至 -4.1 ng/ml。潤滑劑的其他成分也可能影響吸收率，因此每種潤滑劑都必須被獨立研究，才能得到真正的答案。

血中濃度又是代表什麼？妳可以看看以下的數據：當四氫大麻酚的血中濃度達到 5 至 10 ng/ml 時，有七成五到九成的人會出現與駕駛相關的技術障礙。

大麻對人體的影響會因人而異，而且個體差異很大。使用相同

劑量的大麻後，原本就有吸食大麻的人，四氫大麻酚的血中濃度
會比從來沒有使用過大麻的人高。這是因為四氫大麻酚會儲存在
脂肪中，所以此時血中濃度就包含新攝入的量，以及從脂肪釋出
的量。

　　美國市場上有一種以大麻為基底的潤滑劑，聲稱每擠出一次
就含有 1.5 毫克的四氫大麻酚及 0.5 毫克的大麻二酚，廣告還說一
般用量要擠上五至十次，也就是說四氫大麻酚一共有 7.5 到 15 毫
克。理論上，使用這麼高的劑量會讓血中的四氫大麻酚濃度變得
很高。如果這真的是達到效果所需要的劑量，很有可能做這個行
為的方法也包括了其他會讓人嗨起來的行徑，也就是說依照指示
使用這個產品會對大腦產生影響。

　　如果妳想要用含有大麻的潤滑劑，卻只想要有局部的效果（不
至於讓妳太嗨），就要注意每次塗抹的量不要超過五毫克的四氫
大麻酚，這是我現在能提供的最佳建議了，而且前提還要假設廣
告所說的劑量沒有造假，而且還要是藥物級別的產品（大麻素的
分布很平均，每次擠出來的劑量都一樣）。

　　要求我推薦含大麻的潤滑劑品牌，就像要我用兩片拼圖去猜
拼好後的圖案一樣為難。雖然比沒有一片拼圖要好，但還是不夠
啊！說到底，要不要把研究資料這麼少的東西放進妳的陰道裡，
還是要看妳自己的決定。

含有藥用大麻的陰道產品可信嗎？

　　有些廠商生產的大麻栓劑，用於治療經痛或骨盆疼痛。這些產品跟大麻潤滑劑一樣，都沒有做過相關研究。我們已知有一種可以刺激子宮收縮的藥物（這種藥物與大麻無關）從陰道投藥的效果比口服好，因此緩解經痛的藥物從陰道投藥的效果可能更好也不是不可能的事。問題在於，我們不知道四氫大麻酚或大麻二酚需要多少劑量才對子宮有影響，也不知這兩者是分開使用就能達到效果，還是要同時使用，甚至我們連內源性大麻素系統要如何介入經痛的機制都不知道。

　　有些陰道栓劑含有大量的四氫大麻酚，其中一個產品就含有60毫克的四氫大麻酚和10毫克的大麻二酚，兩者的比率是6:1。再來看看加拿大和英國批准用於治療肌肉疼痛的 Nabiximols（商品名 Sativex），同樣也是以大麻為主原料，所含的四氫大麻酚和大麻二酚比率是1:1。由於我們一向認為大麻二酚對於疼痛更有幫助（究竟是否為真，還沒得到充分的研究），因此從醫學角度來看，藥劑裡四氫大麻酚的占比這麼高，似乎是不太尋常的做法。如果在直腸中投以2.5到5毫克的四氫大麻酚劑量，血中四氫大麻酚的濃度就會高到差點使駕駛能力受損的程度，而從陰道投以60毫克的四氫大麻酚，同樣也要擔心會造成血中的四氫大麻酚濃度大幅升高。同樣的，我們也不知道從陰道投藥市是否會對子宮造成吸食大麻所沒有的獨特影響。

希望很快就能看見這個領域有新的研究成果發表出來，提供我們這些執業醫生更多的參考。

使用大麻會有風險嗎？

大麻從來沒有被用於陰道測試。

在一項實驗中，對沙鼠和老鼠定期投以高劑量的大麻，結果發現對子宮內的肝醣儲存會產生負面影響，我們還不知道大麻對人類的子宮是否也有相同的作用（關於肝醣及肝醣對益菌的重要性可參考第 2 章）。在該研究中，持續、穩定地給予麻也會降低體內雌激素的濃度。

大麻潤滑劑的酸鹼值和滲透壓也沒有被檢測過，因此從安全性來看，使用這一類的產品會有什麼影響也不可知。高酸鹼值或高滲透壓有可能會破壞組織，造成陰道刺激不適，萬一有暴露愛滋病毒之虞，更會增加傳播此病毒的風險。

一項評估酵母菌風險因子的研究指出，過去四個月曾吸食大麻的女性，其陰道生態系統中有酵母菌的可能性比沒有吸食大麻的女性高出 30％。這份研究的可信度高，對受試者進行了為期一年的定期性酵母菌培養檢驗。調查口腔健康的研究顯示，大麻的使用與口腔中酵母菌增加有關，而長期使用大麻似乎會負面影響免疫系統對酵母菌的反應。

　　另一個潛在的問題是大麻會干擾內分泌，這種物質雖然不是雌激素，但會發揮類似雌激素的作用，就跟塑膠裡的雙酚 A 一樣。由於缺乏大麻用於陰道的實驗研究，我們不知道在充滿雌激素受體的陰道裡使用這種內分泌干擾物質是否會帶來長期性的影響。

　　從受精與妊娠的角度來看，我們已知內源性大麻素的傳導機制對於受精和妊娠早期極為重要，但含大麻的陰道產品對於懷孕或妊娠初期會有什麼影響，目前都不清楚。

重點整理

・大麻對陰道的影響，還沒有做過測試。我們僅有的研究資料強烈暗示大麻與酵母菌有關，而且會對荷爾蒙產生負面影響。

・如果想在做愛時嘗試使用含大麻的潤滑劑，又不想身體吸收到太多大麻而嗨到失態，我能給妳的最佳建議就是選擇四氫大麻酚劑量低於 5 毫克的產品。

・由於不清楚大麻類潤滑劑的酸鹼值和滲透壓，也不清楚這類產品對乳酸菌會產生什麼影響，因此如果有感染愛滋病毒風險的話，就要避免使用這類產品。

・對緩解疼痛來說，大麻二酚被認為比四氫大麻酚更重要，因此如果產品中四氫大麻酚的劑量比大麻二酚多，應該就不是用於緩解疼痛的。

第21章

避孕

Contraception

　　很多人在選擇避孕方式時，都不會把對陰道的影響放在第一位，即便如此，還是有必要知道避孕方式可能會對陰道生態系統產生哪些影響。如果妳不是那種記得天天按時吃藥的人，無論雌激素口服避孕藥對乳酸菌有多好，對妳都沒有用。妳選擇的避孕方式必須在實際使用時，對妳有用才行。然而，如果妳的陰道已經出現某些症狀，那麼本章或許能夠幫妳釐清是不是避孕方式所導致的，以及有怎麼解決問題。假如妳一向都有陰道方面的困擾，並且正在考慮是否要避孕或換用其他的避孕方法，這裡所提供的資訊或許能幫妳做出更明智的選擇。

保險套

　　從保險套談起，是因為不論妳的伴侶是男是女，保險套都是最能照顧好陰道的方式。多項研究顯示，性行為可能對陰道的益菌有害。從來沒有與男性有過性行為的女性，不會罹患細菌性陰道炎。性伴侶為女性且會互相交換陰道體液的女性，會把較不強健的乳酸菌菌株移生到對方的陰道。保險套還能降低罹患性病的風險，從而降低破壞陰道生態系統和／或導致癌前病變和癌症的風險。

　　因此，保險套可以說是避孕措施中的陰道防禦專家。

　　多項研究顯示，如果妳的男性性伴侶堅持使用保險套，妳的陰道細菌會更健康。尤其是有多名性伴侶的女性，使用保險套更是重要，因為性伴侶越多，對益菌的負面影響就越大。如果妳只有一位男性性伴侶，而對方有多名女性性伴侶的話，也會使妳的陰道生態環境承受更高的風險。陰道細菌健康也是預防性病的第一道防線；陰道益菌很少或完全沒有的婦女，一旦接觸到淋病或愛滋病毒，被傳染的機率會高出四倍。

　　不要使用含有殺精劑（成分通常是簡稱 N-9 的 nonoxynol-9，即壬苯醇醚 -9）的保險套。我知道這聽起來似乎有違直覺，畢竟多一層防護不是更好嗎？問題是，殺精劑會縮短保險套的保存期限（不含殺精劑的保險套有五年的有效期；而有殺精劑的話，由於殺精劑會分解乳膠，保存期限大約為兩年），還會增加支出、

增加妳罹患泌尿道感染的風險，而且還會破壞陰道益菌。殺精劑不管含不含 N-9，都不能有效預防任何性病。

　　如果保險套會使妳覺得刺激不適，要先確認使用的保險套不含殺精劑也不含潤滑劑。陰道需要潤滑時，就使用妳自己的潤滑劑。如果沒有用，可以試試看不同廠牌的保險套，或者把原本使用的乳膠保險套換成聚氨酯材質的保險套。如果全都試過了，妳還是覺得不舒服，就去看醫生。

雌激素避孕法

　　含有雌激素的口服避孕藥對乳酸菌有益。原因可能是雌激素會使肝醣沉積在陰道上皮，本質上就是雌激素為陰道細菌提供了養分。研究顯示，這不會破壞陰道的酸鹼值，不過正常的分泌物可能會增加。使用陰道避孕環的女性，大約每一百個人就有十人表示，分泌物明顯增加。

　　好幾項研究都顯示，含有雌激素的口服避孕藥可以預防細菌性陰道炎，這可能要歸功於益菌增加。也有研究指出，含雌激素的口服避孕藥可能會增加感染念珠菌的風險。究竟是因為含雌激素的口服避孕藥會讓念珠菌的生長速度快過健康乳酸菌抑制的速度，還是陰道免疫系統受到了影響，或是還有其他原因，目前並不清楚。然而，這不表示使用口服避孕藥會讓妳感染念珠菌，但

如果妳原本就有復發性念珠菌感染的問題，就應該考量到這一點。

細菌與生物膜

　　生物膜是細菌和酵母菌會製造的一種保護性覆蓋層，有了這個覆蓋層，細菌和酵母菌就可以躲過免疫系統的偵測、逃過抗生素或抗真菌藥物（例如治療念珠菌的藥物）的攻勢。簡單來說，生物膜就像一件隱形斗篷。療程一結束，這些微生物會重新出現，迅速再造成感染。

　　有些異物會讓生物膜更容易形成，而有些生物體天生就更容易形成生物膜，克魯斯念珠菌（Candida krusei）即為其一。銅製的子宮內避孕器和緊急事後避孕藥（Levonorgestrel IUD）都可發現生物膜的蹤跡，陰道避孕環上也有發現。子宮內避孕器放在體內的時間越久，越有可能形成生物膜。遺憾的是，現在市面上還找不到檢驗陰道內是否有生物膜的產品。

　　這意味著什麼？如果妳沒有症狀，那就沒事；相反的，如果妳有反覆性感染的問題，無論是細菌性陰道炎或是念珠菌感染，最好先把妳正在使用的避孕環（或更年期使用的雌激素環）取出來，再開始進行療程，等到療程結束後再置入新的避孕環或雌激素環。顯然的，在這段期間妳要考慮其他避孕方法和所需要的花費。以美國來說，如果沒有保險，隨便一個舞悠避孕環

（NuvaRing）都要一百美元以上。

　　如果妳使用的是子宮內避孕器，又患有反覆性的念珠菌感染或細菌性陰道炎，可能就要問問專業的醫療人員是否有破壞生物膜的策略可採用。顯然的，取出子宮內避孕器是妳首先要考慮的做法。在一項研究中，患有念珠菌感染和細菌性陰道炎的患者，因為形成生物膜而取出子宮內避孕器後，病情更有可能得到緩解。前提是診斷要正確，因為有七成認為自己患有陰道感染症的婦女其實都被誤診了。此外，有問題一定要找了解生物膜的醫生幫妳看診，對妳會有幫助。

荷爾蒙釋出型子宮內避孕器對陰道細菌有其他影響嗎？

　　雖然初步研究表明沒有其他影響，但這只是為期十二週的短期研究數據。釋出黃體素的子宮內避孕器是靠著改變子宮頸黏液來達到避孕效果，而子宮頸黏液是陰道分泌物的成分之一，也是陰道生態系統的一部分，因此很難相信使用荷爾蒙釋出型的子宮內避孕器不會對陰道細菌產生影響！

　　有數據顯示，裝有荷爾蒙釋出型子宮內避孕器的女性，會增加與細菌性陰道炎有關的細菌移生現象的風險，不過這個相關性還不確定。總而言之，子宮內避孕器的使用者（特別是荷爾蒙釋出型），罹患細菌性陰道炎的風險可能會稍微提高，但目前仍不知道是菌叢發生變化，還是不斷少量出血所致（出血會改變陰道酸

鹼值，進而影響乳酸菌的數量）。

　　約有 7% 子宮內避孕器的使用者，在做子宮頸抹片檢驗時發現一種稱為放線菌（Actinomyces）的細菌，這可能跟子宮內避孕器形成的生物膜有關。雖然這種微生物與骨盆腔感染有關，但在沒有症狀的情況下，只是因為做子宮頸抹片檢驗而意外發現，可以當作忽略不計的偶然發現，意味著不需要使用抗生素，也不需要取出子宮內避孕器。

荷爾蒙避孕法與愛滋病毒傳播

　　荷爾蒙避孕法可能會以什麼方式影響愛滋病毒的傳播呢？對此有各種理論，包括對乳酸菌、黏液、陰道上皮或免疫系統、潤滑（可降低插入陰道時受傷的風險）所造成的影響。有些早期的研究數據顯示，荷爾蒙避孕法與愛滋病毒的傳播可能有關，因此有很多人努力要弄明白是否為真。採用荷爾蒙避孕法的女性可能有更頻繁的性行為，或更可能採用不同的做愛方式，因此如果這兩者之間產生連結，也可能是兩者之間只是相關，而沒有因果關係。比如說，「今天天氣晴朗，我讀報」，這兩件事只是發生在同一天，並沒有因果關係。

　　世界衛生組織曾經針對愛滋病毒的傳播與各種荷爾蒙避孕法做了廣泛的調查，以下是他們的結論：

- 含有雌激素的口服避孕藥：無關。
- 只含黃體素的口服避孕藥（不含雌激素）：無關（不過這個結論比較沒有那麼確鑿）。
- 緊急事後避孕藥（Levonorgestrel IUD）：無關。
- Etonogestrel 植入式避孕棒：無關。
- 長效型黃體素（Depo-provera）：雖然已做過好幾項相關研究，但對於兩者是否有關仍存在著一些不確定性。世衛組織還是聲明其好處可能多過風險，但對於愛滋病毒高風險的女性而言還是需要多考量一下。

純黃體素避孕法與其產生的影響

有些使用純黃體素避孕的女性表示，她們有陰道刺激不適及陰道乾澀等問題。經過檢查，發現有些使用者出現了類似更年期或雌激素濃度低時會有的生理變化，包括用顯微鏡才能觀察到的小發炎。由於黃體素會阻斷雌激素對某些組織的作用，因此上述的假設看起來是合理的。有一項針對純黃體素避孕法是否會讓陰道內膜變薄的研究，結果發現並無影響；不過，這個研究的樣本數很少，只有二十三名女性（要招募女性做陰道活體組織切片的研究，應該很不容易）。另一項研究，則發現陰道中的肝醣（餵養益菌的儲存糖）發生了變化，因此可能的機轉就在這裡。

重點整理 •

· 保險套對陰道細菌有極高的防護性。

· 含雌激素的口服避孕藥和避孕環可能會增加陰道的分泌物。

· 含雌激素的口服避孕藥會讓陰道益菌變多，但可能與念珠菌感染的風險微升有關。

· 大多數的女性不會因為使用子宮內避孕器而引發陰道問題，但如果本來就有反覆性念珠菌感染和細菌性陰道炎的人，就應該懷疑是否有生物膜形成。

· 荷爾蒙避孕法並沒有與愛滋病的傳播有關，唯一的例外似乎是：長效型黃體素（Depo-provera）。不過長效型黃體素（Depo-provera）是否與愛滋病傳播真的有關其實也並不清楚。

第22章

抗生素與益生菌

Antibiotics and Probiotics

＊本書審訂李醫師建議讀者：不宜自行購買處方藥物，應與婦產科醫師諮詢後再領取處方簽。

　　關於抗生素和益生菌對陰道生態系統所造成的影響有很多誤解。我曾聽過自稱保健大師的人說：「抗生素就像汽油彈」，或說「長得像蒜頭或紫錐菊的食物或植物，可用來取代抗生素」。

　　這些說法都是錯誤且有害的。

　　如果妳需要使用抗生素，就表示真的不用不行；如果沒有使用抗生素，就代表真的不需要。很多人之所以會擔心使用抗生素可能產生的影響，通常是因為接收到一些似是而非的訊息，於是導致人們以為使用劑量少一點就能減少對陰道生態系統的破壞，因而過早停止使用抗生素。沒有把抗生素療程走完的話（有 43％ 的人會為了各式各樣的理由這麼做），可能會在沒有完全治癒的感染症又找上門時，讓自己病得更嚴重，而且還可能陰錯陽差地培養出害人害己的抗藥性細菌。

在美國，確實有三成的抗生素處方籤是非必要的（總數是4700萬）。在非必要情況下使用抗生素，不僅可能導致念珠菌感染，還會造成日益嚴重的抗藥性問題及與抗藥性有關的腹瀉。因此，我們有理由擔心濫用抗生素引發的後果。

從醫療的角度來看，最妥善的做法是先確認妳是否真的有必要使用抗生素（這種做法稱為「抗生素管理」）。比方說，有三分之一的人錯誤地以為抗生素對感冒有幫助，事實上感冒的元凶是病毒而不是細菌，因此不需要使用抗生素。喉嚨痛？只有5％到10％的喉嚨痛是細菌引起的，也才需要用上抗生素。咳嗽加上有土黃色或綠色的痰？並不是有顏色的痰就表示受到細菌感染，而急性支氣管炎也不建議使用抗生素。如果妳認為自己得了膀胱炎，別急著使用抗生素，本書第36章的內容可以幫妳決定是否要使用抗生素，或是先接受檢查，然後靜候結果。

使用抗生素會造成黴菌感染嗎？

有兩項研究顯示23％的女性在使用抗生素後，開始出現有症狀的黴菌感染問題。這兩項研究是由不同國家的研究人員以不同方式進行，這一點也顯示所取得的這些數據是可信的。在其中的一項研究中，曾經有過抗生素引發黴菌感染病史的婦女，更容易在使用抗生素後增加念珠菌感染的風險。此外，念珠菌移生（即

有念珠菌存在，但沒有引起症狀的情形）的機率也會隨著使用抗
生素而提高。

　　使用抗生素之所以導致黴菌感染的原因，普遍認為是抗生素不
僅會殺死要治療的壞菌，同時也會殺死陰道內的益菌「乳酸菌」。
乳酸菌數量暫時下降，會讓本來就存在於陰道的酵母菌過度生
長。不會殺死乳酸菌的抗生素與念珠菌感染無關，支持了此一理
論。

　　我們很難為每個合理取得抗生素處方的女性推薦某一種酵母菌
藥物，這樣做將會讓 77％ 的女性暴露在不需要的藥物下，而且不
當使用念珠菌藥物也會產生抗藥性問題。如果妳經常在使用抗生
素後出現念珠菌感染，合併治療或使用二至三天的抗生素後再開
始進行合併治療，是一個不錯的治療策略，不過這個策略還沒有
經過測試。如果妳先前曾經在使用抗生素後引發黴菌感染，最好
確保其中至少有一種已經實驗室培養確認過（這點很重要，詳見
第 31 章）。

哪種抗生素最不會導致黴菌感染？

　　從醫學角度來看，每次都要盡量使用最合適的抗生素，最能治
好感染且潛在風險最低，這意味著所使用的抗生素最不可能導致
日益嚴重的抗藥性問題，而且能把跟抗生素有關的腹瀉風險降到
最低。

　　廣效性的抗生素能夠殺死很多種不同的細菌，如果是窄效性的抗生素，則只會殺死特定種類的細菌。有時候絕對有使用廣效性抗生素治療的必要，比如不明原因的嚴重感染。然而在很多情況下，臨床用藥指引會要求使用窄效性抗生素，因此只要能使用窄效性抗生素就盡量使用。拿到的處方如果包括抗生素，可以問問醫生看看這是不是治療妳的感染症狀最窄效的抗生素。我認識的大部分醫生聽到病人問這個問題時，都會很高興。抗生素管理或選擇合適的抗生素來治療感染，對每個人都有益，因此我們醫生需要與全民站在同一陣線。

　　考量到目前還沒有可信的研究表明哪些抗生素對陰道生態系統最有害，我只能提供一些最不會對陰道產生副作用的抗生素供妳參考（前提是這些抗生素適合用來治療妳的陰道感染）：

・**硝基呋喃妥因（nitrofurantoin）**：這種抗生素只能用於治療膀胱感染。不會滲透到組織中，在近期一項針對膀胱感染的研究中，只有1%的女性回報有陰道症狀（很有可能是反安慰劑效應）。這也是用來治療無併發病膀胱感染的一線用藥。

・**弗司福黴素（fosfomycin）**：也用於治療膀胱感染，在近期一份膀胱感染的研究中，產生陰道分泌物和刺激不適感的風險在1%以下。由於該研究沒有做酵母菌培養，因此不知道產生這些症狀的原因為何。

・**複方新諾明（trimethoprim-sulfamethoxazole）**、甲硝唑

（metronidazole）及諾氟沙星（norfloxacin）：乳酸菌對這些抗生素有抗藥性。有一項針對諾氟沙星的研究發現，這種抗生素不會提高黴菌感染的風險。甲硝唑用於治療細菌性陰道炎及滴蟲感染，因此不建議同時開立治療酵母菌的用藥。複方新諾明可用於治療泌尿道感染及皮膚感染。

顯然，可能還有其他原因使妳不適合使用這些抗生素，雖然這些抗生素可以把傷害乳酸菌的可能性降到最低，但這也只是要不要使用它們的其中一個考量因素而已。

陰道使用的抗生素

甲硝唑凝膠和克林達黴素（clindamycin）是兩種最常見的陰道用抗生素。克林達黴素乳膏及栓劑含有礦物油，不能跟乳膠材質的保險套同時使用，如果妳需要靠保險套來預防性病或避孕，在使用克林達黴素期間不要有性行為，或是使用後至少等七十二個小時再進行性行為。沒有人真正研究過產品塗抹在陰道後，要等多久才會沒有殘留，因此預留七十二小時只能說是最佳建議。患者擦上產品後的四十八小時內，我還可以在顯微鏡下看見微小顆粒，過了七十二小時後，在顯微鏡下看起來差不多沒有任何殘留了。

與大多數口服抗生素不同的是，關於黴菌感染的風險，我們有優質的研究數據可以參考，由於這些配方相對較新，因此專利藥

被提交到美國食品藥物管理局審核時，在它們的相關研究中也包括黴菌感染的風險。這些產品造成黴菌感染的機率如下：

- **陰道用甲硝唑**：1%（風險比安慰劑還低）
- **陰道用克林達黴素七日乳膏**：10%
- **陰道用克林達黴素三日乳膏**：8%
- **陰道用克林達黴素三日軟膠囊**：3%（為什麼乳膏和軟膠囊的數據不同，目前還不清楚。）

益生菌對陰道的作用

根據聯合國糧食及農業組織、世界衛生組織的定義，益生菌是一種活的微生物，適量使用有益於宿主健康。益生菌產品行銷全世界，人們對於益生菌的興趣也持續在增長。二〇一二年有 1.6% 的美國人在使用益生菌，是二〇〇七的四倍。

光是美國，每年花在益生菌的錢就有好幾千萬美元。即便商機這麼大，優質的研究卻寥寥無幾。看到這麼多人花這麼多錢，卻只能提供這麼少的有用資訊，真的令人喪氣。要是每個人能把給益生菌廠商的錢拿來作為研究資金的話，我想知道需要多久時間才能弄清楚益生菌是如何發揮它的保健效益，以及對哪些疾病有幫助？

益生菌對身體健康的人有何幫助？

如果妳的身體沒有不適，也沒有任何症狀，益生菌對妳的腸道細菌就沒有太多好處。研究數據顯示，益生菌與抗生素一起服用，可能有助於降低抗生素引發腹瀉的風險。然而，最近的一項小型研究卻發現，先服用抗生素再吃益生菌，其實會延遲胃腸道中益菌的繁殖。由此可知，對於益生菌和腸道細菌，我們還沒有了解透徹。

益生菌能否解決外陰與陰道問題？

益生菌會推薦給罹患以下三種婦科適應症的患者使用：反覆發作的細菌性陰道炎、反覆發作的黴菌感染以及復發性膀胱感染。缺乏乳酸菌或乳酸菌數量少與細菌性陰道炎有關，並可能是黴菌感染和泌尿道感染的部分原因，所以這個假設是站得住腳的。腸道中如果充滿健康的益菌，有些細菌是否會跑到陰道裡呢？

有研究顯示，對益生菌進行嚴密分析後，沒有證據表明益生菌真的有益於上述三種病症。這些研究品質相對粗劣，而且沒有一個研究針對陰道乳酸菌數量是否會因為使用益生菌而增加，給出具體的說明。

對益生菌的研究數據令人沮喪的其他原因，還包括研究的是錯誤的菌株（我們認為對陰道健康最重要的菌株，很難在陰道外培養），以及可能需要針對個別女性的陰道菌群或病徵來打造個人

專屬的益生菌。還有一種可能是受試品牌貼錯標籤，以至於根本無從得知實際檢驗的是什麼。

看不到益生菌對陰道健康有什麼好處。我承認這並不是一個研究出來的結論，但我在十五年前曾經熱情推薦使用益生菌，這麼多年下來，似乎沒有帶給使用的女性多少幫助。很多女性長期吃這些昂貴的產品（有些長達好幾年），症狀卻一直沒有消失，難免會感到灰心。

使用益生菌有風險嗎？

主要的問題是花大錢且按時服用後，卻沒有任何幫助，只換來深深的挫折感。不管是換洗衣精品牌、換穿棉質內褲或不洗泡泡澡，對女性身體的種種建議都用一句「反正也傷不了人」輕輕帶過。為了自己的健康花了這麼大的功夫，最後卻證明沒有一個有幫助，再有多大的耐性也不堪這樣消耗。

在試過一個又一個幾乎是純假設的療法和建議後，只會越來越挫折，如果症狀一直都不見好轉，有些人可能會覺得沒有治好的希望了（她們已經試過所有的介入手段，卻沒有一個有用，這讓她們覺得自己沒藥醫了，但實際上只是因為她們採用的就是沒有療效的做法，自然發揮不了作用）。如此一來，有些女性就會被逼得去嘗試其他無效或可能有害的替代療法，或是乾脆放棄治療。

益生菌最令人擔憂的健康風險，在於細菌可能在無意間跑到血

液中，導致嚴重的感染。這種情況曾經發生在免疫系統有缺陷、腸道嚴重發炎、腸道血流減少的生理狀態下（後兩種狀況可能會讓益生菌更容易穿過腸道壁，進到血液中）。如果妳有嚴重的免疫系統問題，或者正在服用抑制免疫系統的藥物，應該在開始使用益生菌之前先徵詢過醫師的意見。同樣的，如果有腸道炎或嚴重的心臟病，也應該在開始使用益生菌之前找醫生問一下。

有些專為腸道設計的益生菌配方，含有稱為釀酒酵母（*Saccharomyces cerevisiae*）的酵母菌。如果妳有慢性黴菌感染，而感染源又是情況罕見的釀酒酵母時，還是不要使用含有相同酵母菌的益生菌比較好。益生菌中含有釀酒酵母是否真的會導致陰道黴菌感染仍不可知，但我認為，如果妳正努力在預防黴菌感染的話，那麼服用不含酵母菌的益生菌應該是常識才對。

最後一點：基本上妳不知道妳正在服用的是什麼東西。近期有一項研究發現，33％的益生菌所含的菌落數量比標示上寫的還要少，而且其中又有42％標示錯誤，包括標錯益生菌種類、產品中找不到列在標示中的益生菌種類，或含有沒標示出來的益生菌種類等等。遺憾的是，在營養保健品產業中，標示錯誤和出現未知成分的情形極為常見。二〇一五年，紐約檢察署在委任的一項調查中透露，在所有接受檢驗的營養保健食品（不是益生菌，但政府對這些營養保健食品的規範管理與益生菌一樣）中，只有21％完全含有標示中的成分；而沒有列出的汙染物通常才是主要成分。二〇一三年的一項研究，也發現藥草類營養保健品中常含有汙染

物質及替代物質。由於營養保健食品（也包括益生菌）的成分、純度及劑量在美國完全是不受監督的榮譽制度，因此選購時要多用點心。

我想試看看益生菌，有什麼有用的建議嗎？

有鑑於益生菌的現有研究數據，我不可能給得出什麼太好的建議，只能說如果妳沒有禁忌症的話，可以挑選聲稱含有鼠李糖乳酸桿菌（Lactobacillus rhamnosus）、洛德乳酸桿菌（Lactobacillus reuteri）及加氏乳酸桿菌（Lactobacillus gasseri）的產品。在有用資料這麼少的情況下，我能提出的最具實證性的建議也就這些了，至少這些菌株在陰道生態系統中被認為是重要的。如果二到三個月後還不見產生什麼影響，那麼繼續使用下去也只是浪費錢而已。

我不建議把益生菌直接用在陰道，因為有一位著名的研究人員告訴我，她曾做過一項用於陰道的益生菌研究，但沒做完就喊停了。為了要讓益生菌活著，她在膠囊裡放食物，但壞菌也吃這些食物，於是導致使用這些膠囊的婦女產生的感染症狀比預期得還要多。本質上，這就像施予更好的養分後，雜草長得比栽植的花還要快。從上述這個實驗事件，也顯示出有負面結果的研究比較少公開發表，於是我們無從得知自己究竟漏掉了哪些資訊。每個人都想找到有用的治療方式，而不想證明什麼東西是無效的。事

實上，知道哪些東西有療效、哪些東西沒有，也是非常重要的訊息。

　　狠下心購買昂貴的益生菌之前，我建議女性朋友先檢視自己的飲食是否健康。基本的健康飲食包括每週吃一到兩份的魚、不吃反式脂肪、不吃速食、每天攝取二十五公克的纖維質。均衡的健康飲食比服用益生菌有更多好處。如果妳每個月有四十美金或更多的錢用來買益生菌，不如把這些錢拿來改善飲食。

是否應該每週使用硼酸來改善陰道的酸鹼值？

　　千萬不要！讓硼酸發揮作用的，並不是把陰道的環境酸化。硼酸之所以會發揮作用，是因為它會毒害陰道組織。硼酸對酵母菌細胞和生物膜（細菌菌落）的毒性似乎強過對陰道組織的毒性，不過還是很傷陰道組織。用了兩到三個星期後，陰道會出現肉眼可見的紅腫及發炎現象。

　　抗生素和抗真菌藥物通常不會影響到人類細胞，攻擊的只有只存在於細菌或酵母菌細胞裡的酵素或構造。硼酸基本上沿途碰到什麼就殺死什麼。

　　目前我們還沒有硼酸如何影響陰道生態系統的相關資訊，但根據我的經驗，用了硼酸兩週到三週後，用顯微鏡檢查時會見到乳酸菌所剩無幾。在陰道塗抹酸類物質後，對陰道酸鹼值的改變頂

多只會持續一兩個小時，要讓陰道的酸鹼值保持在 4.5 以下，需要靠製造乳酸的乳酸菌幫忙。只有兩種狀況才會用到硼酸陰道產品：

- 為了去除對一般處方用藥和開架式用藥有抗藥性的酵母菌。
- 在治療不斷復發的細菌性陰道炎時，為了破壞有可能存在的生物膜，可以將硼酸列為用藥之一。

只有在束手無策時，才能去考慮使用硼酸。

重點整理

- 遵循抗生素管理原則，並詢問醫師妳所使用的抗生素是否為治療該病症的最窄效抗生素。

- 大約有 23% 的女性會在使用抗生素後出現黴菌感染的問題。

- 有些抗生素不會或很少會引發陰道黴菌感染：硝基呋喃妥因、弗司福黴素、甲硝唑、複方新諾明。

- 關於益生菌是否有助於陰道健康或預防膀胱感染的研究都很不可靠，因此我們沒有證據表明益生菌有用或無用。

- 硼酸不是靠把陰道環境酸化來發揮作用，而是靠細胞毒性來殺死細胞。

第 **23** 章

陰道整形、注射及「回春」

Cosmetic Procedures, Injections, and "Rejuvenation"

　　外陰整形手術和私密處美化修飾的市場日益壯大，所使用的產品和手術很多都沒有經過充分測試或完全沒有測試。其中不乏透過掠奪式行銷的手法，利用父權主義強加給女性對於生殖器的羞恥感和對老化的恐懼，做出一些打包票似的承諾。有女性告訴我，她們在醫師診間會被要求半裸或全裸，觀看牆上的外陰整形手術及陰道「回春」的海報，迫使她們最脆弱到狀態下，不禁暗想：「我是不是有問題？」還有人告訴我，她們本來是動手術治療失禁，卻被強迫推銷額外的「整形」手術。

　　說到手術，像「回春」、「再生」等字眼在醫學上都是毫無意義的。如果是我，一看到某個手術用了這些字眼，一定避之唯恐不及。如果連任意編造的不實宣傳都用上了（不管是因為不知道或不在意），誰知道他們還有什麼是真的？

　　我個人認為，整形手術不同於為了健康因素所做的手術，不應由同一位外科醫師同時進行。幫病人動子宮切除術是一回事，她如果想同時做腹部整形（腹部除皺緊實手術），就要請她把問題交給整形外科醫師，另行安排時間討論細節。這個整形手術，不會影響我建議病人做子宮切除術的決定。那麼，假設我也兼做腹部整形呢？妳知道的，整形外科醫師拿到的錢比動子宮切除術還要多。我會不會禁不起誘惑，而積極地建議病人做子宮切除術，然後告知病人還可以附帶做個腹部除皺緊實？妳看，事情是不是變複雜了，我們很難不被自己的偏見帶著走。

陰唇整形術

　　這種縮小和／或重塑小陰唇的手術方興未艾。二〇一五年至二〇一六年，這類手術增加了 39％。在澳洲，97％基層醫生表示，他們曾接觸過對自己陰唇感到焦慮的女性。

　　雖然我沒有研究過，但根據我們幾個婦產科醫師的經驗及討論，都認為以往會想動縮減小陰唇手術的，都是陰唇兩邊大小明顯不同的女性，特別是因為陰道生產或體重驟減而導致一邊的小陰唇寬度明顯大於另一邊（兩邊大約相差三到四公分）。曾有一些女性告訴我，她們有一邊的陰唇就像小飛象的耳朵一樣，甚至必須把它捲起來塞進內褲裡，這樣的長陰唇在做愛時，會被扯進

陰道裡。我能理解這種備受困擾的情況，也能體諒她們想回復到
對稱陰唇的那種迫切渴望。

　　我們都知道，小陰唇沒有所謂的「正常」大小。在無症狀的婦
女中，小陰唇長度在 2 到 10 公分之間，寬度則在 0.7 到 5 公分之
間。我們也知道，大一點的小陰唇並不會引起搔癢及刺激不適，
不過長期搔抓和拉扯會讓陰唇變大。非洲文化中就有拉長陰唇的
習俗，把拉大的陰唇視為一種性吸引力，而不是被視為性交困難
或是其他的負面症狀。

　　在動縮小陰唇手術的女性中，偶爾會有人表示因為小陰唇太
寬，在穿著內褲或性交時經常有被卡到的困擾，但是大部分動這
種手術的女性，陰唇大小離不正常還遠得很。英國一項針對做縮
陰唇手術者的研究發現，每名女性的小陰唇寬度都在 5 公分以下，
平均長度為左陰唇 2.7 公分、右陰唇 2.5 公分。

　　我們已知道，有五成女性的小陰唇會過度發育而突出於大陰唇
之外，在這些女性中有 75% 的人認為自己不正常。或許她們是因
為除陰毛後對突出的小陰唇更在意，或許是因為看色情片造成的
影響（色情片似乎更喜歡使用陰唇小一點的演員）。我們也知道
十八歲到三十歲的女性很容易被這些修飾過的生殖器所影響，在
看過色情片中那些經由手術縮小或天生較小的陰唇畫面後，開始
動搖她們對於正常陰唇尺寸的認知。研究還告訴我們，想做陰唇
整形術的女性中大約有三分之一的人，還記得有人批評過她們的
陰唇，而沒有動這種手術的女性只有 3% 有相關的記憶。

　　我聽說有些母親會擔心青春期女兒的小陰唇大小，我的建議是，停止這種窺探行為，並從現在開始不要再對妳眼中所見的「異常」大驚小怪，尤其是尺寸方面。如果妳女兒沒有出現任何困擾她的症狀，基本上就是正常的。如果妳還是放心不下，可以諮詢兒科或婦科醫生的意見。重要的是，不要在孩子面前一遍遍地討論這個問題，因為年輕女孩很容易就此對自己的身體形象產生困擾。如果醫生已經保證過妳孩子的陰唇是正常的，相信他。在美國，除非是極端情況，十八歲以下的女孩做陰唇縮小術被視為女性生殖器割殘，是犯法的。

　　考慮做陰唇縮小手術時，不要忘了小陰唇是個具性反應的構造。小陰唇中有勃起組織、特化的神經纖維末梢、會充血，而且上緣還與陰蒂包皮連接，所以牽引小陰唇有可能加強對陰蒂的刺激。小陰唇還有一個重要的功用：保護前庭（陰道口）。縮小陰唇的手術，等同於男性做縮小陰莖的手術。

　　為了外觀因素去做陰唇整形術的女性，一般都會對成果感到滿意，但也有人覺得手術後陰蒂包皮顯得太大而感到失望。要強調的是，目前還不清楚陰唇縮小術是否會有後遺症；對於感覺或性功能的影響，也沒有獲得充分的研究。我們知道的是小陰唇會因老化而縮小，動過縮小手術再加上老化的自然改變，是否會導致什麼症狀仍屬未知。

　　我曾經在報導中看到，有些整形醫師說陰唇整形術可以讓女性「在穿著那種稱為休閒運動服的緊身褲時，看起來更有型」。據

我所知，所謂的「駱駝蹄」（camel toe）就是專用來指女性穿緊身褲而讓私處形狀分明的狀態，不過我寧可明著稱之為「陰唇溝」，而且解決辦法不是動手術，而是找更合適的運動褲來穿。老實說，我也會經常瞪著男性股溝看，有時是他們彎腰時，有時是他們穿著那種沒繫皮帶卻能神奇不往下掉、露著股溝的垮褲時。不過，我從來沒有聽說過哪個男人會去找整形醫師把股溝縫合起來；我也無法想像有種整型手術是靠修剪男人陰莖，好讓他們穿緊身牛仔褲更好看來賺錢的。

　　或許賣瑜伽褲的健身房和店鋪可以擺個招牌，上面寫著：「好好寵愛妳的陰唇溝」。

　　考慮是否要做陰唇手術時，妳所諮詢的醫生，其性別及專業度會影響妳最後的決定。整形外科醫師比婦科醫生更傾向同意妳做陰唇縮小術，而男醫師也比女醫師更容易放行。有些關於整形手術的文獻表示，只要小陰唇寬度大於 3 公分，醫師就可給予陰唇整形術的建議，這意味著幾乎有五成的女性都適用於這個建議。我實在無法想像，有那個人會建議五成的男人都有做陰莖縮小術的資格。

　　如果陰道會搔癢或刺激不適，妳可以去看婦科醫師或甚至外陰專科醫師，這是我能提供給妳的最佳建議了。不管陰唇長什麼樣子，都不會導致這些症狀。要記得，地球上還有一半人口是兩腿夾著一根陰莖在走路的，而這根東西比任何的陰唇都要大，即便這麼大也不會卡住內褲，還可以照常騎腳踏車或舒舒服服坐著。

　　如果妳因為陰唇兩邊大小不一而感到擔憂，也已經充分了解陰唇是性反應的一部分，但還是想做陰唇縮小手術的話，那麼就盡可能地不要大動干戈，只要能做到兩邊對稱就好（左右陰唇很少有完美對稱的，因為它們是「姐妹」，不是「雙胞胎」）。如果妳的陰唇一邊寬度大於 5 公分或陰唇偏小，並堅持非動這個手術不可的話，請在手術之前找兩個不同的醫師做徵詢，而且我建議其中至少有一個是女性的婦科醫師。

　　最好的陰唇整形術是楔狀切除術：從底部切除一塊楔狀組織，不會動到與陰蒂複合體之間脆弱的連結。另一種手術基本上是修剪邊緣，雖然聽起來這種手術更簡單，但其實要移除特化的神經末梢，並可能傷害到陰唇繫帶與陰蒂包皮的銜接處，還需要在靠近陰蒂包皮的部位做一些挑戰性高的修整。

G 點注射

　　有些醫生顯然錯以為有所謂的「G 點」，並以為它就位於陰道前壁，因此會在這個位置注射膠原蛋白，以便加大 G 點的範圍。讀過第 2 章及第 4 章的妳，應該知道 G 點根本就是子虛烏有的東西。陰道壁前側的敏感部位是陰蒂複合體的延伸部分，這個部位的敏感程度會隨著充血程度及性興奮強度而改變，因此並不是任何女性（或大多數女性）可以在臨床檢查時指出一個點，說到：「就

是這裡，這就是性高潮的 G 點」。這塊部位確實會讓有些女性體驗到很棒的感覺，但有些女性並沒有特別的感覺。不論是哪一種都沒有問題，因為每個人的身體構造本來就不盡相同。

　　注射膠原蛋白和玻尿酸這類的填充物，就是要把細胞和膠原蛋白纖維之間的空間填滿。基本上，G 點注射就像在絕緣體中吹氣一樣。以為這麼做就可以增強性快感，從生物學角度來看可以說是異想天開了。

O 點注射

　　O 點注射是 orgasmic shot（高潮強化針）的簡稱，做法是是取出自己富含血小板的血漿（血漿是去除紅血球及白血球的血液），然後注射到陰蒂。因為有人認為這麼做可以加強性快感，真的是恐怖到不知道該怎麼形容。

　　這種尋求「性福」的療法只做過一次相關研究，而且品質差到只能發表在八卦報上，研究報告中甚至在描寫可以治療什麼病症時拼錯了字。我們無從知道這種注射會對陰蒂或陰道黏膜產生什麼作用，也不知道會不會重新活化潛伏的 HPV 病毒，更沒有任何研究數據可以告訴我們，這會對陰道或外陰組織產生哪些影響。

　　小心 O Shot（O 點注射）可能成了 NO shot，讓妳完全零高潮。

幹細胞注射

幹細胞具有分化及轉化為其他種細胞的能力，可以取自多種來源，例如臍帶、骨髓或甚至是脂肪組織。

即便缺乏把幹細胞應用在外陰和陰道的研究，還是有人把幹細胞注射用於治療患有陰道乾澀、失禁、難以達到性高潮以及硬化化苔蘚等皮膚病症的女性身上。在美國，為女性提供的幹細胞注射，其成分是取自患者自己身上的脂肪組織，這樣做還可以達到抽脂減肥的效果，讓整套方案變得更吸引人。一般來說，幹細胞注射是施打在外陰上。

誰不想甩掉脂肪，擁有一個猶如新生的外陰？但要提醒妳的是，如果有某件事聽起來好到不像是真的，比如讓妳的外陰部變得年輕又緊實，那麼這件事就不可能是真的。

有一項針對五名患者所做的幹細胞注射研究（其中還包括接受陰莖注射的男病人，這類注射施打的部位都被歸類為「生殖器」，彷彿陰莖、陰囊與外陰是同一種東西一樣），最後卻得出無法解釋的結果。目前相關的研究不僅非常少，且研究品質都很低，這是令人非常憂心的現象。

幹細胞注射最讓人擔憂的一點是，有可能導致細胞生長失控。目前已發現幾例在身體不同部位被注射幹細胞的人，後來長出了可怕的腫瘤，並引發其他嚴重的併發症。

陰道回春術

　　要解釋無法定義的手術非常困難，不過這個聽起來含糊籠統的名稱似乎包括兩種手術：一是會陰整形（perineoplasty），也就是把陰道口的肌肉切開後再縮緊縫補起來；另一種是陰道雷射，讓該處組織變得更「有彈性」或廣告宣稱的「更緊緻」（但彈性和緊緻是兩回事）。

　　會陰整形是一種有效的手術，陰道生產導致的撕裂傷和傷口癒合不良時，這個手術可以作為恢復原先構造的手段。有時候，會陰整形也是脫垂手術的一部分；但會陰整形無法帶給妳更好的性生活。這種手術可以治療脫垂，但如果做得太過分，將會導致陰道口變小，從而在陰莖插入時產生疼痛感。這個手術還會引發造成疼痛的肌肉痙攣。

　　如果在分娩後，妳覺得陰道變得鬆弛，解決辦法通常是凱格爾運動和物理治療，而不是會陰整形手術。

　　雷射手術的問題更多，這種技術聲稱會造成淺層損傷，然後在癒合過程中增加血流量，刺激膠原蛋白增生，並在某種程度上導致肝醣沉積，從而促使乳酸菌的移生。由於陰道黏膜（皮膚細胞）每九十六小時就會全部更新一次，因此實在很難看出這種手術所帶來的改變能夠持續多久，儘管有些手術聲稱效果可達六個月以上。

　　陰道雷射的廣告，甚至還宣稱能夠治療更年期生殖泌尿症候群

（雌激素量濃度低引發的症狀）及失禁。這類手術非常會行銷，有一位名人公開說做了這種手術後，她的陰道煥然一新，「就像桃子一樣」。

我們說的是陰道，不是水果。

在美國，陰道雷射並未核准為更年期生殖泌尿症候群或失禁的治療方式，因此宣稱具有療效的廣告內容是不合法的。這類雷射手術只可用於其他用途。此外，稱為「蒙娜麗莎之吻」的雷射儀器，放進陰道的探頭是在獲准使用後才進行改裝的，完全沒有事先知會美國食品藥物管理局。

美國食品藥物管理局曾經接獲一些做雷射而造成陰道受傷的報告，我自己也從一些婦產科醫生那裡聽說過幾個這樣的案例。我還聽說這類儀器使用起來很不順手，稍一不慎就設定錯誤而導致受傷。沒有人知道究竟造成陰道受傷的原因是使用不當（也就是儀器本身沒有問題），或是做雷射手術的病患不對（患者的私密處如果有皮膚病，可能會因為雷射而讓病情惡化）。

美國婦產科醫師學會（ACOG）建議慎用這類儀器，並指出這類儀器目前（至二〇一九年為止）的研究不足，凡超出研究及試驗計畫書以外的用途都不建議進行。我要老實告訴妳，我非常討厭這一類承諾很多、但數據不足的浮誇儀器及設備。所有女性都值得更好的對待，而不是拿這些測試不足的儀器來充數，何況是每一次療程都要花上好幾千美元。

如果這些儀器真是那麼先進，製造商就更應該再接再厲，支持

隨機化、雙盲的安慰劑對照實驗，把他們的儀器拿來與使用適當劑量的陰道雌激素進行比較才對。目前，唯一一項相關的研究已被證明是無效的。這種儀器再好，效果頂多就跟無效劑量的雌激素一樣而已。

有一項即將發表的相關研究報告，顯然品質更好，希望我們能很快就取得一些研究數據，進一步了解這些療法是如何幫助有陰道症狀和失禁問題的停經婦女。

重點整理

· 只有陰唇寬度大於五公分或兩邊陰唇大小相差大於三公分，並因此深受困擾的人，才需要考慮使用陰唇縮小手術。

· 所有接受陰唇縮小手術的女性都應該事先被告知，陰唇是性反應的一部分，以及目前還不知道陰唇縮小手術會對性功能造成什麼影響。

· 相較於男性外科醫師，女性外科醫師比較不會推薦做陰唇縮小手術。

· 任何情況下，我都不可能推薦 G 點注射、O 點注射及幹細胞注射給患者。

· 把雷射用於治療更年期生殖泌尿症候群和失禁，未經充分的研究，也沒有關於這類儀器如何「緊緻」陰道的資料。

VII

性傳播感染病（性病）

第**24**章

關於性病的基本知識

General STI Information

　　與異性有活躍性生活的女性，大約有八成至少曾感染過一種性病。但 LGBTQ（女同性戀、男同性戀、雙性戀、跨性別及酷兒）族群的相關數據卻難以取得，因為這方面的研究通常會忽略女同性戀、雙性戀、跨性別女性以及有陰道的跨性別男性，而主要原因是醫療上的被邊緣化，以及關於風險的先入為主及錯誤的觀念。

　　很多性病都會對健康造成不可輕視的後果，從惱人的生殖器疣到嚴重的不育或癌症，不一而足。其他鮮少討論到但非常重要的後果，則是幾乎所有性病都會增加感染在 HIV（愛滋病毒）下的風險，因此減少性傳播感染是全球對抗 HIV 病毒的重要武器。

我是否有罹患性病的風險？

最基本的問題就是：妳有過性行為嗎？是過陰道性交、肛交或口交嗎？有的話，那麼妳就有罹患性病的可能。有些性病甚至可以透過非插入式的性行為傳播，比如生殖器摩擦。

雖然只要跟一位有性病的人有過一次性行為就有被感染的風險，不過還是有一些因素會增加感染機率，包括以下幾點：

- **年齡在 25 歲以下**：某些性病在這個年齡段更常見，年輕女性的子宮頸可能也比較容易受到感染。
- **有多個性伴侶。**
- **近期換過床伴。**
- **沒有使用阻隔保護措施。**
- **患有細菌性陰道炎**：這代表能保護陰道的細菌減少，患有細菌性陰道炎的女性若暴露於淋病或愛滋病毒下，被感染的可能性會高出四倍。
- **肛交的接受者**：這種方式的性行為會產生更多的微創傷，更容易被細菌或病毒感染；而肛管內壁也更容易遭受感染。
- **性伴侶為雙性戀男人**：曾與男人發生性關係的男性伴侶感染某些性病的機率比較高。
- **服用睪固酮並進行陰莖－陰道式性交的跨性別男性**：與睪固酮有關的變化在有性病暴露風險時，會促進其傳播。

　　很多研究提出種族也是其中一個原因。這是因為種族與經濟因素息息相關，而經濟因素又關係到人們能否取得可負擔得起的醫療保健。隨著我們對陰道內不同微生物群落的了解越來越多，可能還會找到其他原因。

　　了解自己的風險因子，可以幫妳決定是否要提出做更多檢驗的要求。比如說，美國政府的指導方針就建議，應該只對 64 歲以下的婦女進行愛滋病毒篩檢。從人口角度來看，這似乎是一個低成本、收益大的做法，因為平均而言，一個六十五歲女性的性伴侶數會比二十六歲女性少。話說回來，當這本書出版時，我就五十三歲了（我覺得自己將會永遠都是五十三歲，這種感覺滿好的），如果六十五歲的我是單身，我會再去尋找一位新伴侶（我的目標是盡可能維持活躍的性生活），如果真能如此，我一定會接受愛滋病毒篩檢。

越來越容易感染性病的年代

　　我很難給出一個特定的原因，不過有可能包括下列部分或全部原因：

・**公共衛生部門缺少資金**：各地衛生部門提供低價或免費的篩檢，協助通知伴侶，並為需通報的傳染病提供治療。不過，隨著

工作人員的減少，以及許多機關相繼倒閉，接受篩檢和治療的人越來越少了。

- **交友軟體**：人們通常未必會以真名示人，如果妳只是透過約會軟體聯繫對方，卻沒有對方的電話號碼，就很難把發生過關係者的聯絡方式交給衛生單位。再者，要是跟妳約會的人搞失蹤，妳可能不會有太大的意願去把那個人找出來。約會軟體的出現開始影響人們性行為的方式，比如雙方第一次發生性行為不一定會使用保險套，你們之前已經互傳了多次訊息，因此妳可能感覺你們已經認識許久了，以至於第一次約會卻感覺很熟悉。

- **保險套使用率降低**：原因很複雜，每個女性可能有各自的理由。喝酒、有可靠的避孕措施，如子宮內避孕器或植入式避孕棒，都會影響保險套的使用。

- **過度依賴保險套**：保險套不是萬無一失，戴保險套降低感染性病風險，就像繫安全帶降低車禍致死的風險一樣。保險套可以降低感染，但不是百分之百的保護。

- **除陰毛**：除陰毛可以降低陰蝨的罹患率，但除陰毛造成的微創傷卻可能增加某些性病的感染風險。

- **看色情片的年齡降低**：只有 3％的異性戀色情片會使用男用保險套，而口交膜幾乎沒有人使用。有些數據指出，與那些保險套慣用者的人或已經接受過優質性教育的人相比，性經驗較少的人在看過色情片後，可能更傾向不使用保險套。

性病的發生率與盛行率

在有關性病的討論中，妳會經常聽到這兩個詞彙。發生率的意思是新增案例數，而盛行率則是指總案例數。想像一個裝滿水的浴缸：浴缸裡的水是盛行率，而從水龍頭流進浴缸的水則是發生率。此外，總會有水從排水孔流出浴缸（這是指有些人會被治癒或產生免疫力而清除感染）；這就是為什麼盛行率永遠不會達到100%。

我需要做什麼性病檢驗？

在美國，性病沒有標準的篩檢套組，提供給妳的檢驗項目可能會根據妳的年齡、居住地（性傳播感染會因地域性而不同）、是否懷孕以及醫生認為適合妳的檢驗為何而有所不同。性病篩檢可以包括披衣菌、淋病、梅毒、滴蟲病、愛滋病毒（HIV）、B 型肝炎、疱疹等的檢驗。披衣菌、淋病、滴蟲病和疱疹後面都有專章探討，想要了解檢驗相關建議的話，可以參閱所屬章節。非妊娠中的婦女是否要做梅毒篩檢，要看風險大小而定。妳所在的區域衛生單位，可以提供妳是否要做梅毒檢測的建議。性生活活躍的女性，每年都要做愛滋病毒篩檢，一直到 65 歲為止。

如果擔心自己有性病暴露的風險，就應該接受檢驗，不過一般

會更建議性伴侶超過一名、過去一年剛換新伴侶，以及伴侶還有其他床伴的女性進行性病篩檢。

篩檢性病有幾種方式。有時候是找出微生物，有時候是看身體是否出現對微生物的反應。以下介紹一些相關的基礎知識：

• **核酸檢驗**：核酸是生物細胞中的重要遺傳物質，我們要檢驗的是檢體中是否存在著性病病毒，從而判斷是否出現感染。核酸檢驗可以將一小段 DNA 複製放大一百萬或一千萬倍去檢測，因此準確度非常高。

• **培養**：在實驗室中培養細菌或病毒。如果培養成功，檢驗結果就是百分百陽性；但如果沒有培養出來，未必就代表檢測結果為陰性。因為有些細菌和病毒在陰道很容易生長，但不容易在實驗室存活。

• **顯微鏡檢查**：從皮膚、子宮頸或陰道取拭子，然後放在顯微鏡下檢查是否有遭受感染或表現出感染的跡象。通常只有檢驗滴蟲病時，才會用這種方法（參見第 29 章）。

• **抗原**：細菌及病毒的表面上有一層蛋白質，稱為表面抗原，這正是我們要尋找的。這種檢驗可根據感染情況，採抽血檢驗或在感染部位取拭子。這種血液檢驗的準確度相當高，但很少從感染部位取拭子檢測，因為核酸檢驗更可靠。

• **抗體**：人體受細菌或病毒感染後，因為免疫系統的作用，會在體內產生抗體，因此檢驗抗體可提供受測者是否曾經被感染。

根據感染情況，抗體需要一到六個月才會產生，也就是檢驗結果呈陽性。

這種檢驗是否經美國食品藥物管理局核可？

美國食品藥物管理局（簡稱 FDA）核可的意思，是指該局已經查看過該性病檢驗法送交的研究數據，並針對其準確度進行過評估。在美國，性病檢驗不一定要經過 FDA 的核可才能使用。未經 FDA 審核的檢驗或許沒有問題，但也有可能不準確，因此對檢驗結果的判讀可能會不同。

我可以去哪裡做性病篩檢？

醫療院所、性病診所、檢驗所以及所在地的衛生單位，都可以進行性病篩檢，甚至在家自我篩檢。尿液和血液檢體可用於篩檢許多種類的性傳播感染，因此在美國可能連跟醫生約診都不需要，直接去實驗室就行。如果妳知道所在地區是否有性病篩檢，上網搜尋是最快的方式。

美國現在有各種居家自我檢驗套組，可用來自己採樣後再送

到或寄到實驗室檢驗，其中也包括愛滋病毒的居家檢驗套組[4]。除了醫療院所，還有很多方式可以抓出性病的漏網之魚。巴爾的摩有一項專案計畫，寄送免費的檢測套組給民眾，結果發現其中有10％在淋病檢驗的結果呈陽性，1％的人披衣菌檢驗結果呈陽性，而寄回檢驗套組的女性中有86％的人表示願意再度使用。然而，並不是每個人都會自在地使用公共部門提供的服務，特別是曾經與醫療提供者或政府互動不良的人。性病居家篩檢在很多國家都已行之有年，例如瑞典、丹麥、英國及荷蘭。在美國購買自我篩檢套組的話，信用卡上的購買產品名稱通常都會用聽起來很一般的名字，假如妳會在乎這一點，在訂購前先仔細詢問或閱讀協議會比較保險。

　　居家檢測套組可能不便宜。單項檢驗的要價介於60到170美元之間，而且這類網站通常會試圖賣給妳一些妳可能不需要的檢驗，最常見的就是疱疹和C型肝炎（在美國，C型肝炎已經不算是性傳播疾病了）的血液檢測。一整套標準的居家檢驗組合，價位可高達八百美元。一般來說，大部分的性病都可在衛生所免費或花一點做篩檢。美國計畫生育聯合會（Planned Parenthood）和多種社區診所，也提供低價或滑動價格的性病篩檢服務。

4　編按：台灣有「在家愛滋自我篩檢計畫」，民眾可以前往合作的民間團體、衛生局所、自動服務機設置點，或透過網路訂購超商取貨的方式，支付費用後取得篩檢試劑，在家做愛滋篩檢。

未滿十八歲，可以在父母不知情下接受篩檢嗎？

　　美國大部分的州允許十二歲到十四歲的孩子在未經父母同意時進行性病篩檢，不過有些州雖然允許未成年人尋求或接受性病篩檢服務，但醫療服務提供者可以不經病人同意而通知其父母。這種情況令人憂心，因為很多孩子都不希望父母知道，可能因此而不會主動去做篩檢。即便父母不知情，接受性病檢驗和治療的未成年人也不會有更壞的結果。迫使父母參與或對於父母參與的恐懼，只會阻止一些孩子接受篩檢。

　　截至二〇一九年，未經病人同意而通知其父母的州包括：阿拉巴馬州、阿肯色州、德拉瓦州、喬治亞州、夏威夷州、伊利諾州、堪薩斯州、肯塔基州、路易斯安納州、緬因州、馬里蘭州、密西根州、明尼蘇達州、密蘇里州、蒙大拿州、新澤西州、俄克拉荷馬州及德克薩斯州。法律是會變動的，因此如果這件事跟妳息息相關，妳可以上 guttmacher.org 獲取最新資訊，這個網站提供了大量關於生殖保健醫療照護法規的資訊。[5]

5　編按：根據台灣現行法規，未成年人自己就可同意接受愛滋病或性病檢測。而且，除了風險較大的醫療行為必須徵得法定代理人同意之外，若未成年人對檢測及治療都有能力理解利弊，原則上就不必再獲法定代理人的同意。

什麼是應通報型性病？

應通報型性病的檢驗結果如果是陽性，會被送至各地方的衛生部門和疾病管制局。不只是性病，還有很多跟性無關的傳染與病症（例如結核病和兒童血液中的鉛含量升高等）也是應該通報的疾病。需要通報是因為要追蹤趨勢，希望能藉此預防疫情爆發或擴散。這也是了解控制傳染或病症的努力是否奏效的好辦法。美國目前應通報的性病包括以下幾種：

• 軟性下疳（從二〇一二年到二〇一六年，全美國每年只有六到十五例，而且全為男性，因此不多說）。
• 披衣菌
• 淋病
• B 型肝炎
• 愛滋病
• 梅毒

在美國，凡是以上有一個檢驗結果為陽性，實驗室就會自動通知妳的州立衛生部門和美國疾病控制與預防中心。一般情況下，會有衛生部門的人員與妳聯繫，確保妳有收到檢驗結果。如果罹患的是淋病、披衣菌或梅毒，還要確保妳有接受治療。他們也會詢問妳性伴侶的狀況，並通知對方，讓對方知道自己有暴露風

險。伴侶通知是保密的，因此妳的名字不會被透露。衛生部門也可能會讓妳選擇自己去告知妳的性伴侶。如果妳用的是居家自我檢測套組，那麼美國疾控中心將會收到妳的陽性檢測結果，以便他們做追蹤，不過他們不知道妳是誰，因此不會聯繫妳。

如果我的篩檢結果為陽性，但不敢告知我的伴侶

妳可以打電話給所在地的衛生部門請求幫助，他們可能會願意幫忙通知妳的性伴侶，或協助妳設計一個開場白，讓妳知道如何開口。當然凡事安全第一，如果妳擔心自己的人身安全，可以請所在地的衛生部門以匿名方式來幫妳。還有一些服務可以幫妳匿名通知妳的性伴侶，例如 inspot.com 和 STDcheck.com。只要輸入對方的電話號碼或電子郵件信箱，就會發送一封有關性病暴露風險的告知訊息。這類網站一般都有代售性病篩檢套組，可以留意他們的廣告。

如果我有一個無法解決的性病問題，會先尋求公設的性病診所來幫我。我曾在堪薩斯市的懷恩多特郡（Wyandotte County）性病診所服務過一陣子，那裡的工作人員見過大風大浪，知道如何以充滿創意的方式來幫助他人。我也在各大研討會中與很多郡立性病診所的工作人員講過話，他們看起來都非常熱情且認真負責。

**重點
整理** ・・・・・・・・・・・・・・・・・・・・・・・・・・・・・・・・・・

・任何有過性行為的人都有感染性病的風險，尤其是 24 歲以下、有多名性伴侶或最近剛換性伴侶、沒有使用阻隔式避孕法的女性風險更高。

・陰道細菌失衡引起的細菌性陰道炎，會使妳暴露於性病的風險提高。

・有很多地方都可以做性病篩檢，例如所在地的醫療院所、衛生所或居家自我篩檢。

・注重個人隱私的人，可以選擇至醫療院所匿名篩檢或居家自我篩檢。

・在美國，未成年人也可以接受性病篩檢，不過有幾個州的醫療服務提供者可以合法地通知其父母或監護人。

第**25**章

預防性病

很多人認為預防性傳染病（性病）就是禁止進行性行為或戴保險套。這種看法太狹義。首先，禁止進行性行為絕對不是多數女性想要的方法，保險套肯定是有幫助的，不過還是有其他的選擇，只是未被充分使用。

為什麼很多人不知道還有其他的選擇？因為性教育的品質會依據學校有所不同。有些學校採取是完全禁止進行性行為的方針，當然並無成效。因為曾經被有色眼光看待，或想要詢問卻被忽視的關係，女性通常躊躇於跟醫療人員討論性生活，如此更加劇了這個問題。加上有些醫療服務提供者可能不知道所有的選擇，或者無法自在討論這些選擇。女性自然就不知道她們處於多大的風險中。並不是所有人都知道她們的伴侶是否有其他的性接觸或者患有性病。

性病有疫苗可以打喔！

有兩種對性病有很有效的疫苗可以打：B 型肝炎和人類乳頭狀瘤病毒（人類乳突病毒，簡稱 HPV）。妳可以把這些疫苗想作抗癌疫苗，因為人類乳突病毒是子宮頸癌以及很多陰道、外陰、肛門等部位的癌症的成因，而 B 型肝炎病毒會導致肝癌。美國癌症機構致力於發展抗癌登月計畫，其實我們已經有這兩種疫苗。遺憾的是，並非所有女性都有接受到這個保護措施。

為何 B 型肝炎疫苗能預防性病？

B 型肝炎病毒是一種靠性行為傳播的病毒，導致肝臟病變。從婦科的角度來看，生殖道正是這種病毒的侵入門戶（共用針頭也會感染到 B 型肝炎病毒）。B 型肝炎病毒可能會導致急性肝炎，而急性肝炎患者有 1.5％會致命。如果妳遭 B 型肝炎病毒感染時，處於在青春期時或成人期中，那麼約有 10％到 12％會衍生成慢性感染，進而損壞肝臟，產生導致肝癌的可能。

B 型肝炎病毒在物體表面上具感染力的時間為期七日，而且感染力極強，連殘留在共用牙刷上，用顯微鏡才能看見的的微小血滴都可能傳播給共用者。雖然有多名性伴侶和使用靜脈注射藥的人罹患的風險較高，但也有五成的 B 型肝炎病人沒有可鑑別的危險途徑。可是一旦接種疫苗後，無論妳以什麼樣的型態接觸到這

個病毒，都可以起保護作用。

美國疾病控制與預防中心建議所有人一出生就接種抗 B 型肝炎的疫苗，但很多人卻都反對，認為等長大一點再接種比較好。但我們希望讓人們在還沒開始頻繁進行性行為的時候就接種疫苗，推延接種的年紀可能會讓很多人不必要地暴露於感染風險中。舉例來說，在加州，年紀介於十三歲和十七歲之間的小孩大約有 10% 都沒有接種過 B 型肝炎疫苗，然而到了十二年級時，卻有 39% 的青春期孩子已經頻繁進行性行為，19% 的高中生已經與四名以上的不同伴侶發生過性關係，而 4% 的小孩在滿十三歲以前就已經有過性行為。沒看錯，滿十三歲「以前」。

如果妳不知道自己有沒有接種過這個疫苗，可以請醫師幫妳驗血，看妳體內有沒有 B 型肝炎病毒的抗體。如果結果為陰性，就去打個疫苗吧。這是很安全的疫苗，而且非常有效。

人類乳頭狀瘤病毒疫苗

我們下一章會詳談人類乳突病毒，不過在這裡先做個預告，這就是造成女性子宮頸癌和陰道、外陰、肛門等其他多種癌症的成因。人類乳突病毒疫苗在美國審定可施用於年齡在四十五歲以下的人。這跟安全性一點關係都沒有，純粹只是因為這個年齡層是檢具給食品藥物管理局的研究裡測試者的年齡層而已。

市面上共有三種人類乳突病毒疫苗：

- **九價疫苗「嘉喜九」（Gardasil 9）**：抗七種類型的致癌性人類乳突病毒（第 16、18、31、33、45、52、58 型）以及兩種導致生殖器疣的人類乳突病毒類型（第六和十一型）的疫苗。
- **四價疫苗「嘉喜四」（Gardasil 4）**：抗第 16 和 18 型（致癌性）人類乳突病毒以及第 6 和第 11 型（生殖器疣）人類乳突病毒的疫苗。
- **保蓓（Cervarix）**：抗第 16 和 18 型人類乳突病毒的疫苗。

接種疫苗的理想年紀介於九到十二歲之間，因為在人類乳突病毒疫苗還沒問世之前，有 33％的女孩在滿十九歲之前就已經暴露於至少一種類型的人類乳突病毒中了。一旦妳已經接觸到病毒並生成抗體之後，這類疫苗就無法起保護作用了。年紀輕一點接種疫苗還有另一個好處：免疫反應會比較強烈。滿十五歲之前接種，只要兩劑就夠了，但等到滿十五歲才要接種時，就得打三劑。

這類疫苗非常有效。可保護人免受子宮頸癌前病變以及肛門癌前病變。可抗第六型和第十一型人類乳突病毒的疫苗在預防生殖器疣方面也非常有效。經過一段時間後，我們預期這種疫苗能降低與人類乳突病毒有關的外陰和陰道癌症罹患率。雖然大多數人都很清楚預防罹癌的好處，但很多人卻不了解癌變前的改變會給人帶來多沉重的負擔，其中包括了檢驗結果異常所帶來的壓力、接受切片檢查和割除癌變前改變處所產生的生理和心理苦痛等。對於很多女性來說，可能之後好幾年都得不斷回去做檢驗。要量

化永生不用為此擔憂和承受苦痛的個人體驗是很難的。

人類乳突病毒疫苗非常安全。全球各地接種的劑量已超過兩億之多，而許多人都還被追蹤了十五年之久。那些妳可能在網路上讀到歸咎於這種疫苗的一些疾病（通常是一些有關「嘉喜女孩」的故事），從來就沒有出現在長期研究的文獻中過。這麼說的意思不表示這些女生其實沒有產生那些症狀，而是她們的病症並不是源於接種這個疫苗。研究已證實人類乳突病毒疫苗和自體免疫疾病或卵巢早期衰竭之間沒有關係。

另一個網路上流傳的迷思，則是說人類乳突病毒疫苗對於非洲裔美國女性沒有保護作用。沒這回事。如果妳去調查九價疫苗「嘉喜九」保護妳免受哪七型致癌性人類乳突病毒感染的話，就會知道這些病毒會導致79％的白種女性罹患子宮頸癌、82％的非洲裔美國女性罹患子宮頸癌、81％的拉美裔女性罹患癌症。這個疫苗在所有女性身上都可以起到相等的癌症防護作用。

在美國，人類乳突病毒疫苗沒有被充分利用。十三歲到十七歲的女生群中，只有57％打了第一劑，只有三分之一完全接種。讓小孩接種疫苗不會鼓勵她們更快擁有性行為。這是經研究證實的（況且，也沒人會擔心教了小孩綁安全帶後，會生出危險行車的駕駛人）。

我對疫苗有疑慮

　　網路上流傳有很多有關疫苗的迷思，以至於還有人出書專門拿這事當主題（賽斯姆努金（Seth Mnookin）所著的《病毒恐慌現象》（The Panic Virus）就是其中寫得很不錯的一本）。以下簡要列出一些有關疫苗的疑慮，並附上這些疑慮跟 B 型肝炎病毒和人類乳突病毒有什麼關係的說明：

　　• **疫苗中含有甲醛**：一些疫苗的製造會用到甲醛，劑量高的話，會導致癌症。幾乎每種物質都會在高達某程度的特定含量時會產生危險，在某程度的含量下又屬安全。氧氣太多會使人失明、使肺臟遭到破壞，但我們卻能夠吸入 20％由氧所構成的空氣，不會有事。甲醛也是一樣的道理。我們體內都有幫助我們製造去氧核醣核酸和胺基酸（蛋白質分子的基本組件）的微量甲醛。體重五十公斤的女性體內大約會有 8.75 毫克的甲醛在循環，而青少年／成人接種一劑 B 型肝炎疫苗當中的甲醛連 0.015 毫克都不到，以五十公斤的人體來換算的話，等於是體內天然具備量的 0.02％以下。甲醛也天然存在於許多食物中。蘋果平均每顆含有 0.945 毫克的甲醛，是 B 型肝炎疫苗中甲醛含量的六十三倍。

　　• **汞**：有些疫苗含有二乙汞，這種化學物質跟導致汞中毒的甲基汞不同。聽起來好像是差不多的東西，然而化學上相差甚遠。二乙汞已證實是安全的，但其實根本不需要拿這個來討論，因為無論是 B 型肝炎疫苗，還是人類乳突病毒疫苗，沒有一個裡面含

有二乙汞的。

- **鋁**：佐劑的一種，佐劑的功用是強化疫苗作用，幫助身體製造出更多的保護性抗體。B 型肝炎疫苗和人類乳突病毒疫苗都含有鋁。鋁已經被研究了將近一百年，在疫苗中的劑量已知是安全的。對於人體來說，鋁不是必須的元素，但是卻存在於我們吃的所有食物中，因為土壤中含有鋁。B 型肝炎疫苗和人類乳突病毒疫苗中鋁的劑量大約為 0.5 毫克。用大家日常生活中比較常用到的東西來做個比較好了：只要連續兩天依照建議劑量的制酸劑，就會有跟打一支疫苗一樣多的鋁吸收進血液循環當中。

- **疫苗太傷免疫系統了**：接種疫苗會引發免疫反應。利用的是會讓免疫系統混淆不清，以為遭到感染的抗原（即一種蛋白質分子或碳水化合物），並使觸發的免疫系統開始製造具有保護力的抗體。我在一九六六年出生時接種的天花疫苗，當中含有大約兩百種抗原。B 型肝炎疫苗裡面只有一種抗原，保蓓裡有兩種抗原，四價疫苗「嘉喜四」裡有四種抗原，而九價疫苗「嘉喜九」裡有九種抗原。每次感冒都會使妳暴露於四到十種抗原中，如果罹患鏈球菌性喉炎（膿毒性咽喉炎）的話，則會暴露在二十五到五十種抗原中。

可避免性病的保護措施

　　許多人幾乎不知道保險套的正確使用方法，我們的家庭、性教育、醫療提供者甚少呼籲其重要性。這類知識也幾乎沒有出現在電影或電視劇中，更別提在色情片中，因此不難理解為何我們的文化賦予這類知識極低的價值，甚至於認為毫無價值可言。

　　還有一點需要知道，並非所有女性都有使用保險套的選擇。很多女性因為面臨伴侶有性暴力或肢體暴力，而無法向其提出請求。如果這剛好是妳的處境，務必撥通電話給家暴防治專線 113。

　　最後，我想再說一下，就算是最持之以恆的保險套使用者，也無法保證每次都使用保險套。我能理解這有多麼不容易，但保險套是保護自己的重要方法。隨身攜帶保險套，如此便不用老是指望妳的伴侶，也不失為幫助其持之以恆的好方法。

男性（外部）保險套

　　男性保險套通常穿戴在陰莖上或情趣用品上，材質有乳膠製的、聚氨酯製的、羊腸製的（通常稱為羊皮）等。羊皮保險套無法有效預防性病，因為這個材質的孔隙太大，病毒穿得過去。乳膠保險套預防性病的效果比聚氨酯的稍微好一些，可能是因為延展性比較好，戴起來比較合身的關係。如果妳有刺激難受感、認為陰道因為保險套而遭受感染，或者想要知道保險套對陰道有什

麼益處的話，第 21 章都有講，可以翻回去溫故一下。

　　要取得保險套有效性精確的統計數據是難事一樁。首先，要在研究中請其中一組人不要用保險套，看看誰會遭感染是有失道德的行徑。再者，難以徹底掌握各伴侶罹病的狀況，因此研究人員不能百分之百確定哪個人暴露於性病中，哪個人沒有。

　　我們所能知道的是，有持續使用保險套的話，可以把淋病或披衣菌傳染率降低約 90％。滴蟲病還沒被研究過，但降低率大概也在這個數值，相差不會太大。愛滋病方面，使用保險套可以降低大約 85％ 的傳染風險，而疱疹和類乳突病毒方面，則可降低 70 到 80％ 之間。疱疹和人類乳突病毒感染的部位不僅限於陰莖體（陰莖幹），因此在進行性行為當中，暴露在外的外陰或陰囊有摩擦到也有傳染力。梅毒沒有相關的數據資料（可能是因為病例為女性的比男人的低很多的關係），B 型肝炎和黴漿菌感染也都沒有。使用保險套無法預防染上陰蝨。

有需要使用有機乳膠保險套嗎？

　　銷售所謂「有機」或「天然」保險套的廠商，一直以來都用「比較安全」作為推銷用詞。實際上，根本沒必要知道乳膠是誰在生產的。

　　藉由恐嚇行銷來獲利（通常是據稱他們的產品比較安全但也比較高價或者某些宗教團體）是名為亞硝胺的化學物質。亞硝胺可

能在橡膠加工製成乳膠時生成。乳膠保險套裡也含有亞硝胺，但啤酒、某些乳酪、火腿肉以及大量化妝品中也都有。一劑一公克的亞硝胺公認會導致癌症，然而在進行交媾時，可能從保險套轉移到陰道的亞硝胺大約只有 0.6 毫微克的量。每個星期用一個保險套，用三十年之後，總共吸收到的亞硝胺大約為 0.9 微克，等於是單一致癌劑量的一百萬分之一的量。

如果保險套有沒有亞硝胺對妳來說很重要的話，也不想用到手工保險套。一項二〇一四年的研究顯示以下列出的保險套檢測不到亞硝胺：

- 杜蕾斯特敏保險套（Durex Extra Sensitive）
- 生活式絲緊（LifeStyles Skyn）
- 戰神全裸型（Trojan BareSkin）

如何使用男性保險套

穿戴正確的話，保險套破裂的機率只有 2％，然而真實世界中，高達 29％都會破掉，13％會滑脫。畢竟要在情慾高漲的時刻要正確完成這麼多步驟沒那麼簡單。我自己也經歷過那種「受不了了，快上吧」的時刻。如果妳自己很熟練，而且都會自備保險套和潤滑劑的話，那就掌握了很多使用者變數。我認為「會幫伴侶戴上保險套以保護雙方的自信女性」都應該要加分才對。除

此之外，也有女用保險套可以選擇（後面有針對這個更詳細的解說）。

如果妳沒有陰莖可以練習的話，可以用小黃瓜或香蕉，因為要在有壓力的情況下使用是很難的。就算是經驗老到的使用者也會有出錯的時候。我在二十幾歲和三十出頭的時候很會用保險套。等到離婚之後，又開始約會時，第一次與伴侶上床，幫他戴上保險套還戴反了。

以下為「如何幫陰莖戴上保險套」的最終版作法清單：

1. 放在錢包裡的保險套不要放超過一個月。
2. 確認沒有過期。
3. 用手打開包裝，不要用牙齒，免得連保險套都一起被撕裂。
4. 檢查看看是否有肉眼可見的損壞。
5. 從正確的方向戴上：如果妳一打開包裝，捏著的是尖端的話，那妳拿著的那一端就是外側。
6. 捲開戴上保險套時，把尖端捏住，以預留空間給射出的精液。
7. 在開始性交之前就先把保險套戴上：43％的男人表示經常在抽插了一陣子之後，才把保險套戴上。
8. 要確定保險套有確實捲開，把整支陰莖都套進去：沒做到的話就會犯了前十大保險套使用錯誤的其中一條。
9. 便用潤滑劑：可以減少破裂，並讓女性伴侶感覺性交舒服一

點。乳膠型的保險套可以跟水性和矽性的潤滑劑一起用，但不可以接觸到礦物油、嬰兒油、椰子油等，否則乳膠會被降解。用的是聚氨酯保險套的話，則可以搭配任何類型的潤滑劑使用。

10. 要確定保險套沒有在進行性交期間被偷拔了：這種行徑稱為「潛入」（stealthing）。這構成了蓄意破壞保險套的作為，有9%的男人都自認曾經做過這種事。如果妳是無法接受這種行為，要在事前就講清楚說明白。

11. 在抽出時抓住保險套的底部，以免滑脫。

12. 不要以為妳的男性伴侶對這些步驟都瞭若指掌。

女用（內部）保險套

這類保險套要在開始性交以前先置入陰道內。因為不需要有伴侶參與，會讓妳對這次的性愛更有主控權，而且也不需要等到完全勃起了才戴上。許多男人因為有勃起功能障礙，無法使用保險套。勃起功能障礙的發病率會隨著年紀增長而攀升，因此如果妳的伴侶年紀大於四十歲，而妳又需要有保護措施的話，就自備一些女用保險套吧。如果妳的伴侶為女性，妳們也想要共用情趣用品，可以使用這類保險套。肛門性交也可以用這類保險套。

女用保險套是一片聚氨酯製的包膜，兩端各有一個圓環，可以搭配任何潤滑劑，而且也不用擔心會對乳膠過敏。價格上會比男用保險套貴（要價貴將近兩到三倍）。有些家庭計畫診所可以免

費取得或以低價買到。不要同時使用男用和女用保險套。否則會產生更大的摩擦力，使得保險套使用失敗。

　　戴女用保險套是需要練習的，不過學會後，失敗率蠻低的。難度稍微比放進衛生棉條高一點，但又比移除裝滿血的月亮杯簡單。失敗率（亦即有滲漏或滑脫，以至於有流體流出去），第一次使用時為 7 到 8％，第二次使用時為 3.2％，第四次使用時為 1.2％。到了第二十次使用時，失敗率則為 0.5％。

　　網路上可以找得到一些拍得很棒的使用教學影片。因為需要多試幾次才能戴得比較熟練一點，我建議與其在慾火焚身的伴侶讓妳備感壓力以前，先自己在家多練習幾次。

口交膜

　　口交膜是口部性交或舔肛時，提供的一層保護，有關口交膜的資訊已經少的可憐，其中還有錯誤資訊。

　　口交膜是一塊方形的乳膠片，用於在口部性交時蓋在外陰或肛門上面。原先是牙科診療在用的器材（因此才有 dental dam 這樣的英文名）。把乳膠保險套剪開來也可以作為口交膜用，但沒有研究調查口交膜和剪開保險套的有效性。只有 10％的女性用過口交膜，大多數女性並不經常使用口交膜。

　　使用口交膜時，必須用手固定著，不過如果想用吊帶來固定住的話，也是買得到。乳膠嚐起來味道會有點像在做診療，不喜歡

的話，可以試試有特殊口味的產品。幫接受口交的人塗上潤滑液可以讓她感覺更舒服。只能單次使用，不要翻面再用一次。

　　口交膜很難在藥妝店找得到，但大多數情趣用品店都有賣，當然了，網路上也買得到。

暴露愛滋病病毒前預防性投藥

　　暴露前預防性投藥的作法是每天服藥，以預防感染到愛滋病毒。很多方面都跟接種疫苗很像。人體接種了疫苗，免疫系統會被激發以殺死病毒或細菌。接受暴露前預防性投藥的話，則可讓在體內循環的藥物殺死病毒。接種疫苗方便的是只要打一兩次針，就大功告成了，而接受暴露前預防性投藥的話，則需要每天都服藥。一旦忘記了，血液循環中的藥量就會不足，以至於無法防範感染。

　　暴露前預防性投藥適用於感染風險高但愛滋病毒檢驗結果呈陰性的個體。在暴露於愛滋病病毒中的情況下，其有效性大大高出於九成（有些較新的數據資料建議，在被開立此處方並都有適當服用的情況下，有效性幾乎為百分之百）。符合條件的所有人中，不到 10％ 在服用這個藥物，而異性戀女性的使用量又比同性戀男人低很多。在美國，這個藥物早在二〇一二年就被審定通過，但很多人（醫生也包括在內）都對這個藥物沒什麼（甚至一點都不）

了解。

　　暴露前預防性投藥為兩種抗愛滋病毒的複方藥物：惠立妥（tenofovir）和恩曲他濱（emtricitabine）；以舒發泰（Truvada）的廠牌名出售。服用舒發泰最常見的副作用為噁心，不過通常只會持續一個月之久。很多國家都審定通過了這個藥物的學名藥，且可以買得到。舒發泰這個廠牌藥每個月（沒有保險支付的話）要價兩千美元。這惡劣之處在於當初的研發資金大多並非來自於這家製藥公司，而是政府和私人基金會。在美國，大多數的私人健康保險保單和貧困者醫療補助保險都有保暴露前預防性投藥的支付費用。在加拿大，有些健康保險計劃有保學名藥的支付費用，有些沒有。在加拿大服用學名藥的費用每個月為兩百美元。在大多數其他國家中，接受暴露前預防性投藥每個月的費用都在一百美元以下，通常比一百美元低很多。

　　符合暴露前預防性投藥的條件應為，愛滋病毒的檢測結果必須為陰性，而且每三個月要複檢一次，如果檢驗結果變陽性的，就會需要施用不同藥物。

　　愛滋病毒檢驗結果為陰性且體重至少達三十五公斤的女性或青少女，必須符合以下其中一項條件，才可考慮施用暴露前預防性投藥：

- 伴侶的愛滋病毒檢驗結果為陽性的女性
- 與愛滋病毒檢驗狀態不明的伴侶進行性交，又沒有經常使用

保險套的異性戀女性，尤其是進行沒有保護措施的接受式肛門性交者，因為這種性交被愛滋病毒感染的風險最高

- 男性伴侶為雙性戀的女性
- 與有男性伴侶的男人進行陰道式性行為或肛門式性行為的跨性別男人

重點整理　• •

- 確保妳有接種抗 B 型肝炎病毒的疫苗，並且也要問妳的性伴侶是否有接種過這個疫苗。

- 如果妳現在的年紀介於二十七到四十五歲之間，那接種人類乳突病毒可能仍有好處，接種嘉喜九也不會不合理，端看妳的個人風險因子，不過還是要依據妳個人的風險因子和子宮頸抹片病史而定。

- 使用正確的話，男用保險套可以降低幾乎所有性病（除了陰蝨以外）的傳染風險。

- 別忘了還有女用保險套和口交膜可以使用。

- 暴露前預防性投藥在降低傳染到愛滋病病毒的風險方面極為有效。

第**26**章

人類乳突病毒

The Human Papilloma Virus（HPV）

> ＊本書審訂李醫師建議讀者：不宜自行購買處方藥物，應與婦產科醫師諮詢後再領取處方簽。

　　人類乳突病毒（HPV）是全世界最常見的性病，類型共有超過兩百種，其中約四十種會使人類的生殖器官受感染，主要是經性接觸傳播。生殖器的人類乳突病毒所造成的影響小則產生輕微、短暫，一年之內就全部清除，有可能連本人都不知道就治癒，大則變成子宮頸、外陰、陰道、肛門等處的癌症，也可能會使人長疣並導致口腔癌和咽喉癌。

HPV 無所不在

　　只要妳有過性關係，就幾乎一定會暴露於人類乳突病毒當中，這與骯髒、壞胚子、淫亂完全無關，只能證明妳就是人類。

　　美國和加拿大有超過八成的女性一生之中都至少感染過一次。人類乳突病毒的流行程度每個國家各異。確切原因仍不太清楚，可能綜合了許多複雜的因素，如生物學（陰道微生物群系會有地區性的不同）、遺傳因子、男性包皮環切術（可能會降低傳染給女性伴侶的機率，而女性的男性伴侶做過包皮環切術的話，可能比較能清除此傳染病）等。健康的社會決定因素具有舉足輕重的作用，影響保險套取得難易度、對於安全性行為的教育、人類乳突病毒疫苗的有無、接種疫苗的意願。

　　研究提出流行程度（病例總量）隨歲數增加而減少。醫學界還不知道抗某些類型的人類乳突病毒抗體含量隨時間推移而降減（驗血結果曾經是陽性的女性，現在看起來好像呈不實的陰性，不過第 16 型人類乳突病毒的抗體含量似乎不會隨年紀增長而降減）是因為身體把病毒清除了，還是因為累積的性交作法不同的關係。

　　性伴侶的數量可決定得到人類乳突病毒的關鍵變數，有超過三位性伴侶，得到會致癌的病毒機率就增加六倍。有罹患披衣菌的病史，感染到人類乳突病毒的風險幾乎增加兩倍。這是因為披衣菌會造成子宮頸炎症，而在暴露於人類乳突病毒中時，較容易染上。

了解人類乳突病毒（HPV）的感染機轉

　　病毒是一種極微小的生物體，帶有保護膜的遺傳物質，需要的食物、能量以及進行生殖都仰賴宿主。這種生物體具有寄生特性，亦即要仰賴宿主才能存活，不過又不是真正的寄生蟲。寄生蟲會在細胞外進行繁殖，反觀病毒的一生，無論哪個生命週期都是在細胞內度過。我們的環境中病毒無所不在。他們會感染植物、動物、人類、細菌，甚至連寄生蟲都可以感染！

　　HPV 已經演化成與皮膚細胞的生命週期同步。感染皮膚細胞的最底層後，再進入細胞核裡。最底層會製造新的皮膚細胞，因此一旦得到 HPV，每個新細胞的細胞核就都會含有 HPV。

　　新的皮膚細胞是不成熟的。這些皮膚細胞的 DNA 中，存著已經設計好讓細胞如何成長的規劃。HPV 會駭進 DNA 製造更多的 HPV，發出指令讓細胞組裝出更多新的病毒微粒。這就像潛入人家的房子裡，偷用他們印表機和信封來做自己的事一樣。皮膚細胞死亡時，會把這些新生的 HPV 微粒都釋放出來。不同的 HPV 已對特定區域的皮膚做好高度的調適，由此可知為什麼足底疣（又稱掌疣，也是人類乳突病毒造成的）不會長在外陰上，而生殖器疣不會長在足部上。

　　由於 HPV 會感染到細胞的基底層，因此外傷會是很大的助力。這就是為什麼生殖器疣最常見於前庭的最下方，也就是在進行性交時產生最多輕微外傷的區塊。除陰毛（會造成輕微外傷）

之所以會增加 HPV 感染和外陰癌症前期風險有關聯也是這個原因。

人類乳突病毒是怎麼變成癌症？

有些 HPV 類型屬於致癌性病毒。子宮頸癌有七成左右是第 16 型 HPV 和第 18 型 HPV 導致的，而其餘三成則是由第 31、33、35、39、45、51、52、56、58、59、68、69、82 型病毒導致的。導致外陰癌、陰道癌、肛門癌的人類乳突病毒類型分析則比較不為人所知，不過第 16 和 18 型是最可能觸發癌前變化的類型。高風險的 HPV 還會導致口部和咽喉的癌症。

健康的細胞在分裂的時候，會有些失誤和突變，有些會有癌性的，這些都屬正常。DNA 有各式各樣的修復機制，作用方式像開啟自動拼字檢查一樣，會去尋找產生錯誤的地方，並將之修理好。如果錯誤修正不了，安全機制就可能直接乾脆把這個細胞給殺了。致癌性的 HPV 會干擾這一特定的修復機制，使得突變可以逃過偵查，進而更容易變成癌症。

感染上致癌性的 HPV 不代表妳就一定會罹癌，但妳會有罹癌的風險。大多數病例中，免疫系統都會把病毒解決掉，兩年後，九成的女性都已經沒有感染或沒有顯示出感染的跡象了。唯一該擔心，是病毒沒有被清除。病毒持續存在就意味著有罹癌風險的狀況。

　　感染上致癌性病毒株要轉成癌症需要很長一段時間。第一步會是細胞發育異常或形成癌前病變，這一般都是在遭感染後數年才會出現。免疫系統可能有辦法清除早期的癌變前變化。從感染到病毒到變成癌症一般中間都會有超過十年的時間。

　　大多數生殖器疣的病例都是第 6 型和第 11 型 HPV 導致的。感染機制是一樣的：駭進 DNA，不過與其對腫瘤抑制功能產生影響，這類的 DNA 變化是讓細胞變成疣。

　　罹患子宮頸癌最大的一個為抽菸；香菸會使 HPV 感染進展演變成癌症的風險劇增。

與 HPV 相關的癌症有多普遍呢？

　　子宮頸癌是全球女性罹患的癌症中第四大的癌症類型，而在育齡女性（十五歲到四十四歲）族群中，則是第二普遍的癌症類型。全球每年有超過五十萬名女性被診斷出罹患子宮頸癌，而有超過二十五萬名女性死於子宮頸癌。這種癌症所造成的負擔大宗都落在無法取得 HPV 疫苗、做癌症前期篩檢、接受癌症前期或癌症治療的國家中。外陰、陰道、肛門的癌症比較沒有子宮頸癌這麼普遍。與 HPV 相關的肛門癌似乎有上升的趨勢。

HPV 篩檢是什麼？

是一種子宮頸的篩檢，目標是要鑑別出致癌性病毒或早期癌變前的改變，以便對之進行監測，並是需要予以治療，藉此預防罹癌。使用的方法包括子宮頸抹片，也就是輕輕刮起子宮頸表面上的一些細胞，交給病理學家，以顯微鏡進行評估作業，以及取拭子進行核酸檢測，尋找是否有致癌性人類乳突病毒株等，有時兩種都用。

在美國，子宮頸篩檢從二十一歲開始做，一直到六十五歲才停。接種抗人類乳突病毒的疫苗不會影響到篩檢的進行。審定通過可以用在檢驗上的演算法有好幾種：

• 年紀介於二十一歲和二十九歲的人每三年做一次子宮頸抹片。年紀介於三十歲和六十五歲之間的女性每三年做一次，或每五年做一次加上 HPV 檢驗（合併檢驗）；合併檢驗的作法可以是集取一個拭子進行子宮頸抹片檢驗，另一個進行 HPV 檢驗，或者也可以利用 HPV 檢驗剩下的液態細胞材料來進行。

• 年紀大於二十五歲的女性進行每三年一次的高風險 HPV 檢驗。妳的醫師可能不需要用鴨嘴窺器就可以進行取集。

檢驗結果為陰性的女性，可以在滿六十五歲之後就停止回診做檢驗。

　　非致癌性的人類乳突病毒株不需要做檢驗。目前沒有任何方式或建議可以治療這類病毒。醫學界中有一個很好的不成文規定：如果檢驗結果不會帶來任何改變，就不要做檢驗。也不建議年紀低於二十五歲做高風險病毒株檢驗，因為這個年齡層有非常高的機率驗出來是陽性，這只會導致擔憂和更多檢驗，尤其這需要一段時間才會演變成子宮頸癌，因此比起幫助，更可能造成傷害。

　　子宮頸抹片或 HPV 檢驗結果異常通常會需要進一步評估。評估的方式是再做一次子宮頸抹片和 HPV 檢驗，或做陰道鏡檢查（利用特製放大鏡檢查子宮頸的小手術）。也有可能需要做一個或多個地方的子宮頸切片（小小塊的組織樣本）。簡單來說，輕度癌前病變的意思是演變成癌症的風險很低，處理的方法通常是觀察以及一年後再追蹤。高度癌前病變大抵會需要接受治療，前十二個月惡化成癌症的風險為 4%，之後時間越久風險就越高。

　　切除高度癌前病變異常細胞的方法有很多，會有一些因素需要納入考量。由於進行切除會影響到子宮頸在未來妊娠或目前妊娠的表現，因此不建議年紀介於二十一歲和二十四歲之間的女性或妊娠中的女性進行，除非高度可疑為癌症。

痊癒之後，病毒還有可能躲在身體裡嗎？

潛伏期的意思是病毒正躲在身體裡，有可能會在某時某刻被重新喚醒。目前沒有直接的證據證明 HPV 潛伏期會發生。老實說，這是很難證實的，因為要找到躲在一顆細胞裡的病毒一點都不容易。有些數據表明這是有可能發生的，比如在妊娠期間，有些 HPV 檢驗結果從來不曾為陽性的女性卻罹患了 HPV，因為妊娠會使免疫系統收到抑制，進而讓潛伏狀態的病毒重新活化。

如果妳曾在 HPV 檢驗為陽性，但現在已經恢復成陰性了，有沒有可能又再變成陽性沒人知道，也無從確知。我們知道的是，如果 DNA 檢驗出來的結果是陰性，就沒有發病中的可能性，也沒有傳染的風險。沒有任何檢驗可以分辨出妳到底有沒有潛伏狀態的 HPV 感染症，因此如果想要知道這點的話，還是打消念頭吧。

肛門癌是怎麼一回事？

肛門癌通常為 HPV 所致。過去曾認為肛交是最有可能造成此疾病，不過新出來的研究建議該想法並不正確。HPV 具有「場域效應」，因此沉積在子宮頸或陰唇的 HPV 可能會感染任何處於生殖器場域內的細胞。

如果肛門出現異常，例如持續不斷的搔癢或刺激難受感，會建

議做直腸檢查。這不代表妳的肛門一定感染 HPV，很多極為常見的病症也會導致肛門搔癢和刺激難受感。感染到愛滋病病毒的女性和感染 HPV 而子宮頸有某些癌變前變化的女性都是適用肛門子宮頸抹片（anal Pap smears）。遺憾的是，截至二〇一九年為止，都還沒有明確的指南可參考並用以提供建議。目前並不建議沒有已知風險因子或肛門癌症狀的健康女性做肛門癌或肛門高度癌前病變的例行性篩檢。

生產時會把 HPV 傳染給小孩嗎？

這種情形稱為週產期傳染，回答得簡單一點就是會傳染，但很罕見。

有病歷記錄過人類乳突病毒在陰道生產和剖腹產時傳染給嬰兒，並導致新生兒的聲帶長疣。這是很罕見的病症（被影響到的人數大約每十萬人中有二到四人），病名為幼發型呼吸性乳突瘤病（juvenile-onset respiratory papillomatosis）。患者會需要接受多項手術醫治。鑑於患有生殖器人類乳突病毒感染症的女性患者之多，罹患幼發型呼吸性乳突瘤病的個案之罕見程度，顯然並非簡單的病毒感染而已。可是，現在還不清楚母嬰生殖器垂直感染是否會在生產時發生。

如果我患有 HPV，該怎麼告訴我的性伴侶呢？

如果發現檢驗結果異常，意味著妳性伴侶會處於潛在感染風險。如果妳的伴侶是男人，有些女性會覺得坦承等於在這段關係處於不利地位，因為男人不會做 HPV 篩檢。我們一般給予的建議都是：誠實為上上之策。

如果妳已與這位伴侶頻繁地性交，那麼他或她就可能已經遭受病毒感染了，當然，也沒有辦法知道妳是從這個人身上感染，還是從其他性伴侶身上感染到的。女性伴侶應該要定期進行子宮頸篩檢。如果願意的話，可以使用保險套作為保護策略。如果妳的伴侶還沒有接種疫苗，那麼也可以將之視為不錯的策略。

情趣用品有可能感染到 HPV 嗎？

除了插入式性交、摩擦、口交之外，理論上 HPV 也有可能經由情趣用品傳播給他人。在一項研究中，給女性兩種不同類型的振動按摩器，一個材質是熱塑彈性體，另一個材質為矽膠，同時附上清潔溶液和清潔說明書。這些女性依照指示，自己採集 HPV 的陰道拭子，也採集振動按摩器使用前、使用後、清潔後的拭子做檢驗。

這個研究屬於小型的。只有九名女性檢驗結果為陽性。熱塑彈性體振動按摩器的主幹，在用過之後馬上取的拭子檢驗 HPV 的結果 89％為陽性，清潔後馬上取的拭子檢驗 HPV 的結果有 56％為陽性，清潔完成過了二十四小時後再驗，有 40％都還是呈陽性。握把就比較沒有差別了。矽膠振動按摩器差不多也是在用完後和清潔後立即取的樣都呈陽性，二十四小時過後則完全沒有呈陽性的；不過可評估的抽樣只有四個。

這麼小型的研究很難用來下定論，不過顯然用過的振動按摩器上面可鑑別出 HPV，這也不足為奇，畢竟這種病毒可以在物體表面上存活七天之久。顯然，我們需要針對如何清理情趣用品進行研究，以幫忙預防伴侶之間的傳染，也需要更多研究，看病毒的持久性在矽膠表面上是否比較受限。在我們找到答案那一天來臨前，HPV 檢驗為陽性的女性最好還是把共用情趣用品成為潛在傳播媒介納入考量。

生殖器疣危險嗎？

疣不會轉變成癌症，不過外陰或陰道的癌症前期有可能會被誤診為疣，因為兩者看起來很相似。

疣的外貌有的平扁，有的凸起。通常看起來都厚厚的，因為這種病毒會觸發角蛋白增生。罹患生殖器疣的人大約占 1％，導致感

染的病毒為第 6 型和第 11 型人類乳突病毒。

　　染上第 6 型或第 11 型人類乳突病毒等低風險病毒的女性有可能也同時染有高風險、可能會致癌類型的 HPV，因此生殖器疣算是造成子宮頸抹片異常的風險因子。

　　如果疣的樣貌典型，而該女性年紀又不達四十歲，那麼便不需要進行切片檢查。疣若有色素沉著（呈深色）、潰瘍或具有非典型的樣貌，而該女性年紀已超過四十歲或免疫系統低下，疣在治癒過後又長出來，或治療無效的話，那麼就會需要進行切片檢查，以確定不是癌症前期或癌症。長在肛門周圍的疣應該要由能夠進行肛門鏡檢者（即檢查肛門內部）的醫療單位評估，看妳是否有長在內部的疣，需要治療。

　　生殖器疣有可能會自己消失，因此採取看著辦的方式也是可以接受的。如果疣過一年都還在的話，就不太可能是具有自發性緩解力的疣了。療法有很多，但並沒有優劣之分。選擇接受哪一種治療取決於許多因素，包括疣的數量和大小、花費、懷胎的風險、病人個人偏好等。

　　治療的選擇可分為病患施用（自己在家塗藥）和醫護人員施用等兩大類。

　　病患施用型療法包括以下所列：

　　• 咪喹莫特（imiquimod；樂得美乳膏）：刺激免疫系統去攻擊疣。濃度為 5％的乳膏每週塗抹患部三次，濃度為 3.75％的乳膏

每天塗在疣上一次，如此持續十六週。六到十小時後把藥洗掉。刺激難受感、發紅、潰瘍等都是可能產生的副作用。藥物抹到患部以外的地方不需要擔心。現在還沒有有關妊娠安全性的優質數據治療可參考，不過意外感染於其中所帶來的風險應該很低。長很多疣的話，咪喹莫特應該可以算是最好的病患自行施用的最佳選項。

• **榿鬼臼毒素（普達非倫毒質；podophyllotoxin）**：阻斷 HPV 在 DNA 複製的能力。但具有腐蝕性，也就是會使周遭皮膚產生刺激難受感，因此精準塗抹在患處上很重要。用棉花棒沾取溶液或用手指把凝膠塗在疣上，每天兩次，連續三天後暫停四天。這個循環週期可以重複四次。每天能塗的量有上限（0.5 毫升）。第一次最好先讓醫護人員幫妳塗藥，這樣妳才能確切知道怎麼做才對，並確保能擦得到所有的疣。如果處於妊娠期，則不應施用，因為會有造成先天性缺陷的風險。

• **酚瑞淨軟膏（sinecatechins）**：一種綠茶萃取物，一顆疣每天塗三次，最多塗十六天。副作用有發紅、灼熱感、潰瘍等。愛滋病患者免疫低下，不建議使用，患有生殖器疱疹者也不建議使用。妊娠中女性使用是否安全仍屬未知。

由醫護人員施用治療生殖器疣的療法如下所列：

• **冷凍療法（cryotherapy）**：用液態氮或特殊探針把疣急速

冷凍。冷凍和解凍的循環會導致被病毒感染的細胞死亡。冷療法通常在診間執行。如果有需要的話，可以利用局部麻醉（注射）減低疼痛感，一般來說，這個小手術都不需要用到麻醉也耐受良好。但可能會需要接受好幾次治療才能結束。

• **動手術切除**：在哪裡和如何進行取決於疣的大小和數量，診間、手術室或開刀房都能手術，用剪刀、雷射或電灼法切除。動手術的好處在於會有檢體可以送去病理部檢查，以排除癌症前期或癌症的可能。壞處是會痛，可能需要麻醉、會失血、如果手術沒有動好的話會結疤，或產生併發症。這個選項通常會是最貴的一個。

• **三氯醋酸（trichloracetic acid）或二氯乙酸（bichloracetic acid）**：用化學方式破壞疣裡的蛋白質分子。這些化學物質腐蝕性很強，務必只能塗在疣上。一般會用棉花棒的木頭末端或甚至用牙籤在疣上塗以微量，然後靜置待乾。被塗抹的組織會變白，醫護人員便可看出治療到的地方只有疣。如果沾到皮膚的話，要馬上洗掉。這個療法的好處是很便宜，而且可以在妊娠期間進行，壞處是通常每週都要回診治療，而且如果沒做好，可能會導致周遭皮膚發紅和起水疱。

重點整理 ● ● ● ● ● ● ● ● ● ● ● ● ● ● ● ● ●

・致癌性人類乳突病毒株沒有清除會成為罹患子宮頸癌的風險因子。

・建議子宮頸癌篩檢從二十一歲開始做。

・不建議檢驗有無低風險的病毒，檢驗有無高風險病毒不應在二十五歲前進行。

・肛門癌的最佳篩檢方式仍屬未知。

・HPV 可能會存留於情趣用品上，即便清潔了也還是有可能留在上面。

第**27**章

疱疹

Herpes

疱疹病毒的種類逾百種，會感染人類的只有八種。其中兩種藉
由性行為傳染：第一型單純疱疹病毒（herpes simplex virus 1，統
稱 HSV-1）和第二型單純疱疹病毒（herpes simplex virus 2，統稱
HSV-2）。

疱疹病毒最典型的特徵就是一旦感染後，體內的病毒就無法完
全消除；反而會躲在細胞裡，之後被觸發時會重新活化。

這個特性不是只發生在 HSV-1 和第 HSV-2。水痘帶狀疱疹病
毒（aricella-zoster virus）引起的水痘和艾司坦氏 - 巴爾氏病毒（又
稱第四型人類疱疹病毒，英語：Epstein-Barr virus）所致之傳染性
單核白血球增多症（infectious mononucleosis）也都是會在感染後
又再活化的疱疹病毒。水痘再度活化會變成讓人痛不欲生的帶狀
疱疹。艾司坦氏 - 巴爾氏病毒再度活化不會產生症狀；只會有病毒

從口部脫落出來，但患者完全不會有任何感覺。幾乎每個人體內都有一種或多種疱疹病毒。

　　HSV-1 和 HSV-2 的感染途徑為皮膚。以生殖道的角度來看的話，就是外陰、陰道、甚至肛門。病毒會經由用顯微鏡才能看見的外傷進入體內。女性從性行為感染到疱疹的機率較大，因為女性在性交時，會有比較多輕微外傷，而且陰道黏膜（皮膚）又比陰莖更容易遭受感染。

　　單純疱疹病毒進入皮膚之後，會開始複製或生殖，製造更多病毒。有時會因此而導致水疱或潰瘍，是會痛且肉眼可見的感染跡象。不過，首度感染的人常常是沒有症狀。一旦感染發生，病毒會進入神經纖維，一路遊走至離脊髓很近的神經細胞體，然後在那裡呈休眠狀態等著。這就是為什麼首度感染和再度活化疱疹都會很痛的原因：神經纖維在發炎。

　　當再度活化的病毒沿著神經一路走，會製造更多的複製體。病毒在進行生殖時，患者也有傳染力，而這個過程稱為病毒剝落期。再度活化會使得起初遭感染的部位附近產生疼痛的水疱或潰瘍，不過再度活化也有可能不會產生任何症狀，只是單純進入病毒剝落期而已。

　　了解初始感染和再度活化的概念很重要，因為當妳發現自己有潰瘍（瘡）症狀，但不代表這是妳第一次感染此病，只能說是第一次產生肉眼可見的感染而已。第一次有潰瘍可能是新罹患的感染症，不過也可能是好幾個月前或甚至好幾年前感染到的病毒被

再度活化後，首次出現的肉眼可見跡象。光是用看的不可能判斷出這個潰瘍是首度感染還是再度活化所引起的。

關於 HSV-1 和 HSV-2 的基本知識

我們以前都認為 HSV-1 只會發生於唇部，而 HSV-2 只會感染生殖器，但現在北美大約有五成的新型生殖器疱疹感染症是 HSV-1 引起的。之所以會這樣有可能是因為比較少人在孩童時期感染到 HSV-1，因此第一次接觸到的時候可能是在口交時，而不是在幼稚園或兒童遊戲區（小孩和口部分泌物之間有緊密的關聯）的時候。

如果妳小時候或在還沒開始有頻繁性交以前，曾經由口部感染到 HSV-1，那麼妳的生殖器就不會罹患 HSV-1，因為妳已經有抗體保護了。只有在兩種狀況下，才會口部和生殖器同時得到 HSV-1。第一種狀況是在口部和生殖器同時接觸到病毒，如此會使得嘴巴和生殖器一起遭受感染。另一種狀況是在感染期間，身體還沒製造出抗體前，傳染到身體的其他部位的；此稱為自體傳染（autoinoculation）。

HSV-1 比較偏好嘴巴。復發性口腔疱疹瘡很常見，但是生殖器上的復發性疱疹不太會發生爆發。這就是了解生殖器疱疹種類會有幫助的原因：知道身上疱疹的爆發是屬於 HSV-1，就知道這個

病毒剝落處比較不會反覆發病，也不太會有疼痛型的爆發，因此生殖器與生殖器之間 HSV-1 的傳播是不常見的。有些數據資料建議 HSV-1 比起感染 HSV-2 時，比較會導致肉眼可見的生殖器潰瘍。

　　無論是口部還是生殖器感染過 HSV-1，都不代表能讓妳免於HSV-2 感染。然而，如果妳曾感染 HSV-1，之後再感染 HSV-2，在生殖器比較不會有疼痛（肉眼可見）的疱疹爆發，但一樣會有病毒剝落。所以感染過 HSV-1 會緩和罹患 HSV-2 時症狀的嚴重度。

有多少人有疱疹？

　　全世界有 67％的人口有 HSV-1 的抗體，也是曾經感染過的證據（此數據為流行程度）。單就北美而言的話，則是 50％。擁有HSV-2 的抗體全球普及程度約為 11％，其中女性比男性多將近兩倍（15％比 8％）。在美國，有 15.5％年紀介於十四歲和四十九歲之間的人有 HSV-2 的抗體，有此抗體的女性有 20.9％，男人有11.5％。這個數值已慢慢地與時降減，但主要都是比較能取得預防性保健照護的族群。

感染生殖器疱疹會有什麼後果？

約八成的人得到疱疹都不知道。典型的疱疹瘡為會潰爛並結硬皮的水疱。腹股溝（鼠蹊）的淋巴結可能會腫脹，肌肉可能會酸痛或發燒。然而很多人，特別是女性，從來就沒有長過瘡，一旦得到疱疹，又長在陰道裡，這些症狀會被誤以為是其他類感染所引發的。疱疹的瘡或病灶也可能會被誤診，例如以為是倒生毛髮所致。

雖然長瘡代表發病當中（意思就是身體正在製造新的病毒，而且具有傳染力），但沒有長瘡也還是能製造新病毒，此現象稱為脫落。一般疱疹就是這樣傳播的，因為長瘡的人大多痛得無法進行性交。生殖器疱疹而言，HSV-2 感染比 HSV-1 常發生脫落現象。異性戀關係中，在沒有使用保險套的狀況下，傳染和染上疱疹的風險約為一年 10%。

染上 HSV-2 的女性若暴露於愛滋病毒中，感染的機率會上升。皮膚上因潰瘍所產生的破洞是造成風險提高的原因，但就算只是有病毒脫落的現象，也會因為局部出現改變，使得暴露於愛滋病毒中時，感染的機率增加。

患有生殖器疱疹的女性會在妊娠時面臨特有的問題。進行陰道生產的女性如果正好有病毒在脫落，那她的新生兒就有可能罹患新生兒疱疹。美國一年約有一千五百個案例，而其中遭感染的新生兒有五成會演變成牽連到神經系統的嚴重感染症。即使用了積

極型療法，還是有可能造成毀滅性後果，甚至致死。

　　新生兒疱疹大約有 75％的個案都是發生在妊娠期中染上生殖器疱疹的女性身上，其餘的則是因為病毒又再度活化。有些策略可以用來把風險降到最低，不過已超出本書範疇，所以就點到為止，如果妳有生殖器疱疹的病史，務必告知妳的婦產科醫師、家庭醫師或助產士，且在懷孕期間一有生殖器症狀就要通報，以便接受評量以及妥善治療。

正確診斷疱疹的方式

　　臨床診斷的意思是妳的醫師會檢查妳長的瘡，然後說「看起來像是疱疹喔」。這種檢查方式通常都很不準確，依照建議還是要取病灶的拭子做檢查（可能會痛，不過應該只需要幾秒鐘就取好了）。最常見的檢驗方式為 DNA 檢驗，準確度非常高。另一個選擇是進行病毒株培養，不過有可能會錯失找到病毒的機會，尤其是在瘡已經在結痂的時候。DNA 檢驗和病毒培養都可以鑑別出染上的病毒是 HSV-1 還是 HSV-2。這很重要。如果感染到的是 HSV-1，反覆產生病灶和病毒脫落的頻繁度就會比染上 HSV-2 低得多。

　　驗血可以找到抗體，亦即可以告訴妳是否曾經被感染過。這方面各家的指引方針都互為不同，有些醫療機構建議不要做檢驗，而美國疾病控制與預防中心沒有建議做，也沒有不建議做，反正

妳只要知道，想要的話，還有驗血一途可以選就好了。

疱疹抗體檢驗一定要是能夠分辨出抗體是屬於 HSV-1 的還是屬於 HSV-2 的。這類檢驗在美國市面上有數種，例如 HerpeSelect 和 Uni-Gold HSV-2。黃金標準的檢驗稱為西方墨點法，由華盛頓大學提供。

人體對疱疹產生的抗體有兩種：免疫球蛋白 M（IgM）和免疫球蛋白 G（IgG）。免疫球蛋白 M 抗體會在感染後快速生成，免疫球蛋白 G 則是要好幾個月之後才會生成。疱疹的免疫球蛋白 M 檢驗沒有可信賴的，因此絕對不該開這種檢驗單。

妳是否決定要做疱疹的血液檢驗，取決於妳在得到結果後採取什麼樣的行動。想想看得到結果後，會如何改變妳要做的事。驗血會有用的一些情境如下：

• **每次等到約診那天復發性生殖器潰瘍都剛好好了**：如果妳的血中 HSV-2 免疫球蛋白 G 檢驗結果為陰性，就不太可能是疱疹。要記得，檢驗出來呈陽性，也不見得代表是疱疹。

• **妳的性伴侶告訴妳他或她有生殖器疱疹的病史**：如果檢驗 HSV-2 的結果為陰性，妳會不會請妳的伴侶做好保護措施（例如每次都用保險套）並服藥，以降低他們把病毒傳染給妳的風險呢？

• **妳長出新的潰瘍，做了 DNA 檢驗 HSV-2 結果是陽性**：妳真的很想知道是不是新的感染。如果驗血 HSV-2 的結果是陰性，那就有可能是最近染上的。

• **妳該知道**：檢驗出 HSV-1 結果為陽性，並無法告訴妳是口腔還是生殖器受感染。如果妳檢驗 HSV-2 結果為陽性，那就是生殖器遭感染。妳會把這個資訊揭露給妳的伴侶嗎？妳會堅持使用保險套嗎？妳會服用抗病毒藥物來降低傳染疱疹給別人的風險嗎？

治療方式

有三種藥可以選擇，這三種都很類似：艾賽可威（acyclovir）、抗濾兒（famciclovir）、祛疹易（valacyclovir）。愛滋病毒檢驗結果為陰性的族群產生抗藥性的風險極低。

第一次爆發疱疹的意思是第一次長瘡，有以下幾種治療方式可以選：

• 口服 400 毫克艾塞可威，每日三次，持續七至十日
• 口服艾賽可威 200 毫克，每日五次，持續七至十日
• 口服 1 克祛疹易，一日兩次，持續七至十日
• 口服 250 毫克抗濾兒，一日三次，持續七至十日

這些藥物也可以在復發性爆疹時服用，但一定要在病灶開始發病那天之內或在爆疹前出現刺痛或灼熱感時開始服用。此舉可把病灶持續時間縮短約二十四小時。給藥方案有好幾種，為期一至

五日不等，取決於使用的藥物和劑量。

除了等著復發之外，還有抑制型的療法，意思就是要每天服藥。這個策略可使疱疹爆發降低七成到八成，可減少病毒脫落、還可使傳染風險降低約五成。抑制劑的劑量如下：

- 口服 400 毫克艾塞可威，一天兩次
- 口服 500 毫克祛疹易，一天一次（如果妳一年會爆疹十次以上的話，這個療法會比較沒那麼有效）
- 口服 1 克祛疹易，一天一次
- 口服 250 毫克抗濾兒，一天兩次

使用保險套也算預防策略的一種，不過比起男人，對女性會比較有保護力。貫徹始終地使用保險套每年可少掉三十萬起女性染上 HSV-2 的新病例。除陰毛也可能與生殖器疱疹感染的增加有關聯性。

情緒處理

告知病人罹患了生殖器疱疹的診斷是困難度最高的主題之一。很多女性會覺得她們被貼上標籤了，因此在驗血前先考慮自己如果驗出來是陽性的話，會有什麼感覺是很重要的。研究指出大多

數女性都會發現這件事在情緒上有長久的陰影。很多女性在得知疱疹不會導致癌症、復發性長瘡不常見、有藥物可以減少爆疹、有降低傳播風險和將妊娠傷害減至最低的策略等事後,也會鬆一口氣。

我總要特別講一聲:我們走在街上看到有人長口唇疱疹(極大可能是染上 HSV-1 所致)時,並不會對那個人指指點點。多數人看到就算了,想也不會去想它,不過就算想了,通常也只是會浮現「一定很痛」的想法,但稍縱即逝,且帶有同情心。

重點整理

· HSV-1 會導致口腔和生殖器疱疹,HSV-1 在生殖器上復發並不常見。

· 在美國,有兩成女性有 HSV-2 的抗體,而 HSV-2 只發生在生殖器感染症而已。

· 驗血結果為 HSV-2 陽性的人當中,有八成從來都沒長過瘡。

· 生殖器疱疹會產生的後果最嚴重的就是使感染愛滋病的風險增加,以及為陰道生產的孕婦帶來的多重風險。

· 抗病毒藥物可有效減少疱疹爆發和傳染機率。

第28章

淋病與披衣菌

＊本書審訂李醫師建議讀者：不宜自行購買處方藥物，應與婦產科醫師諮詢後再領取處方簽。

Gonorrhea and Chlamydia

　　淋病（淋病雙球菌，Neisseria gonorrhoeae）和披衣菌（砂眼披衣菌，Chlamydia trachomatis）是細菌性性感染病（性病）。披衣菌是美國最常見的應通報性感染病，淋病則屬第二常見，美國疾病控制與預防中心每年會接到約一百六十萬起披衣菌病例，除此之外，還會有一百萬起病例沒有被檢測到。披衣菌在年輕族群中比較盛行。新病例中有三分之二都發生在年紀介於十五歲和二十四歲之間的人，美國疾病控制與預防中心估計年紀二十四歲以下、有頻繁性行為的女性每二十人就有一人有披衣菌。淋病的病例比較少，不過每年還是有超過五十萬起，而且很不幸地，淋病的患病數量有上升的趨勢。二〇一八年的病例數量比二〇一六年的多了 20%。

　　在美國，罹患淋病的非洲裔美國女性比率不成比例地比白人女

性高出十七倍以上。一般認為會這樣是社經條件不平等，影響到高品質保健照護服務的取得難易度不同所致。

淋病雙球菌和披衣菌都只能存活於特定類型的皮膚（上皮）細胞上，這些細胞稱為柱狀細胞和移形細胞。這些類型的細胞存在於子宮頸、陰道口的腺體、尿道、直腸等部位。這就是為什麼動過子宮切除術後，子宮頸也有切除的話，陰道極不可能感染到這些細菌的原因，檢驗結果如果呈陽性，也幾乎一定是出於尿道或陰道口的腺體。柱狀細胞也存在於喉嚨（咽部），因此口腔遭到感染是有可能的，眼皮也有柱狀細胞，因此嬰兒有可能在生產是遭到眼睛感染。

女性暴露於淋病雙球菌之中時，非常有可能遭到感染。與患有淋病的男性伴侶每有一次陰道性交，就有五成到七成的機率會被傳染。女性經由陰莖陰道式性交傳染給男人的機率為每性交一次約20%。口部吸吮陰莖（俗稱含屌，即幫男人進行口部性交之意）的傳染機率比以口部吮舐女陰（俗稱舔鮑，即幫女性進行口部性交之意）高。女性與女性進行指交或共用情趣用品傳播淋病的風險目前仍屬未知。

披衣菌傳染狀況的統計數據比較不是那麼為人所知，因為有很多人染病卻沒有症狀，只能說最佳估計為每進行一次陰莖陰道式性交，就有大約一成的機率會感染到披衣菌，而女性被感染的機率又很可能高於男人。女性以口部吸吮陰莖也比以口部吮舐女陰更容易染上披衣菌。有一項調查年紀二十四歲以下女性（罹患披

衣菌風險最高的族群）的研究發現跟男人進行性交的女性感染率等同於跟女性進行性交的女性感染率。

藉由分泌物之暴露傳染披衣菌可能更容易。淋病雙球菌要感染到直腸，一般認為必須要通過肛門性交才行，但直腸中會有披衣菌，據通報是子宮頸分泌物流出，沾在皮膚上，然後在擦拭的時候被往後推向肛門所致。嬰兒也會在出生的時候，因暴露於遭感染的陰道分泌物，而使其陰道和直腸感染到披衣菌。

罹患淋病和披衣菌會導致什麼症狀？

一般來說不會有症狀，這也就是為什麼篩檢那麼重要了。有些女性可能會有陰道刺激難受感或灼熱感，而比起披衣菌，淋病比較會產生這些感覺，但就算如此，還是只有兩成患有淋病的女性有症狀。有些女性可能會有大量濃稠綠綠或黃黃的分泌液，其實也就是膿汁（膿汁是充滿白血球的分泌物）。披衣菌還會導致子宮頸輕度發炎，可能導致抽插式性交後有少量出血。

不予醫治的話，淋病和披衣菌都會導致骨盆腔炎，即一種嚴重的子宮和輸卵管感染症。骨盆腔發炎的後果包括輸卵管結疤（會導致子宮外孕）、不孕、骨盆感染（會增加慢性骨盆疼痛的風險）。披衣菌通常是無聲殺手，也就是罹患後會導致輸卵管嚴重損壞，在沒有任何症狀的情況下導致不孕。

誰該做淋病和披衣菌篩檢？

二十四歲以下性交頻繁的女性應每年做一次篩檢，因為早期治療可降低骨盆嚴重感染的風險。這種篩檢所有女性都該做，無論是異性戀、雙性戀、女同性戀還是跨性別者都一樣。有在進行陰道性交的跨性別男人應該也要接受篩檢。

整體而言，罹患淋病和披衣菌的機率過了二十四歲之後就低很多，即便是高風險族群也一樣。這不代表就不會發生，但有可能是因為女性過了二十四歲後，進行性交的方式有所不同的關係。子宮頸上會有遭感染風險的柱狀細胞在年紀比較輕的女性體內比較凸出（這個部位稱為外翻），因此有可能是生物性因素，使得較年輕的女性暴露於淋病雙球菌和披衣菌時，比較容易遭受感染。

年紀超過二十四歲的女性、過去一年中剛換新伴侶的女性、過去一年中有多個伴侶的女性、曾罹患披衣菌或淋病的女性都還是應該接受篩檢。有些專家建議十九歲以下性交頻繁的女性應每六個月篩檢一次。孕婦也應做篩檢，因為披衣菌和淋病都跟妊娠期和嬰兒出生後併發症有關聯性。

淋病和披衣菌跟其他性病有關聯性（會連帶一起來），如果淋病和披衣菌篩檢結果為陽性，那麼去檢驗是否有梅毒、滴蟲病、愛滋病等，同時也要確保妳的子宮頸篩檢有定期做。

我什麼時候染上披衣菌或淋病的？

每個人都想要知道這個問題的答案。潛伏期（亦即從暴露到淋病或披衣菌到檢驗結果呈陽性之間的時期）多久目前仍不清楚。

有呈休眠狀態的披衣菌這種事嗎？

一旦披衣菌驗出是陽性，異性戀的女性通常會想知道無症狀會持續多久。不過，相比之下，還是比較多淋病患者會問這題，可能是因為 80％到 85％患有淋病的男人都有症狀，比起來，患有披衣菌的男人只有三成有症狀。

目前只有少數高品質的研究指出女性染上披衣菌後，會在多久後才知道自己染病。做這種研究是不道德的。研究人員從較早期的研究中抓有關從來沒有接受過治療，但還是檢驗出患有披衣菌的女性數量之數據資料，所得到的醫學根據的猜測如下：5％十一年之久，17％兩年之久，8％三年之久，5％四年之久。

披衣菌代表的也有可能是新的感染，某人在原本既有的關係外，與其他人進行過性行為。以夫妻來說，大約有 23％的男人和 19％的女性承認曾經不忠過。

要知道披衣菌是何時染上的是不可能的。想怎麼詮釋這不忠統計數值情境中的數據資料完全由妳決定。

該做什麼樣的檢驗？

淋病和披衣菌的檢驗法都是做 DNA 檢驗（請參照第 22 章）。透過尿液，或在（用鴨嘴窺陰器）做骨盆檢查時採集拭子來檢驗，甚至可以自己採集的陰道拭子做檢驗。

只有一些檢驗方法可以測到直腸。如果妳只做過接受式肛交，要告知妳的醫師，他們才能為妳準備合適的檢驗法。

罹患披衣菌有什麼方法治療？

首選的給藥方案有兩種：服用單一劑一公克的阿奇黴素，或連續七天每日服用兩次一百毫克的去氧羥四環素。如果沒有這兩種藥可以服用，或如果妳因為其他因素無法服用這兩種藥物的話，美國疾病控制與預防中心有指引方針列出其他的可選治療方式。

罹患淋病有什麼方法治療？

治療淋病比較複雜，因為淋病雙球菌是產生抗藥性的高手。由於磺胺基抗生素是一九三〇年代首先問世的種類，淋病雙球菌已經打敗了好幾種抗生素種類，包括磺胺類藥物（sulfa drugs）、青黴素（penicillins）、四環素（tetracyclines）、某些類型的的頭孢

菌素類抗生素（cephalosporins）、奎諾酮類抗生素（quinolones）等。抗藥性的產生通常很快，有些抗生素類型不到二十年就會產生了。淋病打敗抗生素的速度比我們能開發出新抗生素類型的速度快太多了。

我們現在有的淋病治療方式選擇很少。知道當地哪一種治療方式有用是很重要的，因為抗藥性形態會隨國家不同而不同。在美國，建議的治療方式是在同一天注射兩百五十毫升的頭孢克松，加上單一劑口服的一克阿奇黴素，最好是接連性地施用。如果沒有頭孢克松可以用的話，可以拿四百毫克劑量的希復欣敏（cefixime）作為替代，不過這個藥物的治癒率比較低，所以比較不建議用。

後續追蹤

完成淋病和披衣菌治療後七天內不可發生性行為。過去六十天有過的性伴侶都該接受治療，如果過去六十天之內沒有過性行為，就是最後一名性伴侶應接受治療。在某些美國的州裡，披衣菌的快速伴侶療法（亦即把藥單開給妳，讓妳直接交給妳的伴侶）是合法且建議施作的。暴露到淋病的話，則必須去看診。

完成淋病和披衣菌治療過後十四天內，做核酸檢驗都還是會有陽性的結果，因此絕不會開檢驗單要妳在這段時間內做。建議在

三個月後再做一次檢驗，確保沒有重複感染。

重點整理· ·

‧年紀二十五歲以下、性交頻繁的女性罹患淋病和披衣菌的風險最高。

‧罹患淋病可能會造成分泌物量多，或排尿有灼熱感，不過有二成的女性都沒有症狀。

‧性交後少量出血可能是罹患披衣菌的症狀。

‧由於罹患淋病和披衣菌都不常會有症狀，且未予以醫治會帶來嚴重的後果，做篩檢是絕對必要的。

‧淋病雙球菌抗藥性是很嚴重的問題，能選擇的治療方式很有限。

第**29**^章

滴蟲病

Trichomoniasis

＊本書審訂李醫師建議讀者：不宜自行購買處方藥物，應與婦產科醫師諮詢後再領取處方簽。

　　滴蟲病是一種原生動物導致的感染。原生動物是一種用顯微鏡才能看見的單細胞動物，以前有陰道滴蟲（Trichomonas vaginalis）之稱。

　　滴蟲有五條鞭毛，用於推進移動，因此在顯微鏡下看，有點像迷你魷魚。滴蟲不是寄生蟲，因為牠們的繁殖地在人類的細胞之外，但滴蟲病屬於寄生蟲感染的一種，亦即致病生物所需養分來自於宿主，就滴蟲病而言，陰道的庫存性肝醣就是滴蟲的養分來源。滴蟲會用尾巴的倒刺附著在細胞上，導致強烈的發炎反應。

　　滴蟲已發展出對陰道獨特的適應性，因此無法傳染至嘴巴或肛門，不過卻可以感染尿道（在男人體內則會感染尿道和前列腺）。滴蟲需要在高酸鹼值的環境中才能生長茁壯。正常情況下，陰道的酸鹼值介於 3.5 到 4.5 之間。所以，任何能造成陰道酸鹼值升高

的問題，如罹患細菌性陰道炎或者雌激素含量低落，只要一旦接觸到滴蟲，被傳染的機率相當高。

滴蟲病有多常見？

滴蟲病不屬於應通報型感染病，因此無法知道真正的發病率為多少。全世界來說，大約有 8% 的女性患有滴蟲病，不過有些社群的感染率可高達二成。單在美國境內，大約有 2 ～ 3% 的育齡女性（十四歲到四十九歲）為滴蟲病陽性。

大多數的性病發病率（亦即新病例之意）都會隨年紀增長而下降，不過滴蟲病卻非如此。滴蟲病發病率高峰在十五歲到二十四歲，然後隨年齡增加穩定降減。不同的是，年逾四十歲的女性病例出現了飆高的狀況。有假說認為隨著雌激素含量開始降減，陰道的酸鹼值開始提升，使人在暴露於滴蟲病時更容易被感染。有陰道式性交的跨性別男人罹患滴蟲病的風險也比較高，原因是他們為了要降低雌激素的含量而在服用著睪固酮。

罹患滴蟲病會有什麼症狀？

滴蟲病的潛伏期（亦即從暴露到滴蟲直到感染確立之間的時

間）為四到二十四天。

最常見的症狀為產生黃綠色的分泌物、排尿疼痛、強烈氣味、搔癢、（外陰和/或陰道）刺激難受感。有些女性發炎嚴重到陰道壁有點流血，從而出現少量出血現象。最常見的症狀跟很多其他病症的症狀都一樣，因此沒有特定性，如果要根據妳的症狀就能判斷出是滴蟲病還是其他病症非常困難。

有 85％的遭滴蟲感染的女性都沒有症狀，而過了六個月才有症狀的女性只占了四到五成。如上述，若只從評估症狀判斷有沒有罹患滴蟲症是不夠的。因為無症狀的關係，當病人已確診滴蟲病，醫生無法告知滴蟲病在體內有多長時間

罹患滴蟲病的後果？

滴蟲病會促使感染到其他性病和罹患骨盆腔感染症（骨盆腔症）的機率變高。滴蟲病所致之強烈發炎尤其助長了性病的傳播。在美國，估計有 6.5％罹患愛滋病的女性就是滴蟲病所造成。

滴蟲病也跟早產和新生兒體重偏輕有關聯性。

檢測滴蟲病的方式有哪些？該什麼時候去做？

滴蟲病通常不會包含在例行性的性病檢驗中，因此如果妳要求要「全部都驗」的話，記得要細問項目。至於什麼人該接受滴蟲篩檢（亦即在沒有症狀的情況下去接受檢驗的意思）則沒有相關建議可以給。如果出現症狀，例如有大量分泌物或強烈氣味，或在檢查時發現嚴重發炎，那麼就一定建議做診斷性的檢驗。

滴蟲病有檢驗方法有好幾種，其中一些可以得出比較正確的結果，因此知道妳將接受的檢驗是哪一種有差。

• **用顯微鏡檢查**：又稱為「濕抹片法」，這種檢驗法很靠技巧。妳的醫師會先從陰道取一個拭子，然後再用顯微鏡觀察分泌物。這種檢驗法有三到五成的機率會沒看到滴蟲。如果看到有發炎情形，就應該把滴蟲病納入考量。濕抹片法檢驗結果是陰性並不能就此排除罹患滴蟲病的可能。

• **陰道酸鹼值檢驗**：滴蟲需要在酸鹼值變高的環境下才能生長。有很多因素可以致使酸鹼值提高，不過在陰道酸鹼值正常的情況下還患有滴蟲病非常罕見。如果妳的陰道酸鹼值是正常的，有95%的機率沒有罹患滴蟲病。

• **胺類檢驗**：從陰道採集流體抽樣，再摻入氫氧化鉀，如果有任何與滴蟲病有關聯性的細菌種類增生情形，就會在這個時候散發出腥味。其他會導致胺類檢驗結果呈陽性的成因還有細菌性陰

道炎（請參閱第 30 章）。檢驗結果為陽性的意思就是妳應該要接受進一步評估，看是否罹患滴蟲病，如果是陰性，那就代表比較不可能患有滴蟲病。

　　這三種檢驗方式一起做完後，如果妳的醫生認為妳的檢查看起來都正常，也就是沒有發紅或發炎，陰道分泌物顯微鏡下看起來正常，酸鹼值在 4.5 以下，胺類檢驗結果呈陰性，那妳就不太可能患有滴蟲病。

其他滴蟲病的檢驗法

　　對於許多女性而言，上述幾種檢驗法（濕抹片法、胺類檢驗、理學檢查）都算是成本低收益大的的選擇。如果檢驗結果為陰性，罹患滴蟲病的機率則低。不過並不是所有醫生都有能力進行濕抹片法和酸鹼值檢驗。加上有時檢驗結果具有不確定性，例如酸鹼值雖然偏高，但顯微鏡下又看不到有滴蟲病的跡象。這樣，屬於罹患滴蟲病高風險的女性患者，診間檢驗結果為陰性的話，可能還是得去做一些追加的檢驗。

　　有一些滴蟲症的檢驗方式非常準確，且不需要顯微鏡，也不需要有能力檢驗陰道的酸鹼值。這些檢驗方式如下所列：

・**快速滴蟲抗原檢測法（OSOM）**：費時十分鐘的診間檢驗法。可以鑑定出 83％ 的滴蟲病個案。偽陽性（亦即錯誤地告知妳

患有某感染症之意）的情形不常見。

- **AFFIRM III**：一種送去實驗室做檢驗的拭子，會有35％的滴蟲病個案沒鑑定出，不過如果妳的結果是陰性的，那有可能就是沒有被感染。

- **INPOUCH**：培養法的一種，由於滴蟲病難以在實驗室中生長，因此會有二到三成的個案成落網之魚。如果妳檢驗的結果是陽性，那就一定是被感染了。

- **核酸檢驗**：最準確但也最貴的方法。會需要從陰道或子宮頸採集拭子。當前市面上有兩種核酸檢驗：專驗滴蟲病的 Aptima 以及除了滴蟲病外，同時也驗黴菌感染和細菌性陰道炎的 BD Max。

- **子宮頸抹片篩檢**：這種流體基的抽樣非常準確。但如果是直接把細胞放在玻片上，這種老式的方法，會比較沒那麼準確。如果檢驗是用老式方法做的，除非妳屬於罹患滴蟲病風險高的族群，否則會建議妳再進行核酸檢驗重驗一次。

如果妳會擔心自己有得滴蟲病，加上無症狀，並且能確實檢驗所有性病，那就非核酸檢驗莫屬了。

坐馬桶座上，也有機會染上滴蟲病嗎？

這是個網路時代前就有的都市傳說，認為坐在馬桶座上會感染滴蟲病。這傳說真是可以，我還不記得有人問過我坐在馬桶座會

不會感染到如疱疹或淋病等其他性病。

　　滴蟲在陰道或尿道外可以活上數小時。有報告指出年輕女性因使用同個盆子清洗外陰而感染到滴蟲病。共用震動按摩器或其他陰道情趣用品的女性可能會傳染滴蟲病。

　　馬桶座的傳說年代可能極為久遠了，一九五〇年有一項研究，把患有滴蟲病的女性的陰道分泌物放在琺瑯表面（跟馬桶坐墊一樣）上，任其變乾。一小時後，96％的可見滴蟲都還很活躍（這被用來引申為有能力導致感染的意思），過了三個小時，則有56％還很活躍。一直等到過了七個小時，才找不到任何活躍狀態的滴蟲。沒有人知道這種方式會不會導致感染，因為陰道口和尿道通常不會跟馬桶座產生接觸。

　　有一項研究間接表示把滴蟲放在游泳池取出的氯化水中，可以活好幾個小時，不過想想看游泳池（或河流）中稀釋的量之大，游泳實在不太可能是傳播這個疾病的方式。

　　有些報告指出有女性在生產時，把自己的滴蟲感染到女兒的陰道了，這事要發生，得直接暴露到陰道分泌物才行。

　　如果妳沒有頻繁性交，卻被診斷出有滴蟲病，務必記得大多數檢驗的方法都是會有偽陽性結果的。核酸檢驗只有 1％的檢驗結果是偽陽性，培養檢驗則為 0％。

治療方法和追蹤

建議的治療方法為抗生素，單一劑兩公克口服甲硝唑（metronidazole）或單一劑兩公克口服梯尼達諾（tinidazole）。梯尼達諾稍微更有效，而且耐受度也比較好，比較不會有噁心副作用，不過通常比較貴。另一個選擇為連續七天每日服用兩次五百毫克的硝基甲噁唑乙醇。局部外用硝基甲噁唑乙醇沒有用。服用上述口服藥物時都不可飲用酒精性飲品。

性伴侶也應一起接受治療，如果妳有快速伴侶療法（亦即妳可以把抗生素交給伴侶服用）的選擇，則可以向妳的醫師提出詢問。如此有助於降低因性伴侶而再度感染的發生機會。完成治療起七天之內都不可進行性交。除此之外，不要用妳患有感染症時可能用過的情趣用品，除非妳已經確實清洗乾淨了。

越來越多滴蟲病具有抗藥性，因此如果妳治療完後還是有症狀的話，就該再去檢驗一次。核酸檢驗要等治療完成後，過十四到二十一天才能再做一次，否則可能會有偽陽性的結果。建議做法是在治療完成，過了三個月後再做一次檢驗，確保沒有再次感染。有一項研究發現有 17% 的女性三個月後又會再度遭到感染。

治療完以後還是沒好的話，有兩種可能：一、治療有達到效果，只是妳又再被感染了；二、妳罹患的滴蟲病對抗生素有抗藥性。如果妳和醫師都確定不是二度感染的話，美國疾病控制與預防中心有特定準則供醫師遵循，轉介給處理過難以治療類滴蟲病

的人醫治也是簡易做法。

重點整理

・美國大約有 3% 年紀介於十四到四十九歲之間的女性患有滴蟲病。

・與其他性病的不同處在於,年逾四十的女性患有滴蟲病增加的傾向。

・滴蟲病會導致量大且／或帶有刺激難受感的分泌物,不過很多女性患者卻沒有症狀。

・滴蟲感染的檢驗通常沒有包含在標準性病篩檢中,因此如果妳想要做這個檢驗的話,得特別提出要求。

・雖然技術上來說,進行非性行為類型的活動也有可能遭滴蟲感染,但會需要有非常近且濕的接觸,比如共用一個盆子清洗外陰。

第**30**章

陰蝨

Pubic Lice

　　陰蝨是一種昆蟲，學名為「Pthirus pubis」，俗稱八菊，因為在顯微鏡下看起來很像螃蟹。陰蝨在技術上來說屬於寄生蟲，意思就是無論在生命週期的哪個階段都需要仰賴宿主（就此疾病而言就是人類）。陰蝨住在陰毛上或附近，不過也可能會侵染所有粗毛，像是眉毛、睫毛、腋毛、胸毛、鬍子等。陰蝨有特定的毛髮偏好，因為不同部位毛囊之間的間距不同，陰毛的毛囊（以及其他粗厚毛髮的毛囊）之間相距約兩公釐，也就是陰蝨後腿之間的長度，因此使得牠們可以在毛髮與毛髮之間爬動。陰蝨也喜歡潮濕的環境，因此陰毛對牠們來說是個理想棲地。

　　陰蝨要到達想去的地方得用爬的，因此會藉由近距離的生殖器觸碰來擴散（陰蝨藉由口交近距離接觸到睫毛或眉毛等身體其他部位）。陰蝨也有可能在共享衣物和寢具期間進行傳染。坐馬桶

座不會感染到陰蝨，因為陰蝨無法牢抓平滑的表面，寵物也無法傳染陰蝨。我不知道為什麼會有人問陰蝨會不會藉由寵物傳染。

還有人誤認為陰蝨與骯髒或不潔有關聯性。並沒有。

作為婦科醫師的我，經常有朋友三更半夜驚慌失措地緊急尋求諮詢，而最需要安慰的人會是長陰蝨的那位。長在身體外部的寄生蟲比細菌或長在內部的寄生蟲還要使人感到困擾。

癢到受不了

陰蝨吃血液維生，被陰蝨咬到會非常癢，實質上就是過敏反應。妳可能在閱讀著這句話的同時，就感覺全身都癢起來了，發癢就是這種具有傳染性的感覺。

第一次染上陰蝨，會延遲長達四週的時間才開始發癢，因為從第一次接觸到陰蝨到敏化（致敏）作用產生需要幾週的時間。有些人會在被咬的地方長出灰藍色的丘疹，可能是對蝨子唾液產生的反應。內褲上可能會看見幾滴被陰蝨咬出的血。

大多數的人會想要需求醫療照護是因為太癢，不過偶爾會有人因為注意到毛髮上有蝨子成蟲（約一到二公釐長）而求醫。蝨子的卵（又稱蝨卵）比較小，一般大小在〇‧五到〇‧八公釐之間，像珍珠色的迷你米粒般卡在毛髮上。除非用蝨卵梳（一種可以勾破蝨卵並把牠們拉出來的密齒梳）梳出來，否則比較難看得見。

一種減少中的性病

以前陰蝨的發病率在 2% 左右，不過新感染病例的量正急遽下降中，現在不到 0.1% 的人罹患這個感染症。在過去十五年左右的時間，我醫治的陰蝨病只有一個。更久之前我每個月會醫治好幾個陰蝨的病例，由此可見我個人的經驗跟數據資料所顯示的趨勢是一樣的。有關陰蝨病例變少所提出的解釋其中之一是除陰毛變流行了。把棲地移除了，感染自然無法傳到這裡，也不會從這裡傳播出去。

擺脫陰蝨

陰蝨的治療方式包含殺死蝨子成蟲和清除蝨卵。美國疾病控制與預防中心所建議的用藥法為用劑型含量 1% 的氯菊酯（百滅寧，permethrin）乳膏沖洗。藥物不要接觸到前庭（陰道開口）、陰道、肛門等部位。

把藥物洗掉之後試著用蝨卵梳把倖存的蝨卵都清除，不過梳理陰毛可能會變有挫敗感的，要梳到所有角落縫隙處和難以看見的地方實在不簡單。這就是為什麼通常會建議過一個星期之後再治療一次，以便把上次漏掉而新孵出來的蝨卵殺死，以防牠們長大變為能夠產卵的成蟲。蝨卵的數量依據妳被感染的時間有多久而

定，可能會高達好幾百個。但許多人不管如何就是會再做第二次
治療。

　　另一種可作為替代的療法為劑型含量 0.5 % 的馬拉松
（malathion）乳液。這個藥物塗上之後，必須留置八到十二小時
才可以洗掉，不像前述那些方法，只要留置十分鐘就好了，因此
會不方便許多。此外，氣味還難聞極了。有一種稱為絲每妥錠
（ivermectin）的口服藥物可以服用。這種藥物絕對殺不了蝨卵，
因此會需要在兩週之後再次接受治療。

　　接受治療還有另一個重要的層面，即接受其他性病的篩檢，因
為研究告訴我們，如果妳染上了陰蝨，那感染到其他性病的風險
就也會比較高一點。

　　如果妳懷疑睫毛或眉毛上長蝨子了，去看醫生；如果妳懷有身
孕或正在餵哺母乳，那麼也要在療法開始進行之前先與醫生談談。

要怎麼殺死家裡的陰蝨？

　　這方面很容易不小心就做得過頭了。我的小孩第一次長頭蝨
的時候，我離譜到把一堆東西丟掉（整大批的填充玩具動物全都
丟出去斬了，醫學上是沒必要的行為，不過倒是我蠻喜歡的副作
用），還去買粉末殺死那些在我想像中掉到地毯上，潛伏等待下
一次再度感染我們的蝨子。

　　畢竟都有人在賣那些粉末了，總不會無緣無故亂賣一通吧？我們超容易被貨架上看到的東西遊說的。結果是，上述沒半個事情是有必要的。

　　要殺死衣物上、毛巾上、寢具上的蝨子，只要用洗衣機把所有過去兩到三天穿過、睡過的東西都用熱水（攝氏五十度）洗過，然後／或者高溫烘乾。要不也可以選擇用乾洗的方式。把不能洗滌的衣物或寢具放在塑膠袋裡密封三天（歐洲的指導方針）。美國的指導方針還是建議把不能洗滌的物品密封兩週，不過似乎還是有點過火，因為陰蝨無法在沒血喝的狀況下活兩天以上。

重點整理 ·············

- 陰蝨是已調適成只能存活於陰毛當中的寄生蟲。

- 發病率正劇減，流行除陰毛是可能的原因。

- 最常見的症狀為嚴重的外陰搔癢。被感染後可能要經過四週才會有症狀。

- 有用於治療的開架式藥物可以買，不過要確定除了殺死蝨子之外，所有蝨卵也要殺乾淨。

- 用熱水清洗並高溫烘乾寢具、毛巾、衣物以預防再度感染。

VIII

常見病症

^第31^章

陰道黴菌感染

Yeast

＊本書審訂李醫師建議讀者：不宜自行購買處方
藥物，應與婦產科醫師諮詢後再領取處方簽。

　　陰道黴菌感染大概是被誤解得最嚴重的病症。女性患者常被誤診有陰道黴菌感染，多年以為此病無法醫治，殊不知她們根本得的不是這個病。矛盾的是，陰道黴菌感染也是不易診斷，因為醫師經常會在做檢驗的時候沒檢查到。

　　不管對於藥廠或者天然藥方等產業，酵母菌是個大商機，相關資訊又更複雜了。酵母菌藥品廣告打得很兇，而且針對酵母菌的「天然」偏方比任何其他婦科病症的都還多，從抗酵母菌飲食法和排毒法到營養保健食品和栓劑應有盡有。網路上的錯誤資訊更是令人咋舌，有些可能是抱著一片好心散播的，但大多數的錯誤資訊都是為了推產品而散播。

　　有解藥嗎？有的，事實就是解藥。

酵母菌與陰道之間的關連

　　酵母菌是一種單細胞的顯微生物體，有許多不同的物種住在我們身體中，一般不會造成傷害。如果我在街上隨機找一百名健康的女性做陰道菌種培養，有約莫二成的結果測出有酵母菌。如果用能檢測出微量酵母菌的核酸科技，有 65％的女性陰道有酵母菌。

　　酵母菌移生狀況（就是有酵母菌的存在，但沒有症狀）會隨女性進入更年期缺乏雌激素而減少。乍看之下好像違反常理，人們會認為乳酸桿菌（看門菌）因更年期流失有利於酵母菌過度生長。這就是證明陰道生態系統多複雜的一個絕佳例子。更年期生殖泌尿症候群之所以能起保護作用，防止酵母菌作怪，是因為酸鹼值升高了，酵母菌就難以造成感染。肝醣存量減少也會使酵母菌鬧飢荒（肝醣不僅是乳酸桿菌也是酵母菌的能量來源）。嬰兒即便長了尿布疹（一種皮膚上的黴菌感染），但因為雌激素含量低，也不會罹患陰道黴菌感染。

　　只要還沒進入更年期，女性測出陰道有酵母菌是正常的。重點不在於有沒有酵母菌，而在於症狀是不是酵母菌引起的？任何檢驗酵母菌的陽性結果都必須依照情境判讀。因為的確有狀況不一的例子，有些女性陰道酵母菌數量低，卻有症狀，有些則雖然含量高，卻沒有症狀。

　　然而目前還不了解為什麼有些女性有移生問題。我們也還不了

解為什麼原本不搗蛋的正常酵母菌會轉變成肆虐的炎症和搔癢。
目前有以下的說法：

- **酵母菌具攻擊性，且有辦法閃避陰道的防禦機制。**
- **陰道微生物群系弱化，使得正常的酵母菌過度生長**：有可能
是乳酸桿菌無法管控酵母菌或其他機制所致。
- **罹患利於酵母菌生長的病症**：例如尿液中糖分含量很高或雌
激素含量很高，這些都有利於酵母菌生長。
- **免疫系統出問題**：接受抑制免疫系統的藥物治療或患有愛滋
病的女性，罹患黴菌感染的風險會比較高。
- **輕微外傷**：撓搔或性交都有可能造成。酵母菌要能導致症
狀，必須要先避開防禦機制並黏附在細胞上才行。輕微外傷會破
壞防止酵母菌附著的表面防禦機制。
- **對正常含量的酵母菌產生不典型反應**：就像是對季節性過
敏產生的反應之不同。有些人再多花粉都能耐受，從來不會流鼻
水，有些則只偶爾為之所困擾，另一些人接觸到的量少到不能再
少，還是會產生嚴重症狀。
- **缺鐵**：已有研究提出，缺鐵與黴菌感染是有相關性。有兩種
原因：一是缺鐵使人發癢，進而導致撓搔行為，產生外傷；二是
缺鐵對於免疫系統的某些部分產生了直接的影響。

　　復發性感染有以下幾個可能：

- **具抗藥性**：有些酵母菌已經是醫生處方簽或成藥都治不了。
- **生物膜**：這種複雜的結構讓酵母菌或細菌能夠形成保護膜，附著在組織上，甚至附著在子宮內避孕器和避孕環等的器材上。有了生物膜，酵母菌就能避免被免疫系統和用藥的偵查及捕獲，再度成為感染的源頭。

還有其他導致酵母菌移生的輔因子，像是：抽菸和使用大麻等。想要知道更多有關於內褲的作用，請閱讀第 8 章。

酵母菌有多常見？

大約七成的女性一生都至少有過一次黴菌感染，5％到8％的女性會有復發性的感染，也就是一年四次以上的意思。最常見的酵母菌菌種為白色念珠菌（Candida albicans），九成的感染症都是這種酵母菌造成的。其他會導致症狀產生的菌種統稱非白色念珠菌株（non-albicans）菌種，其中包括第二常見的光滑念珠菌（Candida glabrata）、近平滑念珠菌（Candida parapsilosis）、熱帶念珠菌（Candida tropicalis）及克魯塞氏念珠菌（Candida krusei）。非白色念珠菌株比較不會造成陰道和外陰的症狀，有鑑別出這類菌種時，大約五成的情況是症狀產生的成因。

不過非白色念珠菌株菌種正逐日增加。其中有很多都對普通酵

母菌用藥有抗藥性，且酵母菌的藥物治療廣泛使用也改變了移生的型態，使得天性對用藥有抗藥性的酵母菌獲得了生長的利基。

什麼是黴菌感染？

酵母菌生長過度時，會導致發炎，進而有腫脹、發紅、搔癢、灼熱感、疼痛感等。其他常見的症狀則為陰道乾澀和性交疼痛。有些人會描述說有濃稠白色塊狀的分泌物，有研究指出，沒有罹患黴菌感染的女性一樣也會有濃稠白色塊狀的分泌物。

酵母菌造成的搔癢可能會很嚴重。如果妳真的很想抓，或在睡著之後會不自覺地搔抓，那就該把黴菌感染納入考量。不過，有些患者搔癢的情形比較沒那麼嚴重，反而灼熱感才是主要症狀。

自我診斷的準確度並不高。黴菌感染的典型症狀也是刺激難受反應、過敏反應、一些皮膚病症等的典型症狀（見第 35 章）。有些女性患有細菌性陰道炎，但沒有察覺到任何強烈氣味，便可能錯以為是黴菌感染引起的。

有一項研究讓打算在藥妝店買酵母菌治療的女性接受檢驗，結果只有四成的人使用方式正確。除了浪費錢之外，在沒有必要的情況下，重複接觸抗酵母菌的藥物中，反而會培養出抗藥性以及更惡毒的酵母菌出現。自行治療只會使病情惡化。很多試過這些藥物（通常多年）的女性都說，應當有用的療法卻不管用時，會

讓她們覺得自己病入膏肓。

要如何診斷黴菌感染？

　　皮膚上的黴菌感染會使人長出紅色皮疹，可能會癢或有觸痛感。這種典型皮疹會有星狀斑點，也就是散布在大塊皮疹區附近的小塊皮疹。目視皮膚是此症診斷的方式。除非皮疹樣貌非典型，否則鮮少會需要做切片檢查。

　　妳的醫師會看見陰道有發紅腫脹的狀況，不過因為反應各有不同，若客觀證據顯示沒什麼發炎，但病患卻感到非常不舒服，應該要檢驗陰道酸鹼值，正常的酸鹼值要在 4.5 以下。

　　黴菌感染的檢驗方式包括以下這些：

・ **用顯微鏡檢視拭子**：這種檢驗不但不貴，而且還可以馬上得到結果。白色念珠菌可以用這種方式鑑別出，不過非白色念珠菌株的菌種彼此相似度太高，無法藉此分辨出是哪一種。缺點是就算醫師經驗豐富，還是有三到五成的機率會漏檢查到酵母菌。

・ **培養鑑定**：拭子會送到實驗室去，如果有酵母菌的話，就會生長並鑑定出。這是黃金標準。培養鑑定檢查可以驗明酵母菌的菌種，對療法沒反應或有復發性感染的女性可能有幫助。培養鑑定檢查比顯微鏡檢查貴，等結果出來的時間在三到五天之間。

- **核酸檢驗**：市面上至少有兩種，BD MAX 微生物樣本收集及輸送器材和 NuSwab。這些檢驗可以鑑別出好幾種酵母菌菌種。好處是這類拭子可以順便檢驗滴蟲病和細菌性陰道炎等感染症。缺點就是費用一般都比培養鑑定檢查昂貴，而且並不是所有保險都可以理賠，費用可高達七十五到一百美元。等結果出來的時間可能要好幾天。

沒有必要在平時進行酵母菌篩檢

　　很多人都想要去檢查自己有沒有酵母菌，其實妳們應該要在有症狀的時候再做檢驗才對。

如果沒有辦法做檢查

　　理想中，所有女性都可以在治療前，都可以先從醫師那裡得到正確的診斷。實際上，卻不是所有女性都能享有這種福利的。如果妳符合以下這些條件，那麼考慮在藥妝店購買酵母菌用藥或請醫生開處方籤：

- **使用雌激素**：已經進入更年期且沒有在使用雌激素的女性有黴菌感染的機率很低。

- 強烈的陰道發癢：癢到妳會想要抓很裡面的地方。
- 沒有強烈氣味。
- 分泌物沒有血。
- 不需要做性病檢驗。
- 沒有復發性感染的病史，也就是一年感染的次數少於三次。
- 曾經因為同樣的症狀而接受過治療，一週內就消退，且兩個月內都沒有再產生同樣症狀。

白色念珠菌的治療

這種藥物類型稱為唑類藥物。這是開架式乳膏和軟膠囊中所含的藥物，給藥方案有分一天、三天、七天等不同天數的。全部都一樣有效。很多女性都會覺得乳膏用起來舒緩患部，不過如果發炎的狀況嚴重，用什麼產品都可能會有灼熱感。有數據顯示這類藥物中耐受度最好，最不會產生刺激難受感是克催瑪汝（clotrimazole）。

廣為使用的口服用藥為氟康唑（fluconazole），商品名為泰復肯（Diflucan），不過也買得到學名藥。輕度到中度感染服用單一劑一百五十克的氟康唑。若到重度感染，有嚴重發紅和腫脹的話，中間間隔七十二小時，服用兩劑可能會比較有效。這個藥物作用時長有七十二小時之久，因此沒有必要還沒七十二小時就服

用第二劑。

口服和局部外用藥物一樣有效，都可以治癒九成白色念珠菌造成的黴菌感染。我知道很多女性，甚至連醫師都認為這難以置信，實際上就是沒有研究證明哪種治療是比較好的。美國疾病控制與預防中心建議無論局部外用或口服都是合宜的，不過北美感染症醫學會（Infectious Diseases Society of North America）的建議是先使用局部外用的藥物，因為這種療法不會影響到腸道中的酵母菌。我也偏好這樣的作法，在任何情況下，都盡量用最不會造成其他組織附帶損害的治療。

口服氟康唑會跟很多藥物產生作用，在選用療法的時候必須考慮到這點。氟康唑會對某些血液稀釋劑／薄血藥產生影響，而且還可能會跟某些降膽固醇的和用於治療睡眠的查諾頓（trazodone）藥物產生嚴重的藥物交互作用。一定要跟醫師和藥劑師講平常在使用哪些藥物。陰道用藥會吸收到體內循環的量只有一點點，因此一般不認為會產生嚴重的藥物交互作用。

我都會把北美感染症醫學會的建議告訴女性，不過如果不需要擔心會產生什麼藥物交互作用的話，我還是會讓她們選擇自己想要的治療方式。其他治療技巧：

• **吃口服抗組織胺劑**：例如勝克敏（cetirizine），或稱驅特異（Zyrtec）和羅拉他定／氯雷他定（loratadine），或稱納寧（Claritin）都是可以的。有助於減緩搔癢，可以快點感覺好一點。

- **在外陰上擦局部外用類固醇**：有助於減緩發炎和搔癢。

是否在治療後會開始感覺好些？過了七十二小時之後就應該會覺得好一些，不過要到發炎完全消退可能要一週的時間。

復發性白色念珠菌

一般來說，連續六個月每週施用一次劑型濃度一百五十毫克的氟康唑都可以達到療效。這麼做是要抑制酵母菌，讓允許酵母菌產生感染的機制消退。在接受療法期間，多數女性恢復狀況良好。但治療停止後，三到五成的女性又會再度感染。如果妳屬於這三到五成，就是去看專科醫師的時候。

我用過酵母菌用藥，但還是一直有症狀

這種情況很常見，有五成到七成自我診斷患有黴菌感染的女性都判斷錯誤。

這很重要，因此我們來分析一下。我們不要那麼斤斤計較，就說有五成的女性自我診斷患有黴菌感染都是正確。我們也知道開架式用藥和處方籤氟康唑九成的機率是有效的。

　　假設從一百名都認為患有黴菌感染的女性開始看，有五十位是真的有黴菌感染，其餘五十位則沒有。那五十位患有黴菌感染的女性當中，有四十五位病情會好轉，而其中五位則治療失敗。另外五十位根本從沒得過黴菌感染的女性則病情不見好轉。即原先一百位女性中，五十五位女性用藥後還是有症狀，而當中只有五位患有黴菌感染。如果妳屬於那五位的其中一位，該去看醫生了，因為證明妳的用藥不能針對所感染的酵母菌類型。必須做檢查和培養鑑定才能知道是否為真。妳有 91％的機率並非患有黴菌感染，因此應該要去看醫生，才能得到正確的診斷。無論如何，妳就是需要做檢查。

　　至於那些治療無效的女性，我一直以來都會建議做個培養鑑定檢查，而非做核酸檢驗。如果妳患有已具有抗藥性的白色念珠菌感染症，那麼我們只能藉由培養鑑定檢查才能得知實情。有些核酸檢驗無法區分酵母菌菌種，但進行區分在治療無效的情況下卻是很重要的一件事。

非白色念珠菌株菌種

　　由於至少有五成機率不是白色念珠菌引起的，第一步就是要把症狀的其他成因先排除掉。這代表妳需要接受專科醫師的診治。

　　這類菌種當中有些可以藉由口服氟康唑治療，有些可藉由外用

氟康唑治療，有些則需要持續兩週每日在陰道施用一次劑型濃度
六百毫克的硼酸軟膠囊。治癒率約為七成。如果妳的醫師對於非
白色念珠菌株的處理沒那麼有把握的話，建議轉介給專科醫師。

第 22 章有針對硼酸做詳細的探討。從酵母菌的角度來看，硼
酸應只在非常特定的情況下才使用：對唑類用藥有抗藥性的白色
念珠菌株以及某些非白色念珠菌株。

我會不會是罹患了全身性黴菌感染？

是的話，妳人就不會還在這裡讀這本書了。

全身性黴菌感染的意思就是酵母菌已經跑到妳的血液循環中，
而在這個情況下，妳會病得很嚴重，到需要送院的地步。可能還
會進加護病房。

對黴菌感染沒效或不推薦進行的療法

民間的酵母菌療法像醫學界的打地鼠遊戲一樣，每次我以為什
麼都怪招都聽過了，就會有新的冒出來。這裡列出一些我聽過而
妳千萬不得效仿的招數：

• **蒜頭**：除了會讓已經在發炎的組織有灼熱感之外，這招從沒經科學驗證過。蒜頭中有抗真菌特性的化學物質稱為大蒜素（allicin），但必須要壓碎或切碎蒜頭才會釋出大蒜素，整顆完整的蒜頭什麼素也沒有。蒜頭上也可能帶有土壤細菌，而且要把壓碎了的蒜頭取出等於不可能的任務。有人建議把壓碎的蒜頭包在紗布裡，然而這也說不通，因為大蒜素又不是液體，並無法在被包著的情況下滲透到組織。

• **茶樹精油**：會使陰道黏膜產生很糟糕的過敏反應。同時也是內分泌干擾物，且沒有經過科學驗證是否能對陰道黴菌感染產生作用。

• **順勢療法產品**：常見的一種即白果槲寄生葉（mistletoe leaf）和貫葉澤蘭（boneset）。這兩種成分沒有一種有經過科學證實能醫治陰道黴菌感染，不過因為順勢療法的產品完全不含任何有效成分，去買它頂多浪費錢而已。

• **抗念珠菌飲食法**：這種飲食法根基在一個錯誤的假定上，吃糖會增加陰道中的糖。怎麼看怎麼錯。第 7 章有更多這方面的解說。

益生菌有用預防黴菌感染嗎？

第 22 章有這對這點做了詳細的說明，總結來說就是一些要價不菲而且可能根本不含宣稱內含成分的產品，再者究竟有沒有辦

法預防黴菌感染還是個大問號。

重點整理 ●

・酵母菌是陰道正常微生物群系的一部分。

・我們還不了解為什麼酵母菌會過度生長並導致症狀產生，不過有 70%的女性至少有過一次這個問題，5%的女性患有復發性的黴菌感染。

・多數黴菌感染都是白色念珠菌株造成的，然而非白色念珠菌株造成的感染數量卻有升高的趨勢。

・口服和局部外用的抗真菌藥物有效度彼此相當。

・如果妳的抗酵母菌藥物沒效，不要打電話去要求接受治療，去做培養鑑定檢查才是該做的事。

第 **32** 章

細菌性陰道炎

Bacterial Vaginosis

＊本書審訂李醫師建議讀者：不宜自行購買處方
藥物，應與婦產科醫師諮詢後再領取處方簽。

　　細菌性陰道炎是陰道內細菌性失衡的結果，因為製造乳
酸的細菌（主要是乳酸桿菌）減少導致加德納菌（Gardnerella
vaginalis）、動彎桿菌（Mobiluncus curtisii）、人類黴漿菌
（Mycoplasma hominis）等的病原細菌會因此而過度生長。

　　症狀從陰道分泌物增加到有強烈氣味和刺激難受感都有。嚴
格來說女性患有細菌性陰道炎是不會有症狀。我經常聽到在男性
射精後有強烈氣味產生。這是因為細菌性陰道炎會讓某些細菌增
加，而這些細菌產生的化合物稱為屍毒素（或稱五甲烯二胺、屍
鹼、屍胺，英語：cadaverine）和腐胺（putrescine），聞起來有麝
香和腥味。一旦跟精液偏鹼性（即偏高的）酸鹼值混合後，這些
化合物會變得有揮發性，更容易聞到。

　　大約有三成的女性一生中會感染細菌性陰道炎，也是導致急性

陰道炎最常見的因素，只是大多數女性和醫生會錯把急性陰道炎
的狀況歸咎於酵母菌。患有細菌性陰道炎的話，接受治療是很重
要的，因為不治的話會在面臨以下的風險，增加感染淋病、披衣
菌、愛滋病等性病的機會。除此之外，也比較會得骨盆腔炎，即
一種會影響到子宮和輸卵管的嚴重感染症。細菌性陰道炎也會使
女性在終止妊娠和子宮切除術後罹患盆腔感染症的風險提升。

　　為什麼有些女性會罹患細菌性陰道炎，有些不會，可能是綜
合了微生物群系和環境暴露等複雜的因素。以下列出其中的一些
原因：

- **乳酸產量較少**：有些女性的微生物群系就是沒辦法製造出夠
多具保護性的乳酸，因此病原（有害的）細菌就得以過度生長。
- **環境接觸**：陰道感染、殺精劑、某些抗生素和陰道用產品、
灌洗、抽菸等都會對乳酸桿菌產生影響。灌洗與細菌性陰道炎之
間的連結性，有多重要就有多重要。
- **經血**：乳酸桿菌會跟紅血球產生鍵結。這可能就是為什麼很
多女性都說她們的症狀在生理期完後馬上又出現了，原因就在於
乳酸桿菌的數量這時候是最低的。經血量大的女性可能會因此而
流失更多的乳酸桿菌。不規律性出血可能會對乳酸桿菌的數量產
生慢性影響，又或者慢性暴露於血液中可能會使酸鹼值提升，並 /
或供給了讓更多病原細菌生長的養分。
- **有攻擊性比較強的病原細菌菌株移生**：加德納菌

（Gardnerella）和其他有害細菌的一些菌株比較難殺死。

· **生物膜**：生物膜是複雜的細菌群落，會製造包覆層以避免乳酸和其他的防禦機制以及抗生素的侵害。生物膜長出後，還可以作為再次感染的儲備基地。有一項研究建議患有細菌性陰道炎的女性有九成都有生物膜。

好幾項研究顯示使用有雌激素的節育措施（藥丸、陰道環、皮貼等）有防禦細菌性陰道炎的效果。確切的機制是怎麼運行的尚無人知曉，估測有可能是因為雌激素會使肝醣庫存量增加，提供了更多養分給乳酸桿菌或其他有益健康會製造乳酸的細菌。荷爾蒙避孕法一般都會導致經血量變少，因此乳酸桿菌隨經血流失的量也跟著減少。

性交與細菌性陰道炎

細菌性陰道炎最主要的成因是性交，如果妳從沒有頻繁性交過，就不會患有細菌性陰道炎。多項研究顯示，女性一旦開始頻繁性交，她們的乳酸桿菌就開始有功能變低落的風險。至於原因是什麼現在還不清楚。精液本身或酸鹼值暫時變高可能會對製造乳酸的細菌產生直接的影響，不過也有可能是其他機制運作產生的結果。

男性性伴侶越多，罹患細菌性陰道炎的機率就越大。很多女性

都自述在遇見某一位特定的男性伴侶之前從沒有細菌性陰道炎的問題。有些數據提出有些男人的陰莖上可能有加德納菌和其他病原細菌的生物膜，極有可能把這類細菌、生物膜或製造生物膜的能力傳染給他們的女性性伴侶。用抗生素治療男性伴侶的研究結果不樂觀，有可能是因為抗生素在有生物膜的狀況下無法發揮效用。

　　使用保險套可以防範細菌性陰道炎，已經患有細菌性陰道炎且伴侶為男人的女性都應考慮使用保險套。不管是保護乳酸桿菌不受精液影響，還是為了防範生物膜，或是為了防範其他未知的東西。

　　與同性進行性交的女性也有得細菌性陰道炎的風險。有可能是因為分享陰道分泌物會傳播生物膜，或接觸乳酸不足的微生物群系可能會導致妳的陰道被新的細菌移生。

　　我們已經從加德納醫師（Dr. Gardner）於一九五○年代的原著中得知，光是接觸細菌不足以構成罹患的條件。他的實驗把加德納菌（Gardnerella vaginalis，最終以他的名字命名的細菌）移種到女性身上。這些女性沒有罹患細菌性陰道炎。接著他把有細菌性陰道炎的陰道分泌物移種到健康的女性體內，結果造成這些女性得病。

　　加德納醫師私人診所的這些女性全都是白人，我們不清楚她們是怎麼同意進行這項實驗的，也不清楚她們是否確實了解這個實驗可能會有的後果。

妊娠與細菌性陰道炎

目前對於細菌性陰道炎是否導致妊娠併發症中（即流產和早產）還沒有全然的了解。有些研究建議兩者之間有關聯性，不過治療卻也沒有顯著改善結果。早產風險低的女性不建議去接受篩檢。提供給早產風險中等或相當高的女性（例如曾經早產過的女性）的建議則多有爭議。如果妳屬於早產高風險，跟妳的醫師談一談，看醫師能不能給妳一些建言。

細菌性陰道炎的診斷

診斷細菌性陰道炎的方式有好幾種。以下為美國疾病控制與預防中心背書的方法：

• 阿姆塞爾標準（Amsel's Criteria）：內含四種檢驗，其中至少要三項檢驗的結果都呈陽性才算患有細菌性陰道炎。標準包括典型的分泌物、胺類檢驗結果呈陽性（分泌物與氫氧化鉀混合時散發出的強烈氣味）、陰道酸鹼值高於 4.5、用顯微鏡檢查分泌物看有沒有線索細胞（clue cells），也就是鑲滿細菌的陰道表皮細胞。若在顯微鏡下看見有發炎，就會排除罹患細菌性陰道炎的可能。

- **努真標準（Nugent's Criteria）**：拭子被送到實驗室並算出乳酸桿菌類型的細菌和與細菌性陰道炎有關聯性的細菌之間的比率。這在研究中是黃金標準。不過普遍度比較沒那麼高。
- **AFFIRM VP III 芯片檢測技術**：檢驗是否有高濃度的加德納菌。也可以用來檢驗是否有滴蟲病。
- **OSOM BV BLUE TEST**：可以偵測到唾液酸酶（sialidase），即跟細菌性陰道炎有關聯性的細菌所製造的酵素。
- **核酸檢驗**：NuSwab 和 BD MAX 微生物樣本收集及輸送器材也可以用來鑑定酵母菌和滴蟲病。這兩種是最貴的。檢查的是好幾種跟細菌性陰道炎有關聯性的細菌類型。

子宮頸抹片不適合檢驗細菌性陰道炎，也不建議用培養鑑定檢查來找出加德納菌之類的細菌，因為這麼做也不太可靠。

檢驗是否有罹患細菌性陰道炎頗為令人喪氣。並非所有醫師都有提供成本最低收效最大的阿姆塞爾標準檢測，有些其他不需用到顯微鏡的檢驗則非常昂貴。

用陰道的酸鹼值作為依據來分類欲進行的檢驗不失為不錯的策略。就我個人意見而言，如果妳的醫師無法做陰道酸鹼值的檢測，就不應該處理陰道炎的問題。酸鹼值檢驗簡單容易，不用花大錢，而且還可以提供很多資訊。胺類檢驗不需要特別的技能即可以做了。

如果妳的陰道酸鹼值低於 4.5，胺類檢驗結果也沒有呈陽性，那麼妳患有細菌性陰道炎的機率就幾乎是零。這些檢驗都不具有

特異性，意思就是酸鹼值偏高、有強烈氣味的成因可能是因為其他的原因，不過在無法進行顯微鏡檢查評估的情況下，做這些檢驗可能還是成本低收效大的篩檢方式。如果妳的酸鹼值低於 4.5，胺類檢驗結果呈陰性，還要去花大錢做細菌性陰道炎檢驗的話，那可能就有點不太善用資源了。

　　患有細菌性陰道炎的女性通常（高達五成）都沒有症狀。如果妳要去做性病篩檢的話，加一項細菌性陰道炎的篩檢會很值得，因為患有細菌性陰道炎是感染性病的風險因子之一。再說一次，這些追加的檢驗都很貴，如果妳做的篩檢是酸鹼值和胺類檢驗，就可以得到很多有用資訊了。如果妳已計畫要動子宮切除術或終止妊娠，那麼接受細菌性陰道炎篩檢，並在結果呈陽性時接受治療也是建議作法。

細菌性陰道炎的治療方式

　　建議的治療方式為以下一種或多種抗生素給藥方案：

・ **連續七天每天口服劑型含量五百毫克的硝基甲嘧唑乙醇兩次**：如果跟酒精性飲品一起服用的話，會產生嚴重的反應（嘔吐），因此在治療期間和治療後二十四小時內避免飲酒。

・ **劑型濃度 0.5%的硝基甲嘧唑乙醇陰道用凝膠，把施藥器填**

滿（五公克）插入陰道內輕推柱塞到底，每日一次，連續施用五
天：使用陰道用硝基甲嘧唑乙醇凝膠期間飲用酒精會不會像口服
藥一樣，導致血液中出現 2% 的含量還未曾研究過。這個量是否足
以導致與酒精產生反應仍屬未知。使用這個藥物會使分泌物呈塊
狀，有可能會被誤以為是黴菌感染的症狀，但其實這時候黴菌感
染的風險很低。如果妳認為自己罹患黴菌感染了，就去做檢驗。

• **劑型濃度 2% 的克林達黴素乳膏，睡前把施藥器填滿（五公
克）插入陰道內輕推柱塞到底，連續施用七天**：這個藥物造成陰
道黴菌感染的風險最高（請參閱第 22 章）。這個乳膏是油基型的，
因此在施用後七十二小時內都會對保險套產生影響。

其他可選擇的治療方式如下所列：

• **單一劑口服劑型含量兩公克的塞克硝唑顆粒劑**：對於無法吞
嚥藥丸且不想做陰道療法的女性來說可能是個可行的選擇。

• **連續兩天每日服用一次劑型含量兩公克的梯尼達諾，或連續
五天每日服用一次劑型含量一公克的梯尼達諾**：梯尼達諾在血液
循環中留置的時間會比較久，因此在服用完此藥的七十二小時之
內必須避免飲酒。梯尼達諾一般都比較貴，不過有些（品質比較
低劣的）研究認為此藥抗病原細菌的效果可能會比較好。如果完
成療法不久後細菌性陰道炎又復發，那梯尼達諾可能就是個可行
的選擇。

‧ 連續七天每日服用兩次劑型含量三百毫克的口服克林達黴素：此藥造成與抗生素有關聯性的腹瀉和黴菌感染的機會最高。

‧ 連續三天睡前施用一次劑型含量一百毫克的陰道用克林達黴素軟膠囊：這是油基型的藥劑，因此會弱化保險套。

復發性細菌性陰道炎

二到四成的女性治療後三個月內都會有復發的問題，在一些研究中，治療後十二個月內則有將近六成的女性會復發。這不是因為治療沒有發揮作用，而是雖然抗生素會降低病原細菌的數量，但是並不會使製造乳酸的細菌數量增加。抗生素也無法穿透生物膜治療具躲避力的生物體，而且也無法破壞生物膜。

治療復發性細菌性陰道炎的策略，是在壓制病原細菌的同時，試著促使製造乳酸的細菌生長。對於在十二個月內復發了三次以上的女性，有兩種建議的給藥方案：

‧ 連續一整週每日口服兩次劑型含量五百毫克的硝基甲嘧唑乙醇或梯尼達諾，接著連續四到六個月每週施用兩次陰道式劑型濃度 0.75％的硝基甲嘧唑乙醇凝膠五公克：我的作法是在進入第四個月之後把硝基甲嘧唑乙醇凝膠的用量減少到每週一次，然後到了第六個月就完全停用。

　　• **每月一次硝基甲嘧唑乙醇兩公克以及氟康唑一百五十毫克（針對酵母菌的預防性療法）。**

　　以上給藥方案試了都無效或一停藥很快就又復發的女性可能是有生物膜的問題，那麼會建議連續二十一天每天在口服用藥（第一個給藥方案）之後和於陰道內施用硝基甲嘧唑乙醇之前，於陰道內施用劑型含量六百毫克的硼酸。硼酸發揮的作用不是改變酸鹼值，而是瓦解生物膜。我不建議每週都施用硼酸，也不建議只用硼酸治療細菌性陰道炎。

　　其他可以考慮用來治療復發性細菌性陰道炎或降低罹患細菌性陰道炎風險的輔助療法如下所列：

　　• **伴侶為男人的女性**：使用保險套至少用六個月，如果可能的話最好更久一點。確保使用的保險套沒有殺精劑。

　　• **伴侶為女性的女性**：不要共用情趣用品，並考慮請妳的伴侶去檢驗有沒有細菌性陰道炎，有的話接受治療。

　　• **使用含有雌激素的避孕法**：藥丸、陰道環、皮貼等。好幾項研究都顯示含有雌激素的避孕法具有防範細菌性陰道炎的效果。如果妳可以選用這類避孕法的其中一項的話，可考慮持續使用，使月經不要來。

　　• **如果妳有用子宮內避孕器的話，想一下有沒有可能跟它有關係**：有兩項研究建議兩者之間有關聯性。已有在子宮內避孕器上發現生物膜的紀錄，而子宮內避孕器留置的時間越久，有生物膜的風險就越高。這也反應了我親身所見：女性在過去好幾年都沒

事，但放置子宮內避孕器四到五年後卻罹患了復發性細菌性陰道炎。誠然目前兩者之間的關係還不太清楚，因此有可能只是具有相關性，而非因果關係。另一個子宮內避孕器可能促成復發性細菌性陰道炎的原因可能是少量出血所導致（一般見於釋放左旋諾杰垂的子宮內避孕器）。子宮內避孕器很貴，而且對於許多女性來說，子宮內避孕器的置入使她們倍感疼痛，因此在建議移除之前可能需要先與這方面的專家做深度討論。我們不知道移除了子宮內避孕器後，會需要多久的時間才能把所有陰道的生物膜都清除掉。醫學上該建議什麼時候再置入新的子宮內避孕器也還沒有定論。

• **陰道衛生**：不要灌洗，不要在陰道裡擦凡士林，不要接觸到殺精劑，不要用會摧毀產製乳酸的細菌的潤滑劑（請參閱第 9 章）。

• **月亮杯**：我還沒聽說過月亮杯與細菌性陰道炎有關聯性，不過子宮帽上曾發現過有生物膜，因此如果妳患有復發性細菌性陰道炎的話，設想妳的月亮杯是感染的根源不算太離譜的假說，尤其是在血液也會發揮作用的狀況下。可以考慮換用衛生棉或衛生棉條，看看是否就妳個人而言，兩者之間是有關聯性的。

重點
整理　● ●

‧細菌性陰道炎是導致陰道炎的常見成因之一，典型的症狀包括
　刺激難受感、分泌物、強烈氣味等。

‧細菌性陰道炎的檢驗有好幾種。各有各的優缺點。

‧細菌性陰道炎復發率很高。我們之所以還沒透徹地了解這個疾
　病，有可能是因為牽扯到了產製乳酸的細菌和生物膜的關係。

‧保險套和含有雌激素的避孕法有防範細菌性陰道炎的作用。

‧復發性細菌性陰道炎會是頗具挑戰性的一種病，是去找經驗豐
　富行醫者的好時機。

第**33**章

外陰痛症

Vulvodynia

＊本書審訂李醫師建議讀者：不宜自行購買處方
藥物，應與婦產科醫師諮詢後再領取處方簽。

　　外陰痛症是一種疼痛型病症，疼痛的地方可以是外陰的任何
一處，包括前庭在內，但止於處女膜。外陰廣泛區域都有疼痛感
時，我們用「外陰痛症」這個專有名詞稱之，如果疼痛處只限於
前庭的話，我們稱之為前庭痛症（vestibulodynia，以前稱之為外
陰前庭炎），疼痛部位如果只限於陰蒂頭和陰蒂包皮，我們稱之
為陰蒂痛症（clitorodynia）。最常用來描述患有外陰痛症感受的詞
彙為「灼熱感」，不過除此之外還有其他諸如刺激難受感、疼痛、
性交疼痛等的症狀。

　　誘發性外陰痛症（Provoked vulvodynia）的意思是除非碰觸到
或以某種方式產生誘發，否則不會有明顯感覺得到的疼痛。觸發
的刺激物可以是交媾或衛生棉條，也可以是衣物或甚至內褲的輕
觸。自發性外陰痛症的意思是持續而穩定或時不時感到疼痛，但

跟觸發性觸碰沒有關係。

現有的假說是外陰痛症屬於神經痛，亦即經過檢查後找無明顯成因；而是一些極細微的東西觸發神經，產生疼痛。這不代表疼痛不是真實的，疼痛是一種顯微的連續發展過程，細胞有發炎狀況加上神經傳遞物質的溝通錯誤情形。很多疼痛型病症都沒有明顯的理學發現。偏頭痛的痛法就是個很好的例子。

用故障的音響系統來比擬外陰痛症是蠻不錯的比喻。輕觸或內褲等一般不會導致疼痛的訊號會被放大並／或曲解。沒有人知道為什麼會發生這種事。神經系統中產生錯誤溝通的確切部位也無人知曉。來自於外陰的疼痛訊號牽涉到接獲訊號的神經末梢、傳送該訊號到脊髓的神經、脊髓中把訊號中繼轉發給腦部的神經、腦部處理所得訊號並將之轉變為我們感覺為疼痛的區域，以及一個把抑制性訊號往回傳，藉以降低疼痛感的類似型中繼轉發系統。問題可能發生於整個途徑中的任何一個環節，也可能發生於多個環節。

慢性疼痛還可能改變神經傳導途徑，變得容易疼痛。

有多少女性患有外陰痛症？

大約 8% 到 15% 的女性有或曾有過外陰痛症的症狀。但不代表這些女性無時無刻都外陰劇痛，對於某些女性而言，這種疼痛只

存在數月或數年，對於其他女性而言，則在某個時間點會痛，然後又自行恢復。年發病率（亦即新病例）大約在4%左右，比較好發於年輕女性。西班牙裔女性的發病率最高，其次為白人女性，非洲裔女性最低。

許多女性都默默在受苦。大約有七成患有外陰痛症的女性在過去兩年中看診卻無法獲得診斷。超過五成患者要換過三個醫師才能得到正確診斷。

很多女性都被誤診為慢性黴菌感染，有些一誤診就耽誤了好幾年。雖然黴菌感染也會導致灼熱感，但如果是酵母菌的話，通常也會有發癢的症狀，外陰痛症則沒有。這也是另一個正確診斷黴菌感染很重要的原因，也就是要去做培養鑑定檢查（請參閱第31章），這樣才不會誤把外陰痛症當成黴菌感染在醫治。很多局部外用的酵母菌療法都有舒緩效果，因此患有外陰痛症的女性用了抗酵母菌用藥可能會覺得有暫時性的好處，並錯以為黴菌感染的診斷是正確的。

我要怎麼樣才知道自己得了外陰痛症？

這個診斷是用排除法得到的，意思就是說排除其他致使疼痛的成因，最後如果症狀都符合的話，才診斷為外陰痛症。

應該要讓妳考慮罹患的是否是外陰痛症的症狀如下：

- 陰道口疼痛持續了至少三個月
- 外陰有灼痛感
- 刀割般的外陰痛
- 碰到會痛，例如插入衛生棉條、自慰、在醫生診間做內診、性交等

　　如果有搔癢症狀的話，就不太可能是外陰痛症，不過要注意一點：由於患有外陰痛症的女性神經更加敏感，因此會容易感覺到黴菌感染造成的症狀，意思就是在大多數女性身上都不會產生症狀的少量酵母菌，在患有外陰痛症的女性身上就會亮紅燈，疼痛無比。這就是讓疼痛變複雜的其中一部分，問題通常不會只限於一個。

　　理學檢查必須輕柔進行，才能排除其他造成外陰疼痛的可能成因。最常見的成因包括更年期生殖泌尿症候群、酵母菌、皮膚病症等。如果妳患有更年期生殖泌尿症候群的話，大多數的醫師都會建議先針對這個症候群進行妥當的治療後，再來診斷是否患有外陰痛症。

　　進行理學檢查看是否患有外陰痛症時，最可靠的徵象為棉花棒檢驗，也就是用棉花棒碰觸前庭（陰道開口）。如果用這個方法檢查會產生劇痛，沒有會引發這種疼痛的皮膚病症，檢驗酵母菌的結果呈陰性，那麼就應該要慎重考慮是否診斷為外陰痛症。

　　棉花棒檢驗並非百分之百正確，有些女性只有陰唇會痛，有些

只有陰蒂頭會痛，不過大多數患有外陰痛症的女性做這個檢驗的結果都會是陽性。

檢查有沒有骨盆底肌痙攣症（見第 34 章）很重要，因為女性罹患外陰痛症的發病率有越來越高的趨勢。骨盆底肌痙攣症產生的疼痛有時會感覺好像是發自於皮膚的。

身心的連結性是很強的，因此憂鬱症和焦慮症都是疼痛感產生的重要輔因子。憂鬱症和焦慮症不會導致疼痛感，但卻是疼痛感的促進劑。把導致疼痛的根源當作引發火災的火柴的話，憂鬱症和焦慮症就好比加在這火焰上的燃料。有人一直在火上澆汽油的狀況下，想把火滅掉是很難的。因此，有外陰疼痛問題的女性先去篩檢看有沒有憂鬱症和焦慮症，篩檢結果為陽性的話，去尋求治療會是不錯的作法。

外陰痛症的原因

有些女性敘述她們的疼痛感是某個痛苦事件所誘發的，比如手術或接二連三的黴菌感染。也有人會說疼痛感的發作時間點跟高壓情境有關聯性。壓力過大對於各種病症而言都是不好的，神經系統在承受壓力時產生的許多化學變化都會降低疼痛病症的臨界值。不過大多數女性都說沒有經歷什麼誘發的事件。

現今還不知道為什麼會有這種特殊的疼痛病症。外陰有很多感

覺神經。然而慢性疼痛通常跟遺傳比較有關係。可以想想看陰道生產所導致的外傷，通常會包含外陰的撕裂傷。大多數女性，就算有過嚴重傷勢也不會罹患慢性外陰疼痛。我也治療過在車禍中倖存，但經歷了非常嚴重的骨盆外傷，甚至經歷了骨盆骨折的一些女性，而她們卻從未罹患慢性疼痛。也有人會可能會因為一些看似無關痛癢的問題（例如黴菌感染），就衍發出極為嚴重、使人失能的疼痛感。當然，慢性疼痛也有自發性，就好像有些人會因為飲食方式而有高膽固醇問題，而有些人雖然一生都嚴守健康飲食，卻自發性產生了高膽固醇問題。

很多患有外陰痛症的女性都自述有慢性黴菌感染的病史。我們不知道這些女性是否對低含量的酵母菌產生了更高的敏感度，也不知道是否是黴菌感染誘發了發炎，疼痛的連鎖反應，而演變成了外陰痛症，更不知道這些女性是否因為黴菌感染和陰道痛症的症狀有一樣的，而多年來都被誤診為患有黴菌感染。

有些人會懷疑口服避孕藥是否在外陰痛症的產生上有發揮什麼作用。這方面的假說理論是口服避孕藥裡的雌激素會抑制睪固酮的活性，而這不知怎的就成了誘發的機制。提出這種說法的研究品質比較低。有一項做得不錯的大型研究發現口服避孕藥和外陰痛症之間沒有關聯性。

內激素在疼痛的產生上有一定的作用，這是事實，這也是女性之所以會比男人有更多慢性疼痛症候群的原因之一。很多女性也自述疼痛感在月經快要來之前會不太一樣。對妳來說，沒有使用

荷爾蒙避孕法時，疼痛感有所改變不算不合理，不過沒有優質的數據資料可以告訴妳說應該要這麼做，女性也不應該因為我們有這個資訊而擔心她們之所以感到疼痛是因為使用荷爾蒙避孕法的關係。

有其他生殖器疼痛病症（例如慢性膀胱疼痛或腸躁症）的女性比較會罹患外陰痛症。沒跟外陰共用神經纖維的部位但有慢性疼痛（例如顳顎關節疼痛和偏頭痛）的女性以及患有纖維肌痛症（一種跟極度疲勞有關聯性的廣泛疼痛病症）的女性罹患外陰痛症的發病率也會比較高。

有些研究也提出患有外陰痛症的女性不但外陰疼痛的敏感度較高，連在跟外陰沒有聯繫的部位（例如手指）做產生痛感的刺激檢驗時，都會自述疼痛的程度比預期的高。這一切都建議外陰痛症不是一種侷限於外陰的病症，而是牽扯到神經系統處理疼痛的廣泛改變。目前還不知道這些改變是成因還是結果。

可能的一個例外應該是患有前庭局部性疼痛，或稱前庭痛症的女性。對於這些女性來說，她們的疼痛病症可能某部分或完全起因於局部性的神經纖維改變。

外陰痛症的療法

光是獲得診斷就可以幫助到患有外陰疼痛的女性了。有一項

研究發現上了一堂提供跟本章同類資訊的課程後，疼痛量表的分數降低了。有疼痛症狀，又被醫師告知「並非真的有什麼問題」或被誤診是很令人喪氣且心煩的。讓女性知道她們的病症名稱為何，並確認其真實性，對於患者來說是相當有幫助的。

　　由於患有外陰痛症的女性可能會對各種產品敏感度變高，因此確保沒有使用肥皂和濕紙巾之類的刺激物是很重要的（請參閱第9、11、12章）。

　　外陰痛症常見的療法如下所列：

* **局部外用利多卡因**：麻醉劑的一種。擦上後可以暫時阻斷疼痛訊號，提供短期的緩解。疼痛感越少，就越不會去刺激到神經系統，因此可能會有長期性的幫助。

* **在前庭擦雌激素乳膏**：可幫助到一些患有前庭痛症的女性。

* **治療神經疼痛的口服藥**：這會對神經傳遞物質有所影響，如失衡或加劇疼痛。這類療法的數據用於治療其他的疼痛症候群比較多，比如偏頭痛或纖維肌痛症等，而我們能給的推薦作法只能根基於這些數據資料。口服藥對於患有非誘發性疼痛的女性比較有效。常見的一些選擇包括二苯甲環庚二烯（nortriptyline，又譯：諾三普林、諾得普第林）、文拉法辛（venlafaxine，又譯：凡拉費斯）、佳巴本汀（gabapentin）、托必拉美（topiramate，又譯：托比瑞玫特、托比拉邁）、普瑞巴林（pregabalin）等。沒有數據顯示這些藥物中哪些效果比較好。有些服務可以幫人檢驗最有用的

神經疼痛用藥是哪一種，不過這些檢驗都沒有臨床試驗過。

* **骨盆底肌物理治療**：對於肌肉疼痛的女性有很大的幫助。
* **神經傳導阻斷**：就是把麻醉劑和類固醇用藥注射到神經周圍。關於這類療法鮮有優質的數據資料可供參考，多數的建議都只是出於專家意見，而非高品質的研究。對於某些女性來說，這麼做會有助於診斷的進行，也就是說如果麻醉劑暫時讓妳不痛了，就得知那些神經不知以什麼方式跟妳的疼痛有關。類固醇能減緩發炎，而細胞層級的疼痛一般都是發炎所引起的（我們稱之為神經發炎反應）。有在用的兩種神經傳導阻斷法為陰部神經傳導阻斷法和尾骨前神經叢阻斷術。
* **生理回饋**：學習如何控制妳身體機能的一種方法，主要的根據是心臟跳動速率和呼吸。利用連結到妳身上的感測器來認出妳身體的訊號，然後再讓妳使用生物性的回饋（即生理回饋）放鬆肌肉或減緩疼痛。
* **借助於陰道擴張器**：這屬於減敏療法的一種。會震動的擴張器也會有幫助，震動感傳到腦部的速度比疼痛感快，而腦部會先去處理比較快傳來的訊號。有些女性發現在性交時結合震動感有所助益，不過並非所有女性都能忍受震動器的觸碰。
* **尋找專治疼痛的心理醫生**：這不代表疼痛是妳的幻想。疼痛會使人受苦，而現今已證明去看專治疼痛的心理醫生可減低受苦感，醫生能鑑定促進疼痛的因子，比如憂鬱症、焦慮症、創傷後壓力症候群（post-traumatic stress disorder）。有些女性因為有被

性侵的病史才有疼痛症，向治療師尋求協助會有所幫助。因為很多人用處理急性疼痛的方式在處理自己的慢性疼痛，專治疼痛的心理醫生可建議實行長期性的方法，就疼痛而言可能會比較有幫助。例如放慢腳步是一種生活的藝術，不要矯枉過正，避免產生挫折感，好從這個疼痛中畢業。相信心理醫生能為此提供認知行為治療。

　　• **手術**：有些患有前庭局部疼痛的女性（進行性交和使用衛生棉條會痛的女性）若動手術移除前庭會痛的部分可能會有幫助。動過這種手術罹患的是觸發性的疼痛，她們有一段時間性交不會疼痛，但之後罹患了前庭痛症。

低草酸鹽飲食法

　　限制性飲食法（最常見的一種為低草酸鹽飲食法）廣為流傳的一種治療方式。在一項研究中，41％患有慢性外陰疼痛的女性試過低草酸鹽飲食法。這種飲食法幾乎變成主流，見證病患絕望到不顧一切、缺乏證據、不良實證性療法、狗皮藥膏以及真相錯覺效應等產生了作用。基本上就是個完美的偽科學風暴。

　　低草酸鹽有療效源自於一個於一九九一年發表的個案報告，報告中有位外陰痛症難醫治的女性被發現患有週期性高草酸鹽尿症，而檸檬酸鈣則與尿液中的草酸結合，從而防止其刺激皮膚，減輕症狀。

　　研究可見，低草酸鹽的飲食法幫助了 2.5％到 24％的女性，這個比率跟安慰劑反應率是一樣的，甚至還更差。科學已經證明低草酸鹽飲食法對外因疼痛症一點幫助都沒有。

　　但低草酸鹽的飲食法會帶來什麼傷害嗎？應該短暫效用或者完全無效帶來的惱怒感之強烈不容小覷，而因此所花的錢更不在話下。還有，遵從低草酸鹽飲食法的話，能吃的東西很有限，很多病患會為了要嚴守這種飲食法而備感壓力，或者會因為覺得太難做到而自責。

重點整理 ●

· 外陰痛症是外陰疼痛的常見且很常沒被診斷出的成因。

· 如果妳外陰會痛，把造成這個問題的可能原因列出一張清單，拿去跟妳的醫師一一探討。如果把所有可能原因都排除掉了，那就很有可能是罹患了外陰疼痛（請參閱第 42 章）。

· 骨盆底肌痙攣症是常見的雙重診斷。

· 憂鬱症和睡眠不足都是會讓疼痛加劇的促進因子。

· 治療外陰痛症最常見的方法有神經痛的用藥和局部外用麻醉用藥等。

第**34**章

骨盆底肌痙攣症與
陰道痙攣症

Pelvic Floor Muscle Spasm and Vaginismus

　　骨盆底的肌肉（亦即包覆著陰道的肌肉，第 2 章有詳細解釋）
可能會因為肌肉痙攣而衍生出疼痛性病症。這種病症的專有名詞
為骨盆底肌痙攣症（pelvic floor muscle spasm），當肌肉一直很緊
繃的時候會引發這種病症，可能會導致陰道疼痛、性行為疼痛、
尿急感等。

　　肌肉只在預期有抽插動作時會收縮，則以陰道痙攣症這個專有
名詞稱之，進行性行為時有疼痛感是此症唯一的症狀。陰道痙攣
症被視為骨盆底肌痙攣症的一種。

　　想像握緊的拳頭。骨盆底肌痙攣症就像是無時無刻或大多數時
候都緊握的拳頭，而陰道痙攣症則是只在有人想跟妳握手時，才
握緊的拳頭。

對於骨盆底肌痙攣症的研究還很不足。醫學界曾有多年都不把這個病症當作疼痛性病症看待。很多醫生在做內診時，即使發現有明顯的肌肉痙攣現象，也不予理會，而且在就學期間也不曾學到要把這種情形視為不正常。有些醫生則是學到要把這種現象當作精神問題或該認為這名女性就是「無法放鬆」。

骨盆底肌痙攣症也鮮少有人拿出來公開討論，因此當我診斷女性患有骨盆底肌痙攣症或陰道痙攣症，她們表示從來沒聽過這種病時，我完全不意外。

人為什麼會罹患骨盆底肌痙攣症？

骨盆底肌痙攣症可以分為兩大類：似乎從第一次嘗試進行抽插動作就有的痙攣、原本進行陰道抽插動作毫無疼痛感但後來不知道什麼時候開始的痙攣問題（陰道抽插可為交媾、指交、使用衛生棉條等等）。

有關骨盆底肌痙攣症成因的一些學說如下所列：

‧ 對於性行為有反感嫌惡：堅信性交會痛、性交很可恥或是一種純粹為生殖才需進行的行為。

‧ 曾有過感到疼痛的求醫經歷：疼痛會讓神經系統預期更大的痛感。部分原因是神經系統有細微變化，部分則是預期的問題。

這不是說疼痛是妳想出來的；而是疼痛感由腦部產生，情緒或如恐懼或焦慮等的反應會改變化學訊號以及疼痛的體驗。

- **疼痛的性體驗**：很多女性都不告訴伴侶有疼痛的問題，選擇獨自忍受。這種作法就會預期下一次疼痛，使其加劇。如果我每次給妳巧克力時，都用鐵鎚敲妳一下，妳會開始在每次看到巧克力，感到侷促不安，甚至痛恨巧克力。預期有負面體驗會導致肌肉痙攣，並讓神經系統進入準備體驗更大的疼痛感。

- **醫療處置／手術**：可能是子宮切除術、陰道生產之類的大手術，也可能是較輕微的手術，例如置入子宮內避孕器或做子宮頸切片檢查。刺激到神經會以不可預測的方式造成疼痛。

- **慢性便秘**：用力排便會導致肌肉收縮不協調。反之亦然，骨盆底肌痙攣症可能會使肌肉比較難以放鬆，讓腸道蠕動，因而導致便秘。

- **其他骨盆的疼痛症候群**：患有外陰痛症（一種外陰的神經性疼痛，請參閱第 33 章）、經痛、子宮內膜異位症（子宮內襯腔面跑到骨盆腔中生長，導致經痛和骨盆腔疼痛的病症）、膀胱疼痛性症候群（請參閱第 36 章）等其他骨盆疼痛症候群的女性骨盆底肌痙攣症的發病率比較高。可能是因為共用的神經讓疼痛轉移到不同器官。除此之外，如果有什麼地方在痛的話，反射性肌肉痙攣會是一種保護性的機制。

- **過去經歷性行為創傷**：對於許多女性來說有可能會造成破壞性很強的後果。

很多女性之所以罹患骨盆底肌痙攣症，可能是因為綜合了很多個或所有上述的因素；有些女性則可能是有一個或兩個根本的成因。這就是這個病症複雜的一部分。

骨盆底肌痙攣症的症狀

症狀可能會因為我們還不了解的許多因素而有所不同。例如沒有人知道為什麼有些女性無時無刻骨盆底肌都很緊繃，但只有在進行抽插動作時會感到疼痛；有些則每天都會感到疼痛。疼痛是很複雜的，痛感很大部分取決於神經系統處理疼痛訊號的方式，而非醫生在檢查中或在 X 光和超音波造影研讀中發現了什麼。

骨盆底肌痙攣症的疼痛經驗會包含以下其中一些或全部項目：

• **陰道有時會痛或無時無刻都在痛**：女性通常會把這種疼痛感形容為壓迫感、痛性痙攣、像是有內臟要掉出來或陰道有保齡球的感覺。

• **性交抽插有疼痛感**：不管是剛開始的抽插動作或抽插到很深處的地方都會痛。

• **月經來會痛**：陰道外圍的第一層肌肉是平滑肌，這層平滑肌會收縮，在月經來潮時幫助把經血推送到陰道口。這在肌肉活動不協調時會使人感到疼痛，且可能會觸發下一層肌肉（亦即骨盆

底肌）產生痙攣。

- **有太緊的感覺**：痙攣產生時會功能性縮窄陰道口，防止抽插動作的進行。

- **感覺有「路障」**：深處的痙攣可能會緊繃到在嘗試進行抽插動作時，好像撞到一堵牆了。

- **性高潮會痛**：性高潮時骨盆底肌會收縮。

- **有性覺醒的感覺**：由於性高潮會有骨盆底肌收縮的狀況，此部位肌肉緊繃會引發性興奮的狀態。患有持續性性興奮症候群（會不斷有性興奮感覺的一種罕見疾病）的女性應該要接受骨盆底肌痙攣的評估。

- **無法使用衛生棉條或月亮杯**：有些女性怎麼樣都無法插入這類產品，有些會說衛生棉條會跑出來，另一些則說這些產品在體內時，總是不舒服（衛生棉條和月亮杯若有妥當置入，不應感覺得到）。

- **便秘**：有些女性的骨盆底肌會放鬆得不夠，無法讓腸道進行完全性蠕動。

- **排尿遲延**：感覺尿排不乾淨和／或難以起始解尿。

- **在接受骨盆腔檢查和／或子宮頸抹片檢查時感到疼痛**：對於要接受檢查而備感壓力，或預期將會感到疼痛而讓疼痛感加劇。有些患有骨盆底肌痙攣症的女性在接受檢查時難以將兩腿打開。

骨盆底肌痙攣症的診斷法

如果有任何一項以上所列症狀，就應該要把骨盆底肌痙攣症納入考量範圍。

檢驗骨盆底肌痙攣症時，最要注意的就是盡量不要觸發痙攣和疼痛感。越常疼痛就會越預期疼痛，使人感到疼痛的檢查會滋長疼痛的經驗。檢查時有疼痛感也會對許多女性造成情感上的創傷，如果還造成肌肉痙攣的話，也難以取得需要的資訊。檢查時使人感到疼痛也很壞心。

傾聽女性講有關於疼痛的經歷，就可以獲得許多有關骨盆底肌痙攣症的線索。有女性告訴我她覺得下面太小或太緊，感覺好像裡面的東西要掉出來了，好像陰道有保齡球，或感覺她裡面有路障的話，那我就知道她八九不離十有某種程度的骨盆底肌痙攣症。

診斷骨盆底肌痙攣症需要的真的不多。然而，在做性交疼痛的婦科檢查時，妳的醫生應該向妳保證，如果妳看起來不太舒服或在妳要他們停下來的時候，他們就立刻停止。如果妳沒有這樣的權利，這個醫師就失去幫妳治療的資格。診斷或治療骨盆底肌痙攣症也不需要用到鴨嘴窺陰器。我發現在檢查前先告知這件事，會讓很多女性大大減低焦慮感。

如果妳正好月經來，或月經才結束，那麼內部的阻塞很可能是成因。如果妳從來就沒有過月經，妳的醫師會需要做出其他的診斷，不過這已經超出了本書的範疇。

檢查時，妳的醫生需要考慮到一些有助於確認疼痛感是否是骨盆底肌痙攣症，而非其他疼痛性病症導致的事項：

• **把皮膚病症排除**：萎縮性硬化苔蘚和扁平苔癬都是疼痛性皮膚病症（見第 35 章）。滴蟲（見第 29 章）是一種會發炎嚴重到性交會痛的性病。如果妳性交一直都會痛的話，就不太可能會做出這個診斷。查看外陰能排除泰半的皮膚病症，如果有需要的話，也可以再做陰道拭子來排除滴蟲病。

• **確認妳沒有罹患更年期生殖泌尿症候群**：更年期生殖泌尿症候群所造成的疼痛感會引發骨盆底肌痙攣症。做檢查有助於診斷，內診不是判斷更年期生殖泌尿症候群的主要方法（請參閱第 18 和 19 章）。

• **評估是否患有外陰痛症**：也就是一種外陰的神經疼痛性病症（見第 33 章）。外陰痛症有可能會被誤以為是骨盆底肌痙攣症，不過也有些女性同時罹患兩個病症。要診斷外陰痛症不需要做陰道內部的檢查。

• **評估是否患有肌肉痙攣症**：如果妳在檢查桌上要打開雙腿或抬起雙臀都有困難的話，鐵定是骨盆底肌痙攣症，也不需要再做其他檢查了。如果妳有辦法張開雙腿，那麼妳的醫生就應該要取得妳的同意，用戴上手套的手指觸碰妳的陰道口，如果這麼做妳不會不能忍受的話，那麼他們就應該再取得妳的同意去檢查內部的肌肉。

如果妳的醫師無法排除掉皮膚病症，或在想有沒有可能是無孔處女膜（imperforate hymen，或稱處女膜閉鎖）或其他阻塞所致，但妳又無法忍受內診，那麼最好是施用一點鎮靜劑再做檢驗，就算需要去手術室也是得這麼做，就是不可以為了在診間內診而造成疼痛感和創傷。我們有麻醉劑可以用不是沒理由的。

如果性交會痛的話，是否應該繼續進行呢？

這是只有妳自己才有答案的問題。如果性交痛得難以忍受，那這就有可能會在妳的疼痛、肌肉痙攣、預期發生的循環當中追加一筆紀錄。除此之外，性交也本應令人愉悅。有些女性告訴我說為了有肢體上的連結感，疼痛是值得的，不過很多女性都沒辦法告訴伴侶自己性交會痛的問題。性治療師或其他心理師有可能可以幫助妳跟伴侶解釋妳會痛的情況。

如果妳在治療骨盆底肌痙攣症期間還繼續進行性交的話，要確保妳的前戲有做夠。性交的整個流程如果就只是「扭一下乳頭就塞進去」，大多數女性在這種狀況下都是會被弄痛的。潤滑劑用多一點，並專注在不會痛的部位，例如陰蒂頭和陰唇等。目標在進行抽插前先有一次（或多於一次）性高潮。如果妳的伴侶是男性的話，可以考慮給他看《女士優先》（*She Comes First*）這本書，光是書名本身（又有「她先來」之意）就是很好的建言了。有些

女性會發現有過一兩次性高潮之後，骨盆底肌就開始放鬆了，然後再進行抽插就便容易了。

　　如果進行抽插太痛的話，很多伴侶為男性的女性會發現自慰和口部性交不會痛。在治療骨盆底肌期間，還是可以享有令人滿足但不會疼痛或疼痛度減少很多的性行為。

可選擇的治療方式

　　考慮因素有很多，哪個有效可能會取決於當地有的治療方式，以及妳覺得可以接受的是什麼。

　　陰道擴張器有助於對神經和肌肉施以減敏療法。妳可以在沒有壓力的情況下，在房間裡用自己的步調來進行。一套有四個或三個為一組的。先從最小的開始用，插入到可以接受的深度，只要感覺到疼痛就要停下來，然後留置於該處五分鐘。集中注意力在緩慢而深沉的呼吸上，藉此幫助放鬆骨盆底肌。有些擴張器會震動，很多女性都覺得這種有幫助。擴張器運動靠的是肌肉記憶的形成，比起一週只練習一次，但一次就練三十分鐘，每天都練習五到十分鐘會比較重要。

　　骨盆底肌物理治療會有相當大的幫助。這是一種有進階訓練的專門物理治療。技法有各式各樣的。對於一點插入都無法忍受的女性，應從外部開始進行療法。有些會使用生理回饋的機器，

可在電腦螢幕上看見肌肉痙攣狀態，這對於一些女性而言是很有幫助的。骨盆底肌物理治療師最終會以戴上手套的手指放到陰道中進行治療，並且應要幫妳規劃自己在家練習的運動方案。有些健身指導員會聲稱自己有辦法治療骨盆底肌痙攣症，我的建議是要就找經過美國物理治療學會（American Physical Therapy Association）認證的物理治療師。

請心理師處理創傷、焦慮、其他人際關係上的問題也可以作為治療計畫的一部分。這不代表妳所感受到的疼痛是想像出來的，而是代表疼痛感會影響到妳的生活。處理所造成的影響有助於減低受苦感。在想到要進行抽插動作，或要嘗試進行抽插動作時，就會產生極度焦慮反應的女性有治療師的協助會感到特別有幫助。

在骨盆底肌做工過度的情況下，好好處理便秘問題也很重要，因為使力也會助長導致痙攣的循環。

肉毒桿菌注射法也是一個選擇。沒錯，打在陰道的肉毒。由於會痛，所以施打前會先施以藥物鎮靜。肉毒桿菌可治療肌肉痙攣症，這也是肉毒桿菌的作用機制。雖然食品藥物管理局已經通過肉毒桿菌可使用在某些類型的肌肉痙攣症，但這不包含骨盆底肌痙攣症。對於一些女性而言，肉毒桿菌有助於打破疼痛和痙攣的循環。藥效會在十到十二週後消退，因此合併擴張器和物理治療治療會是最有效的。

沒有用的療法有哪些？

　　口服肌肉鬆弛劑大抵都沒效。口服肌肉鬆弛劑有時可用來治療急性痙攣症（好比驟發的背痛），但在治療慢性肌肉痙攣方面，效果不是很好。有些人提倡陰道用二氮平（煩寧），不過有兩項研究顯示這個作法無效。二氮平作用於脊髓和腦部，陰道沒有這個藥物的受器，因此如果用了感覺有比較好，是藥物吸收到血液循環當中的關係，如果是這樣的話，也就沒有施用於陰道的必要了。

重點整理
‧骨盆底肌痙攣症是一種常見的陰道疼痛和性交疼痛的成因。
‧許多女性自述感覺太緊或裡面的東西要掉出來了。
‧醫學上的檢查不太需要做太多就能做出診斷並開始進行療法。
‧利用陰道擴張器和物理治療重新訓練肌肉能幫助到許多女性。
‧有焦慮問題、過去有創傷或找心理師或情愛關係問題的女性性治療師治療可能會有幫助。

第35章

皮膚病症

Skin Conditions

＊本書審訂李醫師建議讀者：不宜自行購買處方
藥物，應與婦產科醫師諮詢後再領取處方簽。

　　外陰罹患皮膚病症的機率比較高。一來是外陰比較容易產生刺激性反應，另外一些特別皮膚病症只會或偏好在外陰發生。

　　只要症狀非特異性，就代表有要能正確的診斷會是個挑戰，因為有好幾種病症都是擁有相同的症狀。就算是經驗豐富的醫師也無法明確診斷。所以女性很容易在皮膚問題和身體出狀況被忽視。

　　這就是需要自主發聲的時候了（欲知更多有關如何在醫療上為自己發聲的資訊請參閱第38章）。如果妳知道有這些皮膚病症的存在，而且妳所讀到的跟妳的感覺頗為相似，妳就能和醫生針對具體的狀況討論及諮詢，了解妳的醫師是如何下這個診斷，或把醫師沒有討論到的治療方式提出來詢問。我遇到自己有做功課的病人都很高興。而且我也很樂意有機會回顧我下的診斷。如果妳的醫師深信判斷正確，應該能很有信心地再次跟妳肯定妳的病

症。這是我們工作的一部分。

　　外陰的皮膚病症多而繁雜，但很多婦科醫生在訓練期間不可能都有機會碰到，因為一般婦科醫生可能每年只會遇到幾個個案，專科婦科醫生則可能每天遇到二到三個個案。如果妳的症狀一直都沒有好轉的話，不要不好意思提出轉介去看專科醫生的要求。

淺談切片檢查

　　因為皮膚病症有典型特徵，不需要做切片檢查就可以做出診斷。在這種情況下，一般推薦的作法是直接開始治療。如果初始治療沒有達到預期的結果，再以切片檢查取得更多資訊。

　　切片檢查不一定具有決定性，其實只要關乎於皮膚病症，就無法做出「是」、「否」這種二元對立的答案的。做切片檢查時，會有病理科醫師以顯微鏡查看組織，這跟我們用肉眼查看是一樣的。我在查看外陰時，看的是發紅處的型態、皮膚的厚度、有無潰瘍或糜爛腐蝕等。我會把所得的資訊組合在一起後，說道：「看起來是某甲病症」。病理科醫師做的事也一樣，只不過換成用顯微鏡而已，他們會去看發炎細胞的類型和分布情況、表皮的厚度和外貌以及許多其他的特徵。有時他們看到的是典型特徵，不過通常他們看到的會是一點這個病的特徵，一點那個病的特徵，跟我們在看妳的皮膚時一樣。

　　可以把切片檢查想做拼圖的一小塊,不是一張完整的圖。有一位皮膚病理科醫師曾說即使皮膚看起來有典型的改變,五成的切片結果還是非特異性的。這不代表切片沒有用,只是要了解這種檢查能做的也有限。很多女性做了切片檢查後感到很失望,不是因為檢查結果不夠明確,而是因為沒人為她們指點迷津,告知她們所得的資訊有可能會不具診斷性或不能作為確鑿的證據。

　　如果有罹癌的擔憂,進行切片檢查是有必要的。切片檢查的條件,(不是絕對的)準則,如下所列:

- **疑似患有濕疣的四十歲以上的女性**:早期皮膚癌看起來可能會跟疣一模一樣。

- **治療過又長出來的疣**:很多治療疣的方法可能會讓皮膚癌的可見部分消除,但並沒有根除病源,所以癌症病變還是會再度現身。

- **凸起或大於一公分、有色素沉著的病灶**:皮膚癌也有可能有色素沉著的情況。稱為皮脂漏性角化病(seborrheic keratosis)的典型凸起病灶為例外。看起來可能會像黏住的褐色蠟油。

- **一直不癒合的潰瘍**:也是癌症可能的徵象。

慢性單純苔癬

　　為一種類似濕疹的外陰病症。通常始於刺激性接觸性皮膚炎，也就是用了某產品或因為某成分刺激到或破壞了皮膚的酸性膜，或甚至最上面幾層的細胞。有可能是單一次暴露造成，也有可能是在接觸多次後才造成。常見的一些刺激物包括溶劑類和酒精類，而很多護膚產品中都有這類物質。去汙劑和植物性藥物也可能會是刺激物。罹患黴菌感染或其他感染也可能會是觸發因素。除陰毛很可能造成輕微外傷，或者讓陰部失去毛髮作為保護障壁，都會增加初期反應的風險。患有尿失禁但沒有用漏尿棉墊，而是用衛生棉的女性有可能會開始有刺激難受感。

　　接下來外陰會開始發癢，而發癢則會使人做出搔抓或磨蹭的動作。這麼一來，皮膚的外傷會變更多，並讓神經系統進入「感覺更癢」的準備狀態。搔抓和磨蹭會使外陰皮膚發紅、變厚。搔癢感可能會非常劇烈，有些女性會因為搔抓而患上裂隙（fissure）之類的嚴重皮膚外傷。發癢的狀況通常到晚上會比較嚴重，因為有些女性會在睡著的時候搔抓。

　　患有慢性單純苔癬不會影響到陰道，因此症狀會出現在外部或陰道口，不會在內部深處。

　　皮膚會因為搔抓而出現很多改變，有時候會多到需要做切片檢查以排除罹癌的可能。搔抓的太深，會破壞皮膚細胞的最底層（基底層）。有可能會導致結疤，也可能導致黑色素細胞排放色素，

形成扁平的深色區塊，稱為黑變病（melanosis，又稱黑色素沉著症）。患有黑變病的部位看起來類似黑素瘤（一種皮膚癌）。

　　治療方法是將所有潛在的刺激觸發物都去除掉，把發炎治好，不要搔抓磨蹭。實行起來可能會很困難。簡易做法是停用所有清潔劑或肥皂、漏尿棉墊、穿著寬鬆衣物（因為只要有摩擦，即便只有一點點都會觸發搔癢感）、停止除毛等等。有些女性可能會需要在一開始的時候用襪子包住手睡覺。

　　一般會用高劑量的局部外用類固醇軟膏減緩發癢及發炎症狀。一旦控制住搔癢後，就可以逐漸減低劑量，直到可以停用為止。椰子油或石油膠（凡士林）都可以增加水分，有助於保護皮膚障壁。口服抗組織胺劑有助於止癢及鎮靜作用，因此在夜晚服用能減少搔抓。只要完全不會搔抓且完全不癢了，用藥就可以逐漸減量。有些女性會需要每週使用一到兩次局部外用類固醇，才能達到止癢效果。

　　如果初始療法沒效的話，下一步就是去看有醫治外陰皮膚病症經驗的婦科醫生或皮膚科醫生。有時會需要接受比較長的局部外用類固醇療程，或甚至注射類固醇。除了類固醇之外，其他也有助於止癢的局部外用用藥為鈣調神經磷酸酶抑制劑（calcineurin inhibitor）。偶爾可能會需要施以與神經疼痛類似的口服用藥，減緩發自神經系統層級的搔癢感。

硬化性苔蘚和扁平苔癬

　　這些是皮膚的自體免疫失調病症，有1%到3%的女性。萎縮性硬化苔蘚只會發作於外陰，因此到了前庭就不會再進去了。扁平苔癬可能會涉及黏膜層，因此可能會發作於外陰和陰道（也有可能會發作於口部）。兩種病症有可能同時罹患。比起萎縮性硬化苔蘚，扁平苔癬比較少見。

　　萎縮性硬化苔蘚和扁平苔癬可能會導致搔癢、疼痛、性活動疼痛、潰破、裂隙、皮膚改變等。對性生活和外陰表皮樣貌產生的影響甚巨。這兩種病症都會提高罹患外陰鱗狀細胞癌的風險，有6%的風險會在十年內變成癌症。妳會需要很密切的做追蹤，才能在出現早期變化時，第一時間獲得診斷並加以治療（希望是在癌症擴散之前）。

　　我總是會詢問女性是否想要看看她們皮膚上發生的改變。我會利用自拍桿鏡子，以便讓她們也看見我描述的東西，並給她們看用藥要塗在哪裡。對於許多女性來說，這對她們非常有幫助，可以讓她們知道狀況以及如何用正確地用藥。不過也有些女性會覺得沮喪。如果妳想要看，就告訴妳的醫生，如果不看，也沒關係。

　　萎縮性硬化苔蘚會導致皮膚變白、變薄。典型樣貌為出現在外陰（小陰唇）和肛門周圍的阿拉伯數字八的樣子。隨著病情的惡化，小陰唇可能會萎縮甚至消失不見，陰蒂包皮可能會合在一塊，把陰蒂困在裡面，如果都不去治療的話，結疤可能會嚴重到

把陰道口都封住,以至於無法進行任何抽插,更嚴重的話,還可能會阻擋尿液流出。

扁平苔癬不會像萎縮性硬化苔蘚一樣有強烈的變白樣貌,典型病徵也不會影響到肛門部位。但的確也會有容貌和功能性改變、小陰唇消失、陰蒂包皮融合等。扁平苔癬會導致陰道糜爛腐蝕和潰破,一旦結疤會使得陰道嚴重縮窄,甚至完全閉合。

女性應該要做甲狀腺病症的篩檢,因為甲狀腺病症在患有萎縮性硬化苔蘚的女性群中比較常見。患有萎縮性硬化苔蘚和扁平苔癬的女性罹患黴菌感染的風險比較高。原因不明,不過可能包括比較容易遭受輕微外傷、皮膚物理性改變、局部外用用藥等。

療法的基本作法包括減少外傷,外傷會觸發這個病症,發作得更厲害。快要進入更年期和已經進入更年期的女性能受益於局部外用雌激素的使用,因為減少了更年期生殖泌尿症候群的物理性改變會增加水分並幫助增加組織的彈力,進而減少外傷。復原乳酸桿菌也有幫助。肥皂會造成乾澀,因此應該避免使用。乳膏和軟膏可能沒辦法只用清水完全洗掉,因此每隔幾天就用酸鹼值接近五的清潔劑清洗一次可能會有助於預防因製劑積累而產生的強烈氣味。

建議療法是使用高劑量的局部外用類固醇,稱為第一級的超強效類固醇,其中包括劑型濃度 0.05％的可立舒乳膏(clobetasol propionate)以及劑型濃度 0.05％的增強型貝皮質醇二丙酸鹽(augmented betamethasone dipropionate)兩種。一般會偏向使用軟

膏，因為皮膚穿透性比較好，也沒有防腐劑，因此比較不會造成刺激難受感。起始劑量是每天用兩次豆子大小的量，連續用六到十二週，然後漸漸減量到一週兩次。應要在有經驗的醫師的指導下才使用這些藥物。石油膠（凡士林）或椰子油可能會有助於提供潤膚效果和障壁特性。患部包含陰道的扁平苔癬可以用陰道類固醇和擴張器防止結疤。

其他療法也是有的，想要的話最好去看有相關經驗的婦科醫生或皮膚科醫生。小陰唇的喪失是永久性的，動手術也沒辦法逆轉這樣的改變。陰道開口結疤，使人無法進行交媾，或導致尿液流出受阻、陰蒂剝皮結疤、陰道結疤等都可以利用手術治療。要動手術治療的話，應找醫治這類病症和使用這些技術經驗豐富的婦科醫生。

傳染性軟疣

為痘病毒的感染症。會產生大約三到四公釐大的珍珠樣丘疹（丘疹是硬硬的小型凸塊，沒有可見的流體）。這凸塊或丘疹中央有一小塊凹陷，像肚臍一樣，我們稱之為臍狀凹陷（umbilication）。大多數人都只會長幾顆，不過有些會長出一大堆。鮮少有做切片檢查的需要，因為樣貌相當典型。這種病毒只會感染皮膚最上層基底膜之上的地方，而且不像皰疹和人類乳突

病毒一樣有休眠的能力。

　　除此之外，身體其他部位接觸到這個病毒，那個部位就會出現軟疣。外陰遭感染的話，可能是在進行性行為時，藉由皮膚與皮膚之間的接觸傳播，也有可能藉由共用毛巾傳播。搔抓動作以及除毛造成的輕微外傷也會讓這個病毒得以傳播。

　　軟疣通常自己會消失，因此避免機械性外傷對許多女性來說可能就足夠了。實際上來說，這個病毒的傳播是很常發生的（基本上不太可能都不碰自己或連偶爾搔抓都避免掉），因此可能會要八到十二個月的時間才能完全清掉這個病毒。會要進行切除的原因包括不想等、病灶太癢或太煩人或已經過很久了，一直都還在。

　　治療方式的選擇有很多種，包括（但不限於）以下所列的這些：

・**物理性破壞**：把病灶刮掉（刮除術）或冷凍剝除（冷療法）。有可能會很痛，不過如果只有少數幾個病灶的話，這個選擇可能還不錯。不要試圖在家自己進行這種療法；有可能會使這個病毒擴散到他處，或遭細菌感染。

・**局部外用藥物療法**：由醫師在診間利用棉花棒的木頭端塗抹三氯醋酸。進行這種療法可能需要每兩週回診治療一次，直到病灶消失為止。自己在家塗抹鬼臼毒素（普達非倫毒質）乳膏（連續三天每天塗抹兩次，然後休息四天之後再重複同樣的循環，最多重複四週）。每天塗抹兩次連續四週劑型濃度10%的過氧化苯甲醯可能也有效，而且有很不傷荷包。另一個選擇則是每週塗抹

三到五次樂得美乳膏（一種免疫調節物），最多連續十六週。

• **口服希美替定（cimetidine）**：一種醫治胃酸逆流的藥物，妳或許只聽過這種藥的商品名，即「泰胃美」（Tagamet）。局部外用療法如果痛得無法忍受或因為其他因素而無法接受，則連續兩個月服用口服希美替定可作為選擇。有藥物交互作用的可能。

化膿性汗腺炎

化膿性汗腺炎發生於具有頂漿分泌腺的毛囊，是一種疼痛的慢性發炎異常疾病。影響到美國 0.3% 年紀介於二十歲到四十歲之間的女性（風險最高的族群）。跟白種女性比起來，非洲裔美國女性和雙人種混血女性罹患此病的風險高了一倍。歐洲的數據資料建議發病率可能高達 2% 到 4%。還不清楚這種不同是真的，還是歐洲或美國的數據治療不正確。

長出發紅且疼痛的小結（皮膚底下堅實的組織團塊），輕微時看起來可能與痤瘡相仿，或被錯以為是長期倒生毛髮。發展到比較晚期的病例會有黑頭粉刺、膿腫、會流膿的病灶、嚴重結疤等狀況。女性平均要花七年才能得到正確的診斷，長期長著疼痛、流膿的瘡，一直被誤診或未得到診斷所造成的心理衝擊是不可低估的。還好大多數女性的病情都不嚴重，只有 4% 的個案會有外陰大區塊的膿腫和結疤情形。

　　成因尚為未知，但一個關鍵的步驟是毛囊受阻，頂漿分泌腺的分泌物積累，導致毛囊破裂。毛囊破裂會導致細菌性感染以及嚴重發炎，進而觸發膿腫產生和結疤現象。發炎反應一旦產生，就會散播到相鄰的毛囊，使得病情變得更難以治療。結疤是不可逆轉的。早期診斷和治療長期效果可能會比較好。

　　治療方式應該包含緩解發炎。內褲選寬鬆的穿，藉以限制摩擦量，也要停止會造成外傷的除毛方式，例如熱蠟除毛或剃毛等。有些數據建議雷射除毛會有幫助，但建議事先諮詢皮膚科醫生。抽菸是已知的輔因子，因此如果妳有抽菸的習慣，則建議戒菸。減重也被顯示為會有幫助。

　　針對性的療法包括含有雌激素的口服避孕藥或稱為螺環固醇內酮（spironolactone）的藥物（每日一百毫克），這兩種藥物服用了都可以減低睪固酮對組織產生的作用（睪固酮會使受影響的腺體分泌物變濃）。局部外用抗生素和口服抗生素也都會有用。對初始療法沒有反應或病情已經進入後期，有膿腫和結疤情況的時候，就應該要由經驗豐富的婦科醫生或皮膚科醫生處理。

重點整理 ∙∙∙∙∙∙∙∙∙∙∙∙∙∙∙∙∙∙∙∙∙∙∙∙∙∙∙∙∙∙

∙刺激物和輕微外傷會使所有外陰的皮膚病症都變嚴重。

∙罹患慢性單純苔癬（俗稱牛皮癬）是造成外陰強烈搔癢的一種常見成因。

∙萎縮性硬化苔蘚和扁平苔癬都屬於自體免疫的皮膚病症，會導致嚴重疼痛，可能需要由專科醫生做適當的治療。

∙傳染性軟疣是病毒所引起，會導致外陰出現有時會發癢的小塊病灶。

∙化膿性汗腺炎屬於毛囊慢性發炎的病症，雖然不常見，但患者常有沒被診斷出來的情形，及早介入可能可以獲得較好的預後。

第**36**章

泌尿道感染和
膀胱疼痛症候群

UTIs and Bladder Pain Syndrome

> ＊本書審訂李醫師建議讀者：不宜自行
> 購買處方藥物，應與婦產科醫師諮詢
> 後再領取處方簽。

　　在美國，每年會有高達一成的女性罹患泌尿道感染，其中有二～三成還是復發的狀況。泌尿道感染也是女性最常用抗生素的原因。典型的症狀包括尿急感、頻尿、排尿有灼熱感等。有些女性可能也會有膀胱疼痛和血尿等症狀。有些可能會因而開始有失禁問題，或因而使失禁問題變得更嚴重。並非所有女性都有典型的症狀，因此會混淆診斷。

檢驗概述

　　有三種檢驗有助於診斷是否罹患泌尿道感染。這些檢驗方式如

下所列：

- **尿液試紙檢驗**：這個檢驗主要可以取得有關血液、細菌、白血球細胞的資訊。尿液試紙可以在藥房或網路購買取得。雖然試紙結果無法直接確診，但硝酸鹽（nitrate）數值可以看出細菌多寡，有進一步的證據。雖然這種檢驗很普遍，但有用的資訊並不多。如果是典型的症狀，就算檢驗結果為陰性，也該接受治療。如果妳的症狀不太典型，則需進一步做培養鑑定檢查（確鑿的檢驗）。服用苯唑吡啶（phenazopyridine，為一種會把尿液變成橘色的膀胱鎮痛藥物）會影響檢驗的結果。

- **顯微鏡檢查尿液**：這種檢驗比試紙正確。如果顯微鏡檢查發現有細菌或白血球細胞的話，就比較有可能做出泌尿道感染的診斷，不過還是沒辦法給出比試紙多很多的資訊。這種檢驗不會因服用苯唑吡啶而受影響。

- **尿液培養鑑定檢查**：培養尿液中的細菌。這是黃金標準。如果檢驗報告表明每毫升的尿液中有十萬個細菌菌落的話，依照傳統就視為罹患了感染症。不過要特別注意，有 5％停經前的女性和 10％到 15％停經後的女性也會有這麼多的細菌，但沒有罹患泌尿道感染。診斷依據的不是培養檢驗結果是否為陽性，而是結果為陽性的培養檢驗是否對應符合妳的症狀。我們也知道有些女性雖然罹患了泌尿道感染，卻沒有足夠的細菌可供培養檢驗顯示有生長情況。服用苯唑吡啶不會干擾到培養鑑定檢查的結果。

我有沒有罹患泌尿道感染？

　　一般在表示說「我的膀胱好像感染」時，大約有五成的機率是正確的。多問幾個問題有助於大幅縮小可能性的範圍，妳和妳的醫師就可由此決定妳是否需要接受治療、做尿液檢驗，或就診檢查。這些準則適用於一年罹患兩到三次膀胱感染症的女性。一年當中感染四次以上的女性罹患的是復發性泌尿道感染，這樣的話處理方式可能就會不同。

　　若有去廁所次數增加（真的很急著要上）、排尿困難（dysuria，又稱排尿疼痛，即解尿時有灼熱感）、陰道分泌物沒有改變等狀況，則罹患泌尿道感染的可能性很高。如果沒有腎臟感染的證據（側腹腰部疼痛、惡寒、發高燒），則在沒有尿液採樣的狀況下通電話醫治是很合理的。如果妳接受治療後沒有好轉，就應該去找妳的醫師看診，因為妳可能罹患的不是泌尿道感染（也就是診斷不正確的意思），或者妳的細菌可能需要採用不同的療法來醫治，而要做出這個決定，非得有尿液檢體不可。

　　如果妳有頻尿、排尿困難、陰道分泌物有所改變或有新的陰道分泌物等症狀，罹患膀胱感染的機率約 45％，應當去看醫生。這時，尿液試紙檢測或顯微鏡檢查就有可能有所幫助。如果檢查了，沒有陰道感染的證據，而硝酸鹽檢驗結果呈陽性，則妳可能有高達八成的機率罹患的是泌尿道感染。

　　如果妳因為有非頻尿和排尿困難的其他症狀，而覺得自己患有

泌尿道感染的話，應當去看醫生接受評估。這就是內診檢查和試紙檢驗會有幫助的一種情況。妳也會需要做培養鑑定檢查。

患有復發性感染症（亦即十二個月當中罹患了四次以上）的女性應當接受尿液培養鑑定檢查。孕婦也需要接受尿液培養鑑定檢查。

等待檢查結果出來的那段時間

等待檢查結果出來的那段時間可能會很難熬，不過如果妳的症狀是非典型的，或者如果擔心治療上的困難，選擇用培養鑑定是正確的選擇。因為妳有可能服用不必要的抗生素引發併發症（兩個最常見的為下痢和黴菌感染）之外，我們也因為抗生素抗藥性的問題而使得有效的抗生素越來越少了。服用不需要或錯的抗生素是很大的一個成因。

做完培養鑑定檢查後，需要一至兩天才能拿到結果，一天用來檢驗是否呈陽性，另一天用來了解選用哪種抗生素最為合適。依據妳的居住地（細菌的類型和對抗生素的敏感性隨地區不同而又相當大的不同）和曾經罹患過的感染症次數而言，一得知培養鑑定檢驗結果呈陽性就接受治療或許是合宜的，但也可能最好等到最終結果出來再開始治療，好限制因暴露到對妳的感染症沒用的抗生素所帶來的附帶損害。

　　等待兩天的時間可能會很不舒服，但這段時間先服用止痛藥和苯唑吡啶可能會有幫助。雙氯芬酸（diclofenac）和布洛芬之類的止痛藥（稱為非類固醇消炎止痛藥的藥物類別）有可能會提高腎臟感染的風險，因此服用止痛藥可能會是比較好的選擇。不過等待並不會使妳罹患腎臟感染症，事實上，兩天之後，20％到25％的泌尿道感染都會自發根除了。雖然這個百分比似乎很低，但以全球的量來看，25％的泌尿道感染患者沒有用抗生素是很多的。症狀非典型的女性在等待培養鑑定檢查結果出來的時候先拿抗生素的處方籤，然後等看到培養檢定檢查結果呈陽性，並知道用的抗生素是正確的之後，才開始服用抗生素是個合理的策略。

治療方式

　　對於首次感染泌尿道的患者而言，會推薦下列的治療方式：

- 連續五日每天服用兩次劑型含量一百毫克的硝基　喃妥因。
- 口服單一劑劑型含量三公克的梅樂黴素。
- 連續三天每日兩次劑型含量一百六十毫克的曲美普林和八百毫克的磺胺甲噁唑（sulfamethoxasole）。

　　其他抗生素都屬於廣效抗生素，意思就是會殺死更多種類的細

菌，也比較可能造成附帶損害，並促成抗生素抗藥性。塞普沙辛
（ciprofloxacin）就屬於這類抗生素的其中一種，而且塞普沙辛還
會導致肌腱遭到損害。塞普沙辛應當只在培養鑑定檢查表明使用
這種抗生素為最佳選擇或在有其他特定醫療因素（例如對其他可
選用之藥物過敏）的時候使用。

預防膀胱感染

患有更年期生殖泌尿症候群的女性很可能受益於雌激素療法，
這個藥物已經被證實可以減低泌尿道感染。

被視為具有預防泌尿道感染的蔓越莓汁似乎是無效的。蔓越
梅錠和膠囊是否也一樣無效還不清楚，不過現有的研究品質都很
低。甚至根本沒人知道原花青素（proanthocyanidins）存留到尿液
的量是不是足以預防細菌附著（也就是這個化合物的假定作用機
制）。還有很多說法未經證實，像是每日服用三次劑型含量一千
毫克的維生素 C，以及每日兩千毫克 D- 甘露糖（d-mannose），分
兩次或三次服用。據說都可以預防細菌附著在膀胱上。好在除了
花錢之外，吃這些東西不太可能會造成什麼傷害。如果妳想要試
試看，六個月後若病症仍無好轉，就表示可能對妳是無效的。

如果是性交是成因，可以考慮每天服用抗生素或性交後服用一
顆抗生素。後者的抗生素暴露量比較少。性交後，馬上去排尿是

一個存在已久的作法。不過已經有兩項研究顯示此舉無效，完全是無稽之談（第 47 章）。

這類介入手段看似無害，但真的是負擔。我們每次要女性為了讓病情好轉，去跳一個沒用的圈圈，就是在為她們徒增負擔，可能是財務上或者情緒上的負擔，也可能是做了麼多事，卻發現努力跑了那麼久，卻只是在原地打轉那種惱怒感。

我好像得了復發性的膀胱感染症，檢驗都是呈陰性

頻尿、排尿困難（疼痛），甚至血尿都是膀胱疼痛症候群（painful bladder syndrome）也會有的症狀。我們以前稱這個病症為間質性膀胱炎（condition interstitial cystitis），但膀胱疼痛症候群是比較正確的描述。很多女性以為是罹患膀胱感染，接受好幾年抗生素治療，實際上，是罹患了膀胱疼痛症候群。膀胱疼痛症候群會有的其他症狀為性交疼痛以及排尿後，膀胱仍感覺尚有尿液未排出。

膀胱疼痛症候群是已經至少連續六週都感到與膀胱有關的疼痛、有尿急和頻尿症狀，且其他病症皆已排除，最重要的為泌尿道感染和膀胱癌。相較於男性，女性得到膀胱癌並不常見，而且鮮少有年紀小於五十五歲的人罹患。如果妳的年紀已經超過（含）

四十歲，開始有膀胱疼痛症候群的症狀，尤其是尿液中有血液的話，那就應當詢問是否該接受膀胱癌的篩檢。

引起膀胱疼痛症候群的原因仍有待釐清。常見的學說包括膀胱內襯發炎和／或神經痛症。

疑似罹患膀胱疼痛症候群的女性也應該要接受評估，看是否罹患了骨盆底肌痙攣症（第 34 章）和外陰痛症（外陰的神經痛症，第 33 章）。 膀胱鏡檢查（cystoscopy）即查看膀胱內部的一種小刀，可能會建議用來作為膀胱癌的篩檢，但不建議作為膀胱疼痛症候群的診斷。有一種稱為鉀離子滴灌法的檢驗也不建議，因為沒什麼幫助，而且很痛。

治療膀胱疼痛症候群的療法有很多，但這些建議作法很多都是基於低品質的數據資料。一些可考慮的治療方式如下所列：

・**骨盆底肌物理治療**：治療師會治療所有伴隨的肌肉痙攣問題，而且還可以進行生理回饋訓練。

・**定時排尿**：這屬於生理回饋訓練的一種型態，可鍛鍊膀胱接受較大量的尿液。

・**飲食調整**：食物造成刺激難受感的報告很多。膀胱的常見刺激物有咖啡、茶、汽水、酒精性飲品、人工甜味劑、柑橘類水果和果汁、蔓越莓汁、蕃茄製品、大豆（黃豆）、辛辣食品等。

・**戊聚醣多硫酸酯（pentosan polysulfate）**：一種應該有助於重建膀胱內襯腔面的口服藥物。需要六個月才會有可見的效

果，大概只能幫助到三成的女性，這個比例可能比安慰劑沒高多少。

- **灌注液**：注入膀胱作為局部外用療法，用於緩解炎症或修復膀胱內襯腔面。可選物質有肝素（heparin）、戊聚醣多硫酸酯、高分子量透明質酸（俗稱玻尿酸）等。

- **週邊脛神經電刺激（PTNS）**：這是神經調控技術的一種型態，意即用電來調整神經纖維機能。在踝部正後方放置一根做針灸的針，然後把電脈衝送到該部位底下的神經纖維，而該處神經纖維跟脊髓連結的地方跟膀胱神經連結到脊髓的地點是一樣的。連續十二週接受治療可能會有幫助，接著再每二到四週治療以維持效果。

- **苯唑吡啶**：用於治療泌尿道感染引起之膀胱疼痛的口服藥物。用法指示只可服用三天，是因為避免有腎臟感染而沒有發現以及盡到製造商的責任。如果這個藥物對膀胱疼痛有幫助，需要時可以每天都服用，或者只在需要的時候服用，只是尿液會變橘色的，不介意就沒關係。

- **治療神經疼痛的口服用藥**：常見的選擇為二苯甲環庚二烯和佳巴本汀，不過也還有數種其他的選擇。

- **抗組織胺劑**：引發膀胱疼痛症候群的相關學說包括組織胺反應反常。

- **經由膀胱鏡進行水擴張術**：進手術室利用流體把膀胱灌到很滿來牽張膀胱。

・**注射肉毒桿菌毒素到膀胱**：可以治療膀胱過動的問題，有時也可以治療疼痛。

如果初始療法沒有改善膀胱疼痛症候群，進行膀胱鏡檢查可能會有幫助，因為有 5％到 10％的女性有潰瘍。從膀胱鏡檢查所得知的狀況，醫生也能提出進一步的治療。

**重點
整理** ●

・泌尿道感染一年影響著 10%的女性。

・沒有新出現的陰道排出物，但排尿時有灼熱感且經常需要排空膀胱，就是罹患了泌尿道感染相當可靠的徵象。

・開架式試紙檢驗沒有用。

・性交後排空膀胱不會減緩感染。

・症狀感覺跟泌尿道感染的一模一樣，但重複做了好幾次尿液培養鑑定檢查結果都呈陰性的話，有可能是罹患了膀胱疼痛症候群。

第 **37** 章

骨盆腔脫垂

Pelvic Organ Prolapse

我們醫界所稱之骨盆腔脫垂（統稱骨盆脫垂）指的是陰道或子宮位移下垂，再從陰道脫落。有時膀胱或腸道也會跟著脫落。骨盆脫垂有時也可能會造成陰道疾病，有時陰道疾病會被誤認為是骨盆脫垂，因此對這個疾患的相關有基本認知是必要的。

等等，妳的意思是陰道有可能會掉出來？

是的，有可能；不過陰道會掉到體外的機率非常低。

陰道天生具有伸縮能力（否則哪能生小孩），伸縮能力越好的組織也越容易受地心引力引響。這是否會發生在妳身上取決於多個因素，包括基因遺傳、抽菸習慣（會弱化所有組織）、進入更

年期、先前陰道生產的經歷、慢性便秘（勞損對於所有組織都不好）、體重（組織承受的壓力越大，代表更可能下降）。

脫垂究竟是什麼意思？

脫垂的部位通常會是子宮頸（子宮的底部）、前側陰道壁、後側陰道壁，或者如果妳曾動過子宮切除術，就是陰道頂部。試想把襪子的一部分反向拉出來，就是脫垂的樣子。

會有什麼症狀？

大約有四到五成的女性在內診時，都會發現有骨盆腔脫垂的現象，但她們並沒有任何症狀。這代表某種程度的鬆弛或輕微脫垂是正常的。有沒有骨盆腔脫垂不重要，重要的是骨盆腔脫垂有沒有帶來不便。如果醫生說有一點脫垂，不用因此而感到擔心，這只是代表妳跟其他許多女性一樣而已。骨盆腔脫垂放著不管也不會有什麼嚴重的後果，只要妳不覺得有什麼困擾的話，妳的醫生也不應該要覺得困擾。

骨盆腔脫垂主要的症狀為陰道膨出，約有 3% 到 6% 的女性會有這種狀況。陰道膨出的意思是在進行擦拭、自慰等動作，或甚

至坐著的時候會感覺得到一塊膨出的陰道組織。另一個常見的症狀為壓迫感。比較不常見的症狀包括性交遭干擾（膨出的那一塊造成了阻擋）以及尿流遭干擾等。偶爾會有些女性排便有困難，需要把手指插入陰道並往後按推以提供支撐力，然後才得以排出糞便。這就叫做夾板作用（splinting）。脫垂一般會造成的症狀有骨盆疼痛、背痛、性交疼痛。如果妳的醫師試圖把這些症狀都歸咎於骨盆腔脫垂，我建議妳要去徵詢其第二意見。

骨盆腔脫垂分期根據的是脫垂的部位離處女膜有多遠。陰道的長度、陰道口的寬度、會陰體（陰道和肛門之間的肌肉連結）也要納入考量。脫垂的分級從〇到五，一共分為五期，妳的醫生應當利用骨盆腔脫垂量化分期法（POP-Q）來評分，為妳的脫垂分期。除了要動手術的情況下，評分在一般時候並無意義。

妳的醫師應當會請妳擠壓骨盆底肌（一種凱格爾運動，請參閱第 10 章）來評估骨盆底肌的力量。如果妳有膀胱問題，則可能還會有必要做其他的檢驗。

如果妳主要的症狀是骨盆有壓迫感或感覺有東西要掉出來了的話，那麼評估骨盆底肌有沒有痙攣或緊繃的狀況也是必要的，因為骨盆底肌痙攣也會導致相同的症狀（請參閱第 34 章）。婦科醫師或專長診治膀胱和脫垂疾病的婦科醫師都能做骨盆底肌的評估。去看專長診治骨盆的物理治療師可能也會有助於確認罹患的不是肌肉痙攣的問題。

骨盆腔脫垂有什麼治療方式可選？

有便秘的話，確認有充分治療是很重要的，因為用力解便會使脫垂病況加劇。對於許多人來說，每天飲食中攝取二十五公克的纖維都有助於預防便秘，不過有些人可能還需要輕瀉藥（緩瀉劑）。滲透性緩瀉劑很安全；會把水分吸引到糞便中，使得糞便變軟，因而更容易排出。聚乙二醇 3350 粉末是一種滲透性緩瀉劑。坐在馬桶上在排便的時候把雙腳放在矮凳上有的時候有助於減少勞損。

做凱格爾運動和其他運動來強化骨盆底肌能夠治療脫垂的症狀。許多女性都覺得骨盆底肌物理治療師對她們很有幫助。

子宮托是一種放置在陰道的器材，用於支撐脫垂的組織。子宮托有很多不同形狀和大小的樣式，有環狀的、盤狀有洞的（好讓分泌物慢慢排出），甚至還有稱為蓋爾霍恩（Gellhorn）的圓角型空間填充式子宮托，樣子有如棋具的大兵卒，不過這就跟衛生棉條一樣，只要放置得正確，就不會感覺到它的存在。放置子宮托應當由醫生或專科護理師完成。他們應當先讓妳排空膀胱再進行，因為子宮托如果沒有完全服貼合身的話，會阻礙尿液流，他們也應當確認妳自己可以舒服自在地插入和移除。

子宮托可以放在體內一個月以上（甚至長達三個月）才取出清洗。但若超過太久，會傷害到陰道組織。體內有子宮托的時候不可以進行性交，不過妳可以先取出之後再進行性交，進行完後再

重新插入。

　　子宮托的治癒率大約九成。醫界中很少有療法成功率這麼高的，而且妳如果覺得不滿意或不舒服的話，還能自行取出。脫垂的級數越高，子宮托能起的效用就越低，不過就算是很後期的脫垂，子宮托放置正確的話，還是有六到七成的機率會起作用。

手術呢？

　　針對治療脫垂的手術已經超出了本書的範疇。有些手術在陰道裡完成，有些則用手術用內視鏡在腹部裡開。動手術的原因取決於脫垂的部位、嚴重度、症狀、妳是否曾做過脫垂手術、對於性活動未來的計畫、目前是否有失禁問題以及其他一些因素。

　　脫垂手術會改變陰道的解剖構造，大約有一成的患者術後會引發性交疼痛。所幸這通常可以得到治療。這不代表動手術是不好的，有34％選擇手術的女性都因此而無法享受性愛，這反映出動手術的必要性。動完脫垂手術後，因為肌肉痙攣的關係而有性交疼痛（請參閱第34章）很常見。許多女性都自述做了脫垂手術對她們是好的。

　　目前也有人工網膜的選項。人工網膜是一種看起來像細網的材質，主要用於組織太疲軟薄弱的時候。人工網膜相較之下比較容易有併發症，而且會在腐損組織後進入陰道。目前有一情況會建議使用人工網膜，就是已知手術失敗的機率很高。施用人工網膜

本身並沒有什麼不對，問題通常出在於使用方法不正確。如果妳的醫生建議用人工網膜的話，去徵詢第二意見可能是明智的作法。

人工網膜的問題一直都很多，很多廠商並未深入研究人工網膜，就推出到市面上，加上很多外科醫師未正確使用讓患者產生嚴重疼痛和結疤的問題。這不代表所有的人工網膜都是不好的，而是沒有經過研究的手術療法是不好的。我們如果沒有投資時間和精力去了解新穎的療法，就有可能會有很糟糕且不在預期中的後果。

即便手術沒有任何問題，有些女性還是可能會需要動多次脫垂手術，因為她們的組織天生就很薄弱（會有脫垂問題本來就是組織天生薄弱）。

如果骨盆脫垂讓妳感到困擾，而且已經試過骨盆底肌強化的運動，但病情還是沒有好轉，也試過至少兩個子宮托，卻都沒有用或很不舒服的話，那妳可能就是接受手術的人選。

脫垂手術一般都是大手術。建議徵詢第二意見並考慮找研修過骨盆重建手術的婦產科醫生或泌尿科醫生。研修的意思是在做了三年住院醫師後，再追加的三年額外訓練。脫垂手術屬於專精領域，妳要找的是接受過良好訓練且經驗豐富，可以與妳討論手術風險和好處的醫師。

重點整理 ‧

‧ 骨盆腔脫垂的意思是陰道的一部分和 / 或子宮頸 / 子宮墜向或墜出陰道口。

‧ 骨盆腔脫垂的主要症狀為陰道口有膨出物，罹患此疾不會造成性交疼痛或骨盆腔疼痛。

‧ 骨盆底器官脫垂量化分期法是用來準確量測脫垂狀況的分級系統。

‧ 做骨盆底肌運動可能會有幫助。

‧ 使用子宮托可以對九成以上有煩人骨盆腔脫垂症狀的女性起到治療作用。

IX

常見問題

第 **38** 章

如何與醫師溝通婦科問題？

Communicating with Your Provider

　　女性是了解自己的身體。她們知道哪些症狀是平常就有的，哪些是新出現的。但是，外陰和陰道卻是不可信任的。外陰和陰道因為神經分布特殊的關係，所以表達生病和受傷的方式很有限。那兩處會有很多交叉訊號，導致症狀並不如肉眼所見。除此之外，女性對外陰和陰道病症的認知常常是不正確的，自然影響她們在自我診斷（意即基於症狀或妳的感覺來做診斷）的正確性。舉例來說，我們先前提過有五到七成的女性基於症狀以為有黴菌感染，但經醫師診斷後才發現不是。

外陰和陰道無法準確告訴妳症狀

就醫學上來說，症狀這個詞的意思是人的感受，例如發癢或疼痛。外陰和陰道能用來告訴妳的症狀頂多就那幾個。最常見的幾個如下所列：

- 刺激難受感
- 砂紙般的感覺
- 乾澀
- 疼痛
- 搔癢
- 刺痛
- 疼痛
- 性交疼痛
- 緊繃
- 壓迫感
- 陰道分泌物
- 強烈氣味
- 緊急想要排空膀胱的感覺
- 排尿疼痛

讓溝通更具挑戰的是：不同的病症卻都有相同的症狀。比如陰

道灼熱感是黴菌感染、皮膚病症、肌肉痙攣症、更年期生殖泌尿症候群、泌尿道感染等疾病都會出現的症狀，在罹患大多數的外陰和陰道病症時，也會有的症狀。

骨盆驚人之力、擁擠之地

使診斷更複雜的還有另一個原因：神經的接線配置狀態。

性高潮、排尿、排便都需要有複雜的神經互相作用才能做到。這些作用都仰賴皮膚、肌肉、神經、膀胱、腸道等各部位提供資訊給神經系統，並做出相應的反應。因此，骨盆的許多構造（包含外陰和陰道）都共用同樣的神經。

來自骨盆構造的神經在脊髓中擠成一堆，處理骨盆的脊髓部位跟身體的其他部位相比來說也比較小。我們可以把薦椎（支配骨盆的部分）想成一條插座不夠的延長線，因此有些插座要再接上分岔的好幾條插座才能再讓更多的插頭插入。這些吃緊的連結會促進串音干擾，並有助於順利進行每件事，不過也可能會導致混雜的訊息產生。

更混亂的是，神經系統並非靜止不動的東西。如果妳經歷了疼痛，神經系統會把同一區塊的音量都調大，因而使得之後的刺激都更加疼痛。這就稱為「繞緊」（windup）。這是個保護性的機制，如果每次一碰到就痛不欲生，那就會比較有可能去保護這個

損傷處。這也會導致疼痛感散播到損傷處之外的地方，使得疼痛區域擴大。這也是為了提供保護的作用。如果靠近傷處的區塊在疼痛的程度不成比例地高，人們比較容易放棄進行任何有再度傷害到癒合中組織的活動。

症狀也會擴散。從細胞的層級來看，疼痛就是發炎。如果妳的膀胱在痛，這疼痛感可能會跑到脊髓，而因為神經連接處很擠，這痛感也可能會進入陰道或皮膚的神經，進而衍生出疼痛病症，甚至在顯微鏡下還會看得到發炎的徵象。研究指出。把腐蝕性化學物質放入老鼠的直腸，會明顯可見老鼠的膀胱呈發炎狀態。傷處並非因為化學物質滲漏穿過組織而導致，因為再次做同樣的實驗，但把膀胱的神經纖維切斷，膀胱就沒有衍生出炎症。

還有一件事。發癢、刺激難受感、疼痛等基本上所有擾人的症狀都是由腦部用同樣的神經發送出來的訊號。因此有時原本在皮膚上發出的訊號是搔癢，但等到傳到腦部的時候，知覺就把它判斷為疼痛了。

基本上，整個神經纖維線路是非常複雜的。

耐受度

女性對痛和癢的耐受度各不相同。舉例來說，罹患了某個會導致搔癢的病症時，有些女性會馬上覺得很癢，有些則幾乎沒感

覺。這關乎到生物學和經驗兩者錯綜複雜的結合因素。舉例來說，有些搔癢感是因為組織胺的釋出而引發。有些女性釋出的組織胺量可能比其他人的多。有些人的腦部可能會以不同方式對疼痛或搔癢訊號產生反應。

因為這些感受長期被忽略，許多女性乾脆學會忍受。但這就像溫水煮青蛙，症狀發作得緩慢，到沒有非常嚴重之前都不會發現。相反的事情也有可能發生。有些女性警惕心太高，她們會太過注意症狀，例如每天用鏡子檢視外陰，或經常把手指插入陰道中檢查氣味。許多「女性護理」用品都會把對生殖器的過分警覺作為廣告的一部分。如果還記得我們之前討論過的外陰和陰道清潔產品的話，其中居然還有一種產品暗示女性有可能會在翹腳時散發出陰道的強烈氣味！

焦慮、壓力、感情問題、財務問題、睡眠不足等都可能會降低耐受度，使得症狀變得更加擾人。

其他綜合因素

有關女性生殖器官的錯誤資訊、網路迷思，以及女性對於外陰和陰道進行非一知半解的討論都會使得溝通難上加難。

另一個重要的因素是接受到不正確的診斷。如果妳第一次外陰癢就被誤診為黴菌感染，那麼當然每次只要外陰癢，就會錯以為

妳長酵母菌了。

連婦科醫師都可能難以判讀身體的訊號

有一天晚上，正當我在寫這本書的時候，我感覺到左大陰唇有點不舒服。我以為一定是內褲卡進去了，早些時候我才在美髮店坐了整整三個小時。我本來是有打算把這件內褲丟掉的，但妳也知道，打算和實際行動有時會有點差距。

我把手伸進內褲摸了一陣，然後發現長了一塊突突的不知道什麼東西，還會痛，而且超痛。於是我就推斷這是哪根毛髮倒長（內生）了，長了顆膿腫。我把鏡子拿來照，看見痛處發紅和腫脹。雖然很難看得清楚，但我很確定痛成這樣，一定是毛髮內生或早期感染所致。我試圖清除倒生毛髮，結果不但沒成功，還把皮膚搞到外傷，痛得更厲害。這就是為什麼我們永遠不該自己在家亂挖外陰。而最不能好好聽話，遵從醫囑的就是醫師自己。

我開始想像自己因為在家嘗試在感染處動刀，把事情越弄越大條，讓傷口長食肉細菌。然後就想起我為了寫這本書去做蜜糖除毛。受傷的就是做蜜糖除毛的這邊！於是我尋思起來，要是我因為這樣而死於敗血症的話，新聞標題會用哪幾個簡明扼要的字詞來形容。

我越是擔心，就痛得越厲害。

　　我要自己不要再胡思亂想了。我量了體溫（正常，好險），吞了一顆止痛藥，然後去睡覺。

　　醒來的時候，痛得不得了。到了診所，告訴同事說我外陰有膿腫。畢竟我是專家，由我來告訴她出了什麼問題感覺算合宜。她看了我的外陰，臉上出現出乎意料的表情。她拿出自拍棒鏡子好讓我看見自己的外陰。很明顯可以看出我的患部是得了刺激性反應或接觸性皮膚炎（一種過敏性反應）。

　　患部發紅的很厲害，而且兩邊都有。有趣的是右邊半點症狀都沒有。會痛的地方因為皮膚患病所造成的腫脹和刺激難受感加強了痛感，不過是不是這樣，真的不太清楚。我絕對有把自己的皮膚搞到外傷。膿腫倒是沒有。我同事唸了我一頓。

　　刺激性反應和接觸性皮膚炎的典型症狀主要是搔癢和刺激難受感。如果有造成疼痛的話，一般不會侷限於某一精確位置上的位點，但我的外陰、神經、腦部並不會分辨。

　　一旦知道是皮膚問題，而不是感染問題，我就想到幾天前我的零添加溫和洗滌劑用完了，於是買了新的洗衣精用。看診後，我擦了局部外用類固醇，買回平常慣用的洗衣精重新洗過之前那些衣物後，七十二小時之內就痊癒了。

　　這就是一個很好的例子。我是專家，而我的症狀一點都不典型。我沒能適當地自我檢查，而我在疼痛和回憶偏差的影響下，以為是蜜糖除毛惹的禍。因為認為自己有倒生毛髮或膿腫，我做了不當的抉擇，使用了鑷子。又因為我開始想像訃聞中會如何描

述我死於除陰毛，使得我備感焦慮，進而增強了我的症狀。

有症狀的時候，要抱持什麼樣的想法

　　首先，找出困擾妳的因素有哪些，寫下來，並唸出聲來，以便確認聽起來的確是妳想說的。許多女性會因為有煩人的症狀而來看婦科醫師，但當我們問起她們的症狀時，卻難以描述。有些時候是因為生物學上的複雜性，這點我們先前有討論過了。有的時候則是因為妳雖然腦中確知有點不對勁或不太一樣，但還沒找到符合感受或狀況的形容。人們在說出症狀的時候，會發現腦袋裡想的跟說出的並不一樣，這是很常有的事情。

　　想一下本章一開始列出的症狀清單，並試著把其中一個或多個配對上最讓妳困擾的事情。這就是妳的困擾因素。妳有可能有多個困擾因素，但知道最糟糕的症狀是哪個會有幫助的。妳的困擾因素也可能是：「我擔心我可能罹患了性病或癌症。」如果妳無法分辨出哪一個比較令妳困擾的話，也可以說（參考範例）：「我最困擾的症狀是搔癢和刺激難受感。」

　　想一下妳症狀出現在哪裡：是陰道，還是在前庭，或是在外陰（衣服會碰到皮膚的地方）。要記住一點，因為神經配線的關係，妳感覺到症狀的地方可能並不是問題的源頭。另一個選擇則是找一張外陰說明圖，在圖片上表示出妳感覺到症狀的位置，然後拿

給妳的醫師看。

　　不要用自我診斷告訴妳的醫師判斷的依據。還記得我因為說了一句「我有膿腫」差點誤診了嗎？很多時候女性會劈頭就說「我長酵母菌了」或「我得細菌性陰道炎了」。不要把妳的想法強加在別人身上。要妳解釋症狀不代表我們不相信妳身體的感覺，而是代表我們知道症狀是很複雜的，並且想要做出正確的診斷。醫師不應該附和妳的自我診斷，但的確有些會這麼做，我呢，則總是試著指導女性了解怎麼樣才是實際且符合現實的自我擁護法。

　　妳還是可以提出妳的想法，但請等到討論完症狀或困擾因素之後再提。在診斷方面，要在進行檢查之前提出妳擔心的事，因為這可能會影響到檢驗。

　　如果可以的話，精準說出妳困擾的時間有多久了，以及症狀的

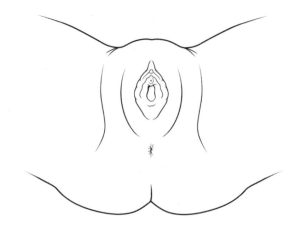

圖十二：外陰
繪者：LISA A. CLARK, MA, CMI

頻率。很多女性會說「一陣子了」或「一下有，一下沒有」，一陣子有可能是一星期，一個月，也有可能是一年，端視對妳來說一陣子有多久而定。我有遇過說有某症狀「一輩子」的患者，她們的「一輩子」意思是兩個星期；也有說有某症狀「沒很久」的患者，而她們的沒很久意思是五年。如果症狀時有時無或好了又發作，週而復始的話，應該要說明有症狀持續時間是幾秒鐘、幾分鐘、還是幾小時？一天或一週或一個月會有著症狀多少次？

　　以下給一個範例：

　　「我的陰道癢到會讓我感到困擾。性交完後還會有腥臭味。搔癢和強烈氣味是四週前開始有的。無時無刻都想要搔癢，不過晚上會比較嚴重。我只有在性交後才會聞到有強烈氣味。我擔心我是不是罹患了細菌性陰道炎，因為我去年有得，而且症狀一模一樣。」

　　妳的醫師應當再問更多其他相關症狀的問題，以便確認自己有把所有的可能都納入考慮；像是他們有可能會想要知道妳是否有換新的性伴侶、是否有外陰症狀、是否有性交疼痛的狀況，以及妳是否換了新潤滑劑或保險套用。

重點整理 ·

· 外陰和陰道的生物學使得做出診斷變得更複雜。

· 幾乎所有診斷都可能會有一模一樣的症狀。

· 因為神經配線的關係，有症狀的位置可能會讓整個情況變得更
不明朗；例如膀胱痛可能會感覺成陰道痛。

· 想想看困擾妳的因素是什麼，開口說出來或寫下來，以便確認
妳選用的字詞對妳來說感覺是正確的。

· 在跟妳的醫師溝通時，用妳的症狀來做起頭，不要用自我診斷
來作為開頭。

第**39**章

性交疼痛

I Have Pain in Sex

　　有三成的女性會因為性交產生痛覺。雖然多數時這個疼痛是暫時性，卻還是相當心煩。更令人沮喪的是，很多女性沒有因此求診，更別提接受治療。這可能是因為她們被誤導性交疼痛是正常的，或者這是她們的錯。

　　性交疼痛在醫學上屬於一種病症。性交會疼痛是不正常的。並非每個病症都有解藥，但緩解疼痛總是可以做到的。許多成因都有方法可以治療。很多女性都告訴我，光是知道不是只有自己有這種狀況就很有幫助了。如果妳以為自己是唯一在進行性行為時會疼痛的女性，就不難理解為什麼有些女性只是得到某個常見的病，總覺得病入膏肓了。

　　對於性交會痛卻不知道原因或者診斷的女性來說，也是很令人無力。這種感覺就像是告訴某人目的地是什麼，但不給他地圖，

不為他指路，也不說哪裡是起始點。這種狀況下，怎麼可能去得了目的地？

　　有數據資料建議，光是知道性交疼痛很常見並得到診斷就足以降低疼痛量表的分數，因為焦慮、壓力、傷心等都會使疼痛加劇。這些不是疼痛的成因，而是在火上加油，因此如果可以把一些疼痛促進劑除去的話，可能會有幫助。

我們開始前可以先想想的問題

　　妳是不是一直以來性交或使用衛生棉條都會痛？還是年紀比較大以後才出現這個問題的？如果妳一直都會因愛撫或性交而感到疼痛的話，原因就不是出在內激素量過低，除非妳第一次性行為是在年紀比較大的時候。成因也不太可能跟陰道生產有關。

　　妳是否只有在性交或愛撫時會痛？還是其他時候也會感到疼痛？皮膚病症、膀胱疼痛症候群、子宮內膜異位症等一般都會讓女性在性交以外的時候才痛。

　　妳是否只有在跟某位伴侶性交時才會痛，跟其他的伴侶性交則不會痛？如果是這樣的話，想想看在進行性交的時候是否有什麼不同的地方。是否一位伴侶進行前戲的時間比另一位伴侶的久？妳的伴侶是否很讓妳慾火噴張？這有可能建議有技術上的問題。

理學檢查

檢查的重點在於妳一感到疼痛的時候就停止。

經驗豐富的醫療人員是可以在相當少的資料中獲取重要資訊。詢問妳有關餵母奶和月經就能得知妳是不是有雌激素量低的問題。肉眼查看妳的外陰，不用碰觸到就有助於確知是否要把皮膚病症納入或不予考量。

不用做內診也有可能診斷出肌肉痙攣的病例，我們通常可以用肉眼看出骨盆底肌的收縮狀態，用棉花棒碰觸陰道口診斷是否患有前庭痛症（見第 33 章）。要檢驗是否患有黴菌感染、細菌性陰道炎、滴蟲病等，用陰道拭子就可以了，不需要用到鴨嘴窺陰器。

會關懷人且體貼的醫師應當能夠依照妳的舒適程度來作業，並且也能藉此取得足以開始醫治的資訊量。塗一些局部外用利度卡因（一種麻醉劑）可能會有助於檢查某些部分的進行，不過幾乎用不到鴨嘴窺陰器，尤其是在初診的時候。如果醫師堅持要用的話，我會選擇去找其他醫師。利用產生痛感的檢查會使患者受到創傷，這種作法是錯誤的，而且只會助長疼痛。醫療上也沒有這麼做的必要，硬撐著做並不會讓妳早一點找到解決方式。

雌激素量低 / 更年期生殖泌尿症候群

如果下面所列有妳符合的項目的話，就要考慮是否有雌激素低的問題：

- 妳在餵母奶，而且月經還沒恢復。
- 妳時值更年期（或稱準更年期）或更年期（或稱停經期、停經期）。
- 妳的體重在標準值以下，而且妳的月經不來了。

如果妳因上述三個原因而停經的話，不需要檢查內激素含量也知道妳的雌激素量偏低。如果用了保濕品和潤滑劑都無效的話，從雌二醇環或雌激素乳膏開始試看看可能會比較有效。餵母乳的時候使用雌激素是安全的，我們有來自於使用雌激素口服避孕藥的豐富安全性經驗。餵母乳期間使用陰道脫氫異雄固酮或口服奧斯陪馬斐恩的安全性，我們沒有數據資料可知。

如果六到八週之後都沒有好轉的話，那就應該去找妳的醫師追蹤複診。因為雌激素量偏低所導致的疼痛而觸發肌肉痙攣並非少見，因此如果妳還是會痛的話，這有可能就是成因。

荷爾蒙避孕法

純粹使用黃體素的荷爾蒙避孕法可能會降低陰道黏膜的肝醣量，影響到潤滑度，並導致疼痛。這類避孕法包括左旋諾杰垂（左炔諾孕酮）子宮內避孕器、甲基乙醯氧孕前酮延效保衛胎注射液、只含黃體素的口服避孕藥（有時稱為迷妳丸）、依托孕烯植入劑（內貝儂）等等。

一般來說，以上的改變都不會比餵母乳或罹患更年期生殖泌尿症候群來的劇烈，不過每個人的身體都不同。治療方法為使用陰道保濕品、潤滑劑等，如果需要的話，可試用低劑量的陰道雌激素。如果雌激素的量掉的沒那麼嚴重的話，劑量較低的選項通常就可以起到效用了。如果潤滑劑和雌激素都試過了，但都沒有用，那麼就應當把其他的成因納入考量。

陰道感染

陰道一旦感染就不會只在性交時疼痛，通常發炎會嚴重到只要有插入行為就會疼痛，而且還有其他症狀，比如搔癢或強烈氣味等。不過每個人的耐受度都不同，而且有時會有人因為症狀是慢慢變嚴重的，反而習慣了那些症狀了。

如果妳一直都有性交疼痛的問題，那就不太可能是感染所致，不過也有可能是在這期間中，罹患了感染症，因而使得原本就有

的性交疼痛病症更加嚴重了，我還是會建議做檢驗。

　　會導致性交疼痛的幾個主要感染症為：黴菌感染、細菌性陰道炎、滴蟲病。還有一種比較不常見的病症：脫屑性陰道炎（desquammative inflammatory vaginitis），也是成因之一。罹患這個疾病一般會跟非常大量且有刺激難受感的分泌物有關聯性。

　　就算妳患有某一個感染症，也並不代表妳有些或所有的症狀都是這個感染症所導致的。治療過後，妳應當再次評估，確認感染已經完全好了，而且性交疼痛也改善了。如果想要知道更多有關滴蟲病、酵母菌、細菌性陰道炎的詳細資訊的話，請參閱第 29 章、31 章、32 章。脫屑性陰道炎的診斷和治療在第 40 章會探討。

骨盆底肌肌群痙攣

　　造成痙攣的原因是圍繞著陰道的骨盆底肌會在有抽插動作時緊縮（見第 34 章）。女性多數會形容「太緊」，或在抽插時感到緊縮。有些女性說感覺她們的伴侶好像一直撞到路障。骨盆底肌痙攣症會導致插入時疼痛、深處疼痛、摩擦時疼痛，或三者兼具。在繃緊的肌肉上增加摩擦可能會導致陰道酸痛或事後有灼熱感，甚至之後接連幾天這些感覺仍持續。

　　痙攣不用太多檢查就能診斷，甚至可以在沒有碰觸的情況下就看得出來。陰道痙攣症應該是造成疼痛的唯一成因，也可能是因

為其他疼痛性病症所衍生而出，其中最常見的為更年期生殖泌尿
症候群或外陰痛症（一種神經痛）。

前庭痛症

屬於外陰痛症的一種，是前庭（陰道口）神經疼痛的病症。一
般來說此病是在插入時疼痛，導致骨底盆肌收縮，所以有前庭痛
症的女性通常也有肌肉痙攣症。陰道口因為疼痛收縮變小，使施
加在組織上的力道變大，變成疼痛和痙攣之間的循環，而互相讓
彼此變得更加嚴重。

疤痕組織

陰道外傷的疤痕組織也會導致性交疼痛。陰道外傷的成因可能
是受傷、生小孩、手術等。

生產的傷口最是常見，主要會有癒合緩慢的撕裂傷或女陰切開
術所留的傷口。一旦碰到傷口會痛的很厲害。神經纖維被夾到比
較罕見，但也是有。其他與生產相關的問題可能有縮窄陰道口的
結疤，使得碰到的時候劇痛。這有可能會需要利用手術來矯正。

如果妳從來沒有動過手術，也沒有陰道生產過，那這就不太可

能是妳問題的成因。有的時候肌肉痙攣可能會在陰道口施加很大的壓力，大到導致皮膚劈裂，這是很痛的。這種劈裂或撕裂傷有時可能會在癒合的時候形成網狀組織，使得性交時只要牽引到就會很痛。

曾遭女性生殖器割殘的女性也可能會因結疤而感到疼痛。動過子宮切除術而有跟手術相關、沿著陰道頂部疤痕的神經痛症的話，會在交媾時深處疼痛。

外陰皮膚病症

萎縮性硬化苔蘚和扁平苔癬會在陰道（見第 35 章）糜爛腐蝕和潰爛使其劇烈疼痛。扁平苔癬會在陰道結疤，而兩者都會在陰道口結疤，會使得這部位組織在受到擺弄時感到極度疼痛。長在陰蒂周遭的疤痕組織會特別疼痛。

這兩者並不會讓人只在性交時疼痛，而是在沒有觸碰到的情況下就感到痛或有刺激難受感，而且患處會出現肉眼可見的改變。所以，檢查結果正常的話，就可以排除皮膚病症了，沒有必要拿看起來正常的組織做切片檢查。

子宮內膜異位症

類似子宮內膜的組織長在骨盆、子宮上、卵巢以及其他組織等。這有可能會導致疼痛。大多數罹患子宮內膜異位症的女性會在其他時候感到疼痛，通常是在來月經的時候，不過不是每個人都一樣。

子宮內膜異位症可能會導致子宮後方結疤，有時甚至從子宮到陰道頂部都結疤。有的話，在做骨盆腔檢查的時候會感覺得到，而且會非常痛。性交疼痛應該是在比較深度的抽插行為時會痛。患有子宮內膜異位症的女性也比較可能會患有骨盆底肌痙攣症。

治療方式可能包括子宮內膜異位症的醫學療法、針對肌肉痙攣的物理治療、有時則是動手術。

膀胱痛

跟膀胱疼痛症候群有關聯性的通常是膀胱過度活躍（總是想要尿尿；不過肌肉痙攣也有可能是成因之一）、排尿疼痛的病史，以及有完全就是尿道感染的症狀，但檢驗結果呈陰性（見第 36 章）。鮮少有單獨因為膀胱疼痛症候群而導致性交疼痛的，不過性交疼痛可能會是最開始出現的徵狀。膀胱疼痛症候群也可能會跟其他疼痛性病症同時存在，例如外陰痛症和骨盆底肌痙攣症。

　　在做檢查的時候，膀胱可能會是疼痛感的出處，不過有的時候也有可能會有肌肉痙攣的狀況，使得狀況變得不明確。根據研究，治療肌肉痙攣可能會有助於改善膀胱疼痛。

機械性或技巧性問題

　　如果所有疾病都排除了，進行檢查的時候也不會感到疼痛，那麼性交疼痛就有可能是跟技術問題有關。很遺憾的是，很多女性都沒有得到足夠的前戲時間。觀看良好性交運作方式和女性性高潮的影片可能會有幫助。尋求性治療師協助也是個選擇。

　　如果做了全面健康檢查還是找不到成因的話，我一般都會建議在接受在某個診斷結果或技巧前，先去看骨盆底肌物理治療師。有的時候肌肉痙攣可能會是環境造成的，做比較仔細的肌肉檢查可能會讓更多資訊浮上檯面。

重點整理

‧ 性交疼痛不是正常的，要跟妳的醫師說，如果他們不聽的話，那就去找其他的醫師看病。

‧ 性交疼痛有十種常見的成因。有一種以上的成因是可能的。

‧ 所有的成因中，肌肉痙攣症是最常見的，因為肌肉痙攣症有可能單獨存在，也有可能是被其他會導致性交疼痛的病症所觸發而罹患。

‧ 要開始解決這個問題幾乎從來不需進行會痛的檢查，經驗豐富的醫師能從非常少的跡象就得到相當多的資訊。

‧ 如果有證據顯示雌激素偏低，則一般都最好先針對這點予以適當治療，再看是否還是有疼痛的問題。

第40章

陰道發炎

　　女性去婦科看診，最常是因為陰道炎。在美國，每年花在治療陰道炎的費用，包含自我治療、看診、處方藥全部都加起來的話，總共超過十億美元。

　　繼續往下講之前，我們先來定義一下陰道炎好了。陰道炎為以下一種或多種症狀：

- 反常陰道分泌物
- 強烈氣味
- 搔癢
- 疼痛
- 刺激難受感

　　這些不只是令人討厭的症狀。很多陰道炎的成因也跟陰道生態系統受干擾有關聯性，感染到性病的風險跟著提高。

　　雖然陰道炎所造成的不適、醫療風險、財務影響、情感負擔如此地大，卻還是常被誤診。只靠症狀推斷是否有罹患陰道炎的正確率非常低，大約五～七成的女性自我診斷的結果都是錯的。有鑑於此，美國婦產科醫師學會建議，除非資源匱乏，否則不要在沒有評估的情況下妄下診斷。

　　在一項研究中，醫師能正確判斷黴菌感染和細菌性陰道炎（導致陰道炎最常見的兩個成因）的機率連四成都不到。之所以會這樣的原因，是因為醫師經常沒有進行正確的檢驗或根本沒檢驗就下診斷。進行自我倡導來確保妳有得到合適的檢驗很重要。

了解什麼是正常的分泌物

　　網路上關於正常分泌物的定義非常混亂。甚至還有女性貼文做「內褲挑戰」，好炫耀自己的分泌物有多麼地少，要記得，每二十四小時就有三到四毫升的分泌物都算正常的。

　　不過，沒有必要進入陰道裡看分泌物的狀態。只要還沒離開妳身體，都不算分泌物。黏液和分泌物是陰道生態系統和防禦機制中非常重要的一部分。

　　妳也有可能會在性行為後看見妳伴侶的陰莖或手指有分泌物。

因為混入了因性興奮而產生的分泌物，還有因陰道黏膜層（表面）細胞，使得分泌物看起來很多。這是正常的。如果妳的伴侶是男性，而他沒有使用保險套的話，那麼還會摻和精液。

有些說自己沒有分泌物的病患在檢查時，分泌物多得流到地上。明明陰道分泌物的量已屬反常，但她們並不為此感到困擾，或者習慣了。許多女性善於忍耐，只看症狀的問題在於更多時候是反映耐受程度。

分泌物要有什麼樣的狀況才需要擔心？

分泌物看起來像茅屋起司不能作為黴菌感染的判斷依據。自述有「茅屋起司」狀分泌物的女性中，患有黴菌感染和沒有罹患黴菌感染的人數一樣多。如果妳的分泌物有以下一種或多種狀況，那麼就醫學上來看，我們會視為反常：

- 有血絲
- 呈綠色或深黃色
- 強烈氣味

如果妳有注意到讓妳感到擔心的改變，那也是要做檢查的另一個原因。

看醫生前

如果妳正好來月經的話，醫師就沒辦法幫妳做完整的陰道炎評估。分泌物混雜在血液中很難看得見，而且沒辦法看出是否有來自於子宮頸的分泌物。測量陰道酸鹼值的數值會因為有血液而不正確，也無法利用顯微鏡檢查。

精液和抗酵母菌乳膏之類的藥物會在陰道裡滯留長達三天，酸鹼值和顯微鏡檢查也都會受到影響，如果可以的話，來看診前三天都不要性交，也不要使用任何陰道相關產品。

思考一下症狀

症狀是出現在陰道深處，還是在前庭？如果有擴及陰唇和陰阜的話，那麼妳的症狀就不只侷限於陰道了，這時應參考第 41 與 42 章。

有幾個問題需要考慮進去：是從什麼時候開始的？妳有換用什麼新的產品嗎？妳的症狀是否跟性交有關呢？

妳是否會很想抓陰道深處呢？這個症狀暗示有黴菌感染。

詢問有關檢驗的大小事

詢問妳的醫師需要做些什麼檢驗是很合理的。這是妳的身體，要付錢的人也是妳。陰道炎檢驗最起碼要做酸鹼值檢測和胺類檢驗（有關分泌物強烈氣味的評估方式請參閱第 32 章）。這些檢驗都不貴，但可以告訴我們妳製造乳酸的細菌量夠不夠多。做了之後也有助於決定進行其他檢驗的必要。

並不是每一位醫師都有顯微鏡，或能輕易地使用顯微鏡。幸好還有其他不需要用顯微鏡也可以做的檢驗，例如培養鑑定檢查和核酸檢驗等。話又說回來，所有婦科醫師都應當要能夠做酸鹼值檢測和胺類檢驗。如果他們沒有打算至少做個酸鹼值檢測和胺類檢驗的話，那他們就無法勝任陰道炎的評估工作。

我的酸鹼值低於 4.5

好消息是妳的乳酸桿菌有在製造乳酸。在這種情況下，會罹患陰道炎的成因包括以下所列：

• **黴菌感染**：用顯微鏡看應該要能看得到酵母菌才對，因此做培養鑑定檢查或核算檢驗的結果都應該要呈陽性。治療方式請參閱第 31 章。

- **皮膚病症**：扁平苔癬可能會導致刺激難受感和陰道分泌物的產生。有可能會有發紅和潰瘍。在流血的部位酸鹼值會呈正常值（第 35 章有更詳細的解說）。

- **疱疹**：不是陰道炎的常見成因，不過罹患了疱疹可能會導致很嚴重的發紅現象和分泌物。即便在沒有予以治療的狀況下，也應在十到十四天之內自己消掉。會有很嚴重的發炎情況。

- **外陰痛症**：為一種神經痛症。有些患有外陰痛症的女性以為是分泌物刺激皮膚產生難受感。其實痛感是出自她們的皮膚，卻誤以為分泌物導致疼痛。

- **正常的分泌物**：如果酸鹼值是正常的，培養鑑定檢查是否有酵母菌結果呈陰性，而且分泌物在顯微鏡下觀察看起來很正常（就是沒有過多白血球的意思）的話，那麼妳的分泌物就是正常的。如果有需要的話，可以做核算檢驗來確認沒有罹患細菌性陰道炎。

我的酸鹼值高於 4.5

這代表製造乳酸的乳酸桿菌量減少了，陰道中的細菌種類出現變遷。

下一步就是要進行胺類檢驗，也就是看分泌物有沒有強烈氣味產生。如果檢驗結果呈陽性的話，那麼下的診斷就會是滴蟲病或細菌性陰道炎。要確定沒有罹患滴蟲病的話，必須進行相關的檢

驗。利用顯微鏡觀察是一個不貴的檢驗方式，如果沒有發炎狀況的話，就不太可能是滴蟲病。也有可能會根據妳罹患的風險有多高再做一些其他的檢驗來診斷是否罹患了滴蟲病。

如果做了胺類檢驗結果呈陰性的話，有下列幾個可能的狀況：

* **滴蟲病或細菌性陰道炎**：胺類檢驗的結果不一定總是會呈陽性，因此可能會需要做進一步的檢驗才能下診斷（請參閱第 29 章和第 32 章）。
* **更年期生殖泌尿症候群**：雌激素量偏低。應當依妳的年齡來決定是否有這方面的可能性。比如說如果妳現年二十五歲，而且月經都有定期來的話，那就可以排除更年期生殖泌尿症候群。如果罹患的話，一般在檢查的時候會有一點疼痛的感覺，用顯微鏡觀察會看見有發炎情況和某些特定的改變（診斷方式和治療方式請參閱第 18 章和第 19 章）。
* **脫屑性陰道炎**：脫屑性陰道炎是一種綜合了發炎和細菌增生的一種疾病。分泌物可能會很大量，甚至多到弄濕衣物。這個病並不常見，在專接轉診病患的診所大約 2％ 到 3％ 的女性有罹患這個疾病，而一般婦科醫師或專科護理師遇過這種病的患者人數更是少之又少。這個疾病的成因為何仍有待釐清，不過目前認為這是一種發炎反應。陰道用克林達黴素和陰道用類固醇的治療效果差不多。療法是連續兩週在陰道施用這兩種藥物的其中一種，然後再重新評估看看是否已經完全清除分泌物了。

・**子宮頸炎**：為子宮頸發炎的病症，妳的醫師在檢查的時候就應當可以看見。應當也要做淋病、披衣菌的檢驗，可能也要做黴漿菌的檢驗。

我該檢驗自己的微生物群系嗎？

有些 DNA 檢驗號稱可以給出妳陰道裡乳酸桿菌、其他種細菌、酵母菌等的資訊。問題是這些檢驗都未曾在臨床試驗過。

而且妳的微生物群系每天都會變化，甚至連同一天不同時間都會有所變化。連續幾天每天來一張微生物群系的快照並不太能告訴我們什麼。而且就算結果呈陽性，也不代表妳就有罹患黴菌感染，這種檢驗只會導致女性接受沒有必要的治療。

如果妳發現妳的一些細菌種類有增量的情況，又會如何做想？我們不知道如何詮釋微生物群系檢驗所可能得到的結果。再者，得到了無法或不應使用的資訊，妳會作何感想？

溶細胞陰道病？

有幾篇品質低落的文章提出一種跟黴菌感染狀一模一樣（酸鹼值偏低、有刺激難受感和分泌物）的病症。然而卻完全沒有酵

母菌存在的證據，而且從顯微鏡下看，還可以看到大量的乳酸桿菌。這個理論認為這是乳酸桿菌太多造成的問題。

我幾年前有個機遇跟一位世界頂尖的乳酸桿菌專家談過話，而她告訴我，乳酸桿菌自我調控的機制太多，是無法增生（過度生長）的。而且提出溶細胞陰道病的那些研究品質都很低落，沒什麼信服力。再者，我醫治陰道炎三十個年頭以來，從來沒鑑定出這樣的病例過。

這麼說不代表被告知患有溶細胞陰道病的女性症狀是不存在的。症狀的存在無庸置疑，只不過是其他病症造成的而已。

我罹患了復發性陰道炎！

首先，是要確認妳的診斷正確與否。被診斷患有慢性陰道炎的女性很常被誤診，只有37％被診斷患有復發性陰道炎的女性有遭受感染（例如黴菌感染或細菌性陰道炎）；其他的人可能是更年期生殖泌尿症候群，有的是外陰痛症（神經痛症），有的是接觸性皮膚炎，有的是皮膚類的病症。很多女性罹患外陰病症（比如慢性單純苔癬），卻被誤診為陰道的病症。

如果妳真的患有復發性的疾病，那麼可能是時候把妳轉診給專科醫師了（如果妳還沒被轉診過去的話）。

重點整理 ‧

‧ 如果妳認為妳罹患了陰道炎的話，要確認妳沒把外陰症狀誤認
為是陰道的症狀。

‧ 每二十四小時有多達四毫升的陰道分泌物是正常的。

‧ 陰道酸鹼值檢測和胺類檢驗是必不可少的。

‧ 如果妳符合了眼科的標準的話，那麼就可以考慮進行酵母菌的
自我治療。

‧ 罹患了更年期生殖泌尿症候群是罹患陰道炎的一個常見成因。

第**41**章

外陰搔癢

I Have a Vulvar Itch

　　外陰發癢症狀最容易被女性忽略的婦科問題。但這是不對的。許多女性多年來因醫學無法給出一個答案而受盡折磨。我的病患中最快樂的一些為過去有搔癢問題，且生活遭到影響，而終於受到證實認可並得到治療的女性。

　　搔癢和疼痛是非常不同的感覺。雖然兩者都利用同樣的神經傳導，但它們的傳訊方式不同，而且會以非常複雜的方式互相作用。急性搔癢（例如被過敏原觸發的搔癢）會因疼痛而得以緩解。慢性搔癢無法因疼痛或抓癢而得以緩解，而輕觸和疼痛都可能被感知為搔癢感，使得搔癢的循環因此而延續下去。

　　不要使用任何含有苯佐卡因的止癢產品。如果妳家裡有的話，全都丟了，免得妳癢到受不了誘惑去拿來用。有 10％ 使用苯佐卡因的女性會導致接觸性皮膚炎（一種過敏性反應）。

導致外陰搔癢的原因是？

我喜歡用清單作為開頭，依照出現的證據把確認或排除病症。主要幾個會造成搔癢的病症清單如下：

- **感染症**：例如黴菌感染、細菌性陰道炎、滴蟲病、傳染性軟疣等。疱疹偶爾會有發癢的症狀，不過大宗還是以疼痛為主。黴菌感染是唯一會導致嚴重搔癢和抓得停不下來的感染症。

- **慢性單純苔癬和刺激性反應**：第 35 章有針對這些做了詳細探討。搔癢感可能會非常嚴重。皮膚可能會發紅和出現抓痕。刺激性反應討厭的地方在於無法預測，今天用了這個產品可能有刺激難受感，但幾週後再用又可能不會有刺激難受感了。

- **接觸性皮膚炎**：屬於一種延遲的過敏反應，而且每次接觸到過敏原都會發作。一些常見的成因包括局部外用的苯佐卡因、秘魯香膠、香精、一些沐浴乳和私密處濕紙巾裡面的成分等。如果妳會對野葛過敏，每次吃完芒果就要去洗手，因為芒果皮含有跟野葛相同的過敏原，漆酚。一般來說都會有嚴重的發紅狀況。用了某一產品多年後才開始有過敏反應是可能的，因此導致接觸性皮膚炎的不見得是剛暴露到的物質。

- **皮膚病症**：萎縮性硬化苔蘚和扁平苔癬，見第 35 章。由於皮膚相當脆弱，即便是輕微的磨蹭也可能導致嚴重的外傷。嚴重搔癢不太常見。

- **更年期生殖泌尿症候群**：搔癢感應該要在前庭或陰道內部才對。一般不會有強烈的搔癢感。
- **缺鐵**：會導致強烈的搔癢感，可能會始於外陰。這也是黴菌感染的輔因子。

是不是有使用了什麼新的產品？

　　任何產品都有可能造成刺激性反應或接觸性皮膚炎（過敏），最有可能的還是首次接觸的用品。就算是飛機上的衛生紙或是剛換的衛生棉都有可能是原因。我有次上機沒多久，發現突然來了月經，我當時已經有五個月沒有來月經了，以為自己已經進入更年期了。我只能用看起來跟洗碗用的海綿的衛生棉。結果，還沒過大西洋就開始發癢了。

　　肥皂、清潔劑、潤滑劑、保險套、殺精劑（有些保險套含有殺精劑）都是可能的觸發物。一旦開始有刺激性反應了，就可能會像雪球滾下山坡一樣，一發不可收拾。觸發物有可能毫不起眼，但是妳的皮膚、免疫系統、神經卻搞得好像一副天要塌下來了一樣。

妳的搔癢感是急性的還是慢性的？

　　急性搔癢的意思就是頂多只癢個幾個星期，很有可能是感染、

刺激性反應或接觸性皮膚炎所引起。但是，所有的慢性搔癢都始於急性搔癢。

肛門發癢

如果妳有肛門發癢和出血的症狀，則不應在沒有與妳的醫生討論或診療前自行診斷和自我治療。

有些造成外陰搔癢的病症可能會影響到肛門，最常見的為刺激性反應、接觸性皮膚炎、萎縮性硬化苔蘚等。黴菌感染不會導致肛門搔癢。除此之外，肛門區塊會癢還有一些獨特的成因：

* **痔瘡**：肛管中擴張的成簇靜脈。有可能會使人感到疼痛，不過有的時候主要的症狀會是搔癢。有縮靜脈的開架式藥物可以買來擦。要預防痔瘡，最重要的是要預防便秘（每天吃至少二十五公克的纖維，並且在需要的時候服用輕瀉藥），且切勿用力拉屎。
* **蟯蟲**：一種肛管的寄生性感染症。通常會是身邊有小小孩的人會被傳染。
* **肛周皮膚炎**：一種發生於肛門周遭的刺激性反應，即綜合了老化的皮膚和接觸到糞便物質，然後導致細菌汙染。因為失禁而需要穿著不透氣的衣物的女性罹患的風險比較高。最典型的症狀為肛門發癢（或有刺激難受感）和發紅。治療方法為無微不至地

保養皮膚、避免糞便汙染、用清潔劑清洗該部位，以免有糞便物質遺留（免治馬桶或用水沖是最有效的）、視需要擦局部外用類固醇來緩解發炎，另外可多擦潤膚劑和可作為障壁的油性軟膏。

・**肛門性病**：一般來說不會造成任何症狀，不過有肛門搔癢狀況且患有肛門淋病或披衣菌風險的女性可能應該要考慮去做篩檢。

・**肛門癌症前期或肛門癌**：如果搔癢狀況持續不間斷，又找不出成因的話，那麼就有必要做檢查以排除罹患肛門癌症前期或肛門癌的可能。

我的搔癢問題找不到成因

如果有出現皮膚上的改變，例如發紅或潰爛的話，那麼便有必要去看其他醫師或可能要做個切片檢查。

如果妳已經停用所有產品，那可能就是時候去找過敏症專科醫師，確認是不是有什麼環境過敏原是妳漏掉的。

重點整理 ·····················

· 每個人都認為黴菌感染就是會搔癢，不過其中有許多成因。

· 外陰劇烈搔癢但沒有嚴重發紅或皮膚上的改變通常就是罹患了慢性單純苔癬（俗稱牛皮癬）。

· 有可能會在任何時候對任何產品產生過敏反應，即便是用了多年的產品也一樣。

· 如果妳長了皮疹、有發紅狀況或有病灶的話，就得去做檢查。

· 缺鐵有可能是慢性搔癢的成因。

第**42**章

外陰疼痛

很多病症都會導致外陰疼痛。有些病症對於一些女性來說一般不會產生痛感，而對於其他的女性來說卻會有痛感。

我們的生物結構都不盡相同，同樣的刺激下，有些人覺得刺癢難受，有些人覺得是疼痛。若加上心理因素，如焦慮感等等，都可能會擴大疼痛感。如果同時有好幾個感受，例如搔癢和疼痛，腦部會難以兩個都感知到。打個比方，就好像身處於一個有兩臺收音機都在播放電臺的房間，疼痛通常會是比較大聲的那臺，本來疼痛和搔癢應該都要感知到的，卻變成只感知到疼痛而已。最後，如果妳在抓癢的時候把皮膚抓破皮了，那麼疼痛就會是最擾人的症狀。

基本上，疼痛是相當複雜的。

我暫且把外陰疼痛區分為急性與慢性。區分的方法較為簡單，

不超過兩週的疼痛為急性，其他的都屬慢性疼痛。這樣的歸類法不屬於嚴格的醫學定義，只是用來幫我把疼痛的成因劃分成比較好處理而已。

所有慢性疼痛都是從急性疼痛演變而來的。例如，我們一般會認為更年期生殖泌尿症候群（缺雌激素）是慢性的，因為如果不予以治療的話，病情不會好轉，即便如此，第一次出現症狀的那一天還是有的，因此這疼痛感曾經有一度是屬於急性的疼痛。如果妳在早期就接受照護（好事一樁），那麼在其他人身上可能會變成慢性的病症，在妳身上最多就是急性疼痛。

急性病症有可能因為忽略缺乏照護，結果演變成慢性的問題。

急性外陰疼痛

妳本來好好的，可是有一天卻突如其來地「哎呀呀呀」！外陰的神經纖維數量這麼多，隨便哪個部位一痛起來，可是會比身體其他地方的痛都還要劇烈。更慘的是妳還沒辦法先讓外陰休息個一陣子，因為妳還是得時不時去上個廁所。有腫脹情形的話，可能會更為顯眼，而妳又沒辦法把外陰架起來，像把扭到的腳踝架在高處一樣來減緩腫脹。

疼痛有可能是廣泛性的，亦即影響到外陰大多數的部位，也有可能相當分立於單一位置。

　　罹患黴菌感染、刺激性反應、接觸性皮膚炎等一般都會以搔癢感現形，不過偶爾也有可能會是以疼痛為主要症狀。請參閱第 31 章和第 35 章。兩者一般都跟皮膚發紅有關聯性。

　　急性外陰痛常見的成因如下所列：

- **疱疹**：典型的病灶為潰瘍，不過一開始會先以小凸塊的形貌出現。會非常痛。病灶一般在第七到第十天的時候就會已經結硬皮。疼痛感則會延續到病灶好了之後。潰瘍處有可能會感染，使得疼痛更為加劇。

- **倒生毛髮**：這是毛髮倒著長回皮膚內所導致的結果，患處會發炎和疼痛。一般來說，毛髮自己會想辦法長出來（相關建議做法請參閱第 13 章）。如果妳不確定患處是否有被感染的話，請聯絡妳的醫師。

- **毛囊炎**：毛囊的炎症和感染症。除陰毛是罹患毛囊炎最常見的成因。妳的醫師會端視患處多少和發炎得多嚴重而可能建議妳擦局部外用抗生素。

- **癤子**：又名膿腫。長癤子最常見的原因為毛髮倒生或因除毛而造成的損傷。一般來說，癤子剛開始時會是一顆堅實的小結，隨著感染程度加劇，會越來越痛，且會充滿膿汁。周遭的皮膚可能也會遭感染。溫敷是可行的作法。癤子如果破掉流膿的話沒關係，千萬不可以把它弄破擠出，這麼做有可能會引進更多細菌，使得感染更嚴重。妳如果患有糖尿病或免疫系統弱化的情況，

則應馬上聯絡妳的醫師。如果妳的疼痛感大得跟皮膚上所見到的患處不成比例的話，也應去看醫生。如果覆蓋在上面的皮膚發紅了，那有可能表示感染已經擴散到妳的皮膚了，那麼便應當去看醫生。

• 巴氏腺（前庭大腺）膿腫（BARTHOLIN'S ABSCESS）： 巴多林氏腺（前庭大腺）是位於前庭（陰道口）下部兩側的小型腺體。這個腺體有可能會被堵住，被困在裡面的分泌物可能會遭感染，導致膿腫形成；有2％的女性一生當中會有這個問題。結果是會長出非常痛且可能會變得蠻大塊的團塊，甚至長到跟乒乓球一樣大。這會是位於小陰唇有很嚴重觸痛的一塊腫脹處。會需要做引流術。最常見的技術為將一條稱為「沃德導管」（Word catheter）的小管留在膿腫中長達四週的時間，藉以進行引流並促成通道的形成，以防下次又有分泌物被堵在裡面。第二個選擇為動手術把腺體打開，預防復發。兩種技術都各有利弊。單純刺一針排出裡面的膿是不建議的作法，因為通常之後又會再度長出膿腫。

• 外傷： 有可能是性交、用情趣用品、騎腳踏車或甚至除毛造成的。就算皮膚沒有破，也可能會有一般會痛的大塊瘀傷（稱為血腫）形成於皮膚底下。

慢性外陰疼痛

　　如果疼痛症狀維持很長一段時間，很多女性會擔心是不是罹患癌症了，只不過罹癌一般不會造成疼痛。要是會痛的話，我們就該更常在早期就發現才對。外陰的癌症只有在癌變處夠大且開始潰爛或侵犯到神經纖維的時候才會痛。

　　慢性外陰疼痛最常見的成因為：

- 外陰痛症（Vulvodynia）
- 肌肉痙攣（骨盆底肌痙攣症）
- 萎縮性硬化苔蘚 / 扁平苔癬
- 更年期生殖泌尿症候群
- 陰道炎
- 黴菌感染
- 神經纖維受損（一般為單側疼痛，通常會有動過手術或遭受過外傷的病史）

重點整理 ●

· 倒生毛髮可能會遭到感染，並導致嚴重疼痛。

· 外陰兩側都疼痛且發紅但沒有破皮的話，最常見的成因為黴菌感染、刺激性反應、接觸性皮膚炎等。

· 沒有發紅，皮膚上也沒有出現改變的話，慢性的外陰疼痛一般都是外陰痛症、肌肉痙攣症或更年期生殖泌尿症候群所致。

· 如果有出現潰瘍、破皮，又有慢性疼痛的話，就必須考慮是否罹患了皮膚的自體免疫疾病。

· 罹患滴蟲病和脫屑性陰道炎的分泌物可能會有很大的刺激難受感，並導致外陰疼痛。

第43章

私密處有強烈氣味

I Have an Odor

　　身為婦產科醫師，這幾年我聽到越來越多女性抱怨自己的生殖器官有異味。我不是唯一一位注意到這個現象的婦產科醫師。產生異味的原因從來都沒有改變，有所改變的是設計來使女性對於自己身體正常會產生的氣味感到羞慚，以及使女性屈從於一些厭惡女性的產品的激增。這些產品來自於大藥廠，以灌洗液、私密沐浴露等形貌出現在美妝店的架上，強調「天然配方」的廠商也會這樣做，像是陰道蒸浴和陰道草藥包等等。

　　外陰和陰道有強烈氣味的狀況七成都與陰道有關，另外三成的狀況則是在做完檢查和檢驗之後發現一切完全正常，沒有容易可發現的疾患成因。這兩種問題我們都來看看。

造成強烈氣味的成因有哪些？

醫療上認定為反常的陰道強烈氣味一般都跟製造乳酸的細菌（好菌）出現改變有關。乳酸菌量若是大減，會製造強烈氣味的細菌就會增加。最常見的成因為以下所列：

• **患有細菌性陰道炎**：常跟魚腥味有關聯性（請參閱第 32 章）。通常會在與男性伴侶進行完性交後會有更明顯的強烈氣味。大約七成有強烈魚腥味的女性都是細菌性陰道炎患者。

• **患有滴蟲病**：滴蟲病是一種性傳播感染病（見第 29 章）。患者跟罹患了細菌性陰道炎的人一樣有細菌失衡和強烈氣味的問題。

• **患有更年期生殖泌尿症候群**：隨著雌激素的量大減，乳酸桿菌的量也跟著減少（見第 18 章）。患有此病所產生的強烈氣味不是魚腥味。許多女性都會用不同的字眼來形容這種強烈氣味，有時會說這氣味像麝香或很刺鼻，不過有時也會說「聞起來就是不太一樣」。

• **患有脫屑性陰道炎**：一種會導致大量分泌物的細菌失衡狀況。診斷這個病症唯一的方法就是利用顯微鏡檢查陰道的分泌物。陰道酸鹼值會偏高。

• **有衛生棉條或其他異物滯留在陰道裡面**：有可能會是魚腥味或麝香或純粹就是很難聞的味道。這種強烈氣味的產生是因為細

菌增生所造成。

- **皮膚病症**：例如扁平苔癬或萎縮性硬化苔蘚（見第 35 章）。
- **失禁**：一般情況下聞起來會有尿味，不過也有可能會有刺鼻或麝香味。並不是每位患有失禁的女性都有注意到自己會漏尿，或注意到這個問題可能導致了強烈氣味的產生。

陰道會產生強烈氣味有哪些無法驗明的成因？

有些女性會自述有使她們心煩的強烈氣味，但我們做了檢查卻沒發現有異常的強烈氣味，做的所有檢驗結果也都正常。很重要的是，不要不分青紅皂白就各種抗生素都「吃吃看」，因為這麼做可能實際上會弊多於利，會對陰道生態環境產生負面影響，反而製造反效果，使強烈氣味增加。非常重要的是一定要在得到確鑿無誤的診斷之後才開始進行治療。

我們無法利用檢驗來驗明的強烈氣味成因如下所列：

- **曾用過抗生素、抗真菌劑、陰道洗滌產品**：破壞乳酸桿菌可能會導致細菌種類數量出現改變，因而可能會影響到強烈氣味的產生。醫學上這不算異常或有害，只能感知為不同。
- **來自於外陰或腹股溝的身體強烈氣味**：外陰和腹股溝有會製造皮脂的腺體也有頂漿分泌腺（一種汗腺）。細菌會去消化這些

腺體的產物，進而產製身體的強烈氣味（跟腋下的狐臭一樣）。過度清潔也會對表面細菌產生影響，從而使強烈氣味有所改變。除陰毛也有影響，因為毛髮的其中一個功能就是散發氣味。我們也不知道除陰毛是否會影響皮膚的細菌。流汗、生殖器的血流狀況、頂漿分泌腺的分泌物都與體內激素息息相關，而能夠聞到的能力也有可能被內激素影響，因此有些女性可能會注意到有外陰和腹股溝的氣味會在週期的不同時間點有細微的變化。

・ **長期使用沒有雌激素的荷爾蒙避孕法**：例如甲基乙醯氧孕前酮（延效保衛胎注射液）、只有黃體激素的口服避孕藥（或稱「迷妳丸」）、依托孕烯植入劑（內貝儂）、左旋諾杰垂子宮內避孕器，例如蜜蕊娜子宮內投藥系統（Mirena）和 Skyla。對於一些女性來說，這些藥物會影響到陰道的肝醣，進而影響到好菌。

・ **壬苯醇醚—九殺精劑**：會破壞製造乳酸的細菌。

強烈氣味要如何調查？

最重要的事是要在妳有強烈氣味的時候去看醫生。如果平常都是在下班的時候比較嚴重，那就跟醫師約快下班的時候看診。如果妳在看醫師的時候沒有強烈氣味，那麼就有很大的機會醫師會沒辦法下診斷。

以下為有強烈氣味時應做的初始檢驗：

- **陰道酸鹼值檢驗**：可告訴妳有關製造乳酸的細菌的存在狀況。正常值為 4 以下。若罹患了細菌性陰道炎、滴蟲病、更年期生殖泌尿症候群、脫屑性陰道炎，酸鹼值會在 4.5 以上。

- **胺類檢驗**：如果驗出來呈陽性的話，那麼就可以確認存在有異常性強烈氣味。跟細菌性陰道炎和滴蟲病有關聯性。

酸鹼值偏高加上胺類檢驗結果呈陽性表示患有細菌性陰道炎或滴蟲病，也應視檢測為合適的作法（見第 29 章和第 32 章）。利用顯微鏡檢查可能有助於診斷其他導致強烈氣味的疾病。可以考慮做酵母菌培養鑑定檢查或核酸檢驗，因為有些女性自述患有黴菌感染時有擾人的強烈氣味。做檢查可能有助於驗明是否有罹患更年期生殖泌尿症候群或皮膚的病症。

強烈氣味不應藉由與醫師通電話來處理，只有兩個情形例外：

- **如果妳已進入更年期，強烈氣味聞起來不是魚腥味，也沒有罹患性病的風險**：先試試看一個療程的陰道雌激素是合理的。如果八週後還是沒有好轉的話，就會需要去做評估。如果妳已進入更年期，沒有異常的陰道出血，也沒有在使用芳香酶抑制劑，那麼試用陰道雌激素就基本上不會為健康帶來風險。缺點是在美國，陰道雌激素很貴，可能比去看一次醫生還要貴，因此妳會有很小的機會可能會把錢花在不需要的療法上。

- **妳會漏尿，強烈氣味聞起來不是魚腥味，也沒有罹患性病的**

風險：先確定妳用的是漏尿棉墊，不是衛生棉，因為衛生棉的吸收力不夠大。對於一些女性而言，使用了正確的保護措施之後，可能就沒有強烈氣味了。如果妳不確定妳是否會漏尿的話，可以去買開架式苯唑吡啶（Pyridium）來吃。苯唑吡啶是一種罹患膀胱感染症時吃的止痛藥物，會把尿液變成橙橘色的。如果妳吃了之後棉墊上有橙橘色，那妳就是有漏尿狀況。

我做了全面健康檢查，檢查結果卻都是陰性，怎麼辦？

務必記得有三分之一檢驗結果都是呈陰性，而且也沒有可驗明的強烈氣味。檢驗結果呈陰性的意思是酸鹼值低於 4.5，胺類檢驗呈陰性，從顯微鏡下檢查沒有發炎跡象，滴蟲病的檢驗呈陰性，雌激素的量仍足夠，也沒有失禁。用 BD MAX 微生物樣本收集及輸送器材之類的拭子檢驗，就可以在不用顯微鏡的情況下查出大多數造成強烈氣味的幾大成因。

如果妳的醫師說他們沒找到任何醫學上屬於異常的狀況，詢問他們是否有聞到什麼氣味。如果他們沒有的話，就代表這強烈氣味在醫學上不是異常的氣味。這不代表妳的看法被否定，只是妳的療法不太可能會包含有抗生素。

如果我沒有聞到強烈氣味的話，我的下一步就是會在陰道取個

拭子，聞一聞，然後再交給我的病患聞聞看。這樣一來，我們倆都會聞到相同的氣味。這麼做有三個可能的結果：

- **醫師認為這拭子聞起來屬於異常的氣味**：在這種情況下，各種檢驗都呈陰性，但卻有醫學上異常的陰道強烈氣味。便有必要轉診給陰道炎專家醫治。

- **醫師認為這拭子聞起來是正常的，但妳不這麼認為**：如果妳做了檢驗，結果全都正常，妳也沒有罹患更年期生殖泌尿症候群，或妳有罹患更年期生殖泌尿症候群，但正在接受治療，那麼有可能是妳的好菌有所改變，但不是需要擔心及治療的改變。有些女性甚至還衍生出對自己正常氣味的過度敏感狀況。現代生活有很多面向都旨在讓人對陰道過度敏感。有些男人會對正常的陰道氣味做出負面的評論，而貨架上又擺了一堆暗示人忽視陰道是值得擔心的的商品。

- **醫師沒有聞到異常氣味，而拭子上的氣味又不是困擾妳的那個氣味**：在這種情況下，那氣味的來源很可能是外部的身體強烈氣味。

沒有醫學上認定為異常的強烈氣味時，可以考慮的一些選項如下所列：

- **不要穿著聚酯纖維材質的內褲**：這種材質的布料比較容易使

強烈氣味滯留。

- **如果妳有除陰毛的話，請讓它再度長出來**：陰毛對強烈氣味的驅散有幫助。

- **不要用灌洗液、私密處噴霧或洗滌劑、去除強烈氣味的栓劑**：用這些東西可能會適逢其反地影響到強烈氣味的產生。

- **如果妳有抽菸的話，試著戒掉。**

- **試試看在腹股溝處擦一點爽身粉或制汗劑**：有可能有助於減少身體的強烈氣味。

- **不要沒有診斷就用醫用療法**：這類的產品很多都會把好菌殺死，適逢其反地導致強烈氣味的產生。

有些人主張如果驗不出成因的話，可用清水灌洗。有一項小型研究建議這麼做不會傷害到乳酸桿菌，不過其他數據資料建議這個作法跟感染到愛滋病的風險提升有關聯性，由此可知這麼做有害於妳的好菌或有保護性質的黏膜。用清水灌洗這招可以跳過別試了。

重點整理 ●

・通常有七成的機率是疾病造成的強烈氣味。最常見的為細菌性陰道炎、滴蟲病、更年期生殖泌尿症候群等疾病。

・另外三成並非是疾病造成，這不代表妳無中生有，而是代表妳聞到的強烈氣味在醫學上不屬於異常的氣味（很好啊）。

・如果妳檢驗的結果為正常，可要求聞聞看陰道側壁取出的拭子。如果妳沒有聞到氣味的話，則氣味的來源則可能是身體的強烈氣味。

・患有失禁可能會導致強烈氣味的產生。要確定妳穿的是為失禁設計的衣物。

・使用抗生素和抗真菌劑（尤其在沒必要使用的時候使用）、過度清潔、灌洗、使用制味產品都可能適逢其反地導致強烈氣味的產生。

第**44**章

性交後會出血

I Have Bleeding After Sex

　　性交後出血是非常嚇人的一件事。第一次發生的時候會在預期
之外，因此通常會受驚。出血的狀況看起來幾乎總是比實際的量
還要多，即使只是幾滴血也可能會看起來很多。

　　我們沒有最佳的數據資料可以顯示性交後出血有多常見，只知
道可能有 5% 的女性在她們的性交生涯中會一度有這個狀況。這對
於許多女性來說是很困擾的一件事。

成因有哪些？

　　本章只適用於沒有懷孕的女性。如果妳懷有身孕，而性交後又
出血的話，則應馬上聯絡妳的醫師或助產士，因為這種狀況下要

納入考量的問題很不一樣，而且還有一些是很嚴重的問題。

對於沒有懷孕的女性而言，只有幾種病症會導致性交後出血，因此依照這個清單一一做檢查的話，要得到診斷和治療應該不難。出血的源頭為以下四種的其中之一：外陰、陰道、子宮頸、子宮。一點出血或輕微流血可能會在第一次與異性進行陰莖抽插式性交時，因為處女膜撕裂而發生，不過這應是只發生一次的事情才對。

有關這個主題可以參考的文獻不多，不過基於現有資料和我個人的經驗，以下為性交時／後出血最常見的醫學成因（以醫學上最緊急到最不緊急的順序列出）：

• **子宮頸癌**：大約有10％患有子宮頸癌的女性都會在性交後出血，因此一定要先排除罹癌的可能性，再去診斷看是不是其他的病症。幸好多數有性交後出血症狀的女性都不是罹癌所致。如果妳最後一次做子宮頸篩檢的結果是陰性，那麼就不太可能是癌症。大多數的專家都認為子宮頸篩檢結果顯示為正常的話，之後兩年都還適用。不過如果妳曾經有做子宮頸抹片結果異常或檢驗人類乳突病毒呈陽性的病史的話，那可能就會需要進行最可靠的步驟來排除罹癌的可能。

• **外傷／損傷**：裂傷比較常見於性交時違背對方意願進行或經同意使用情趣用品的情況，不過也有可能單純因陰莖抽插而發生（罕見）。受傷的地方通常是陰道或前庭。有可能會很痛，不

過不一定馬上就痛，因為性覺醒（性慾之喚醒）會使疼痛反應變遲鈍。出血的狀況有可能是少量出血，也有可能是大量流血或甚至有血凝塊。有些女性還需要去動手術修復傷處。外傷不太可能會是復發性的成因，因此如果妳連著三個月都有性交後出血的狀況，那麼外傷就要擺到清單的最後了。

- **感染**：披衣菌和黴漿菌都是會導致子宮頸發炎的細菌，並可能導致少量出血。罹患滴蟲病因為會發炎的很嚴重，所以可能會導致帶血的陰道分泌物。

- **更年期生殖泌尿症候群**：陰道黏膜層（表皮）會變得比較脆弱，且可能會很容易就遭受外傷，甚至連在潤滑良好、觸碰輕柔的狀況下都會。進行性交的時候幾乎總是會有疼痛感或灼熱感以及／或是性交後出血。如果妳的月經來的時間很規律的話，這點就可以不需要做檢查就排除了。

- **皮膚病症**：萎縮性硬化苔蘚和扁平苔癬（見第 35 章）可能會導致觸碰到會出血的潰瘍。一般來說也會感到疼痛。

- **子宮頸息肉**：附著在子宮頸的一條增生肥大組織。多數是良性的。暴露到陰道酸性的環境時，會發炎並容易一碰到就出血。

- **子宮頸外翻**：一般存在於子宮頸管內部的細胞（這些細胞稱為柱狀細胞，負責製造子宮頸黏液）長到子宮頸的外部。這是正常的變異體，也就是說有些女性有這個狀況，有些女性沒有。由於柱狀細胞一般都在子宮頸內部，因此不太能適應陰道的酸性環境，可能會發炎且容易一碰就出血。有些女性會在做完子宮頸

抹片或拭子之後出血，都是這個原因。醫學上不算有害。外翻在年紀較輕的女性中極為常見（如果妳還記得的話，這就是為什麼二十五歲以下的女性特別容易罹患披衣菌的其中一個原因），另外，雌激素含量較高時（例如在服用含有雌激素的口服避孕藥和妊娠時）也可能會導致子宮頸外翻。

• **源自子宮腔**：有時血液會因為射出的精液而從子宮往下流。確認妳在其他時候沒有少量出血也很重要。如果妳有不定期出血或月經來潮之間少量出血的狀況，這些出血可能會在性交之後出現。處理不規則性出血的方式是非常不一樣的。

如果出血量很大的話

以婦科來看，通常每一個小時就有一片衛生棉吸滿血，就算是需要擔心的失血狀況。如果這發生在妳身上的話，盡速就醫。如果妳流的血比上述狀況還多，或出血量讓妳覺得不太自在的話（例如床單上看起來很多血），就別等了。如果是受傷，那也得就醫治療。雖然大部分的人都不需要縫針，以醫學的角度來看，有傷口的話最好還是在幾個小時之內修復，以降低感染的風險。

如果出了很大量的血，成因幾乎總會是外傷或子宮頸癌，不過通常會是外傷。

下一步

　　如果出血量沒有大到需要送急診的話，建議還是跟醫師預約看診。試著回想妳是否有少量出血或不規則出血的狀況，因為有可能是月經有問題的徵象，而不是性交導致出血。用鏡子看一下妳的外陰，檢查是否有出血來源的病灶或瘡，有的話，就可以指給醫師看或記下來，如果在看診前就癒合，還是有紀錄可以告知醫師，要是前庭底部劈裂，通常會很快癒合。

　　看診時，記得詢問妳前次何時做子宮頸癌／癌症前期的子宮頸篩檢。如果超過兩年以上，就應當再做一次。如果近期內已做過，但醫生會依照就醫狀況，可能會希望能再做一次檢驗。

　　在幫妳進行評估的時候，妳的醫師應當：

- 評估妳的外陰看有沒有潰瘍或裂隙。
- 用鴨嘴窺陰器做檢查：檢查看看有沒有出血的徵象，例如外傷、瘡、發炎、雌激素含量偏低的徵象。
- 檢查看看妳的子宮頸有沒有其他腫塊或潰瘍：有發現息肉的話，通常會當場直接快速切除，對於大多數女性而言，都可以用最小不適感的情況下完成。如果妳的子宮頸上有團塊或病灶的話，就可能會建議做切片檢查。
- 取拭子檢查看有沒有罹患淋病、披衣菌、黴漿菌、滴蟲病等：並不是每一間實驗室都有辦法做黴漿菌的檢驗。如果妳沒有

辦法接受檢驗的話，就先做其他的全面健康檢查，如果做完所有的其他檢驗結果都呈陰性的話，可以再詢問妳的醫師是否有必要。

• **利用顯微鏡評估陰道的分泌物**：有助於診斷雌激素是否過低，以及是否罹患滴蟲病。如果有很大量的白血球的話，就建議有發炎或感染狀況。

黴漿菌和尿漿菌是什麼？

是可藉由性行為傳染的細菌，不過在美國，這兩種細菌的感染症不算是真正的性病，所以我們不建議沒有症狀的人定期做例行性篩檢。許多女性可能會感染到尿漿菌但卻沒有症狀，感染到黴漿菌的話比較不會有這種狀況。在美國，如果妳的子宮頸發炎，並可能導致性交後出血或異常的陰道分泌物的話，就會建議做檢驗看有沒有被這兩種細菌感染。

治療方式跟披衣菌感染一樣：單一劑一公克的亞藥索黴素抗生素。性伴侶也應當接受治療，而且在治療完之後的一個星期之內都不可發生性行為。建議治療完三週之後再次評估子宮頸，確認已完全沒有發炎了。如果妳還是有症狀的話，就要再次接受檢驗，如果結果還是呈陽性，那就有可能是被有抗藥性的生物體感染了（前提是妳的性伴侶也已經接受過檢測了）。檢查有沒有尿漿菌和黴漿菌最好的檢驗方式為核酸檢驗，因此妳在療程結束之

後要至少等三週才能再接受一次檢驗。

我做檢驗結果都呈陰性，這下要怎麼辦？

好消息是第一輪評估的結果都是陰性的。如果妳的皮膚沒有問題，也沒有感染症，子宮頸篩檢的結果又是正常的，那麼剩下的可能性就是子宮頸外翻和子宮出血了。

外翻的治療方式都不容易，不過好消息是時間久了通常自然就會好轉。

如果有外翻情況的話，妳的醫師在檢查妳的子宮頸時就可以看見，看起來會紅紅的且表面粗糙，取拭子時還會很容易就出血。有一個學說是說這跟雌激素含量偏高有關（因此才會在妊娠期間有這個問題），不過真正的成因仍有待釐清。要把出血歸因為外翻所致之前，最好先接受陰道鏡檢法檢查（用放大鏡檢視子宮頸的一種特殊檢查）以排除子宮頸篩檢漏掉沒檢查到的罹患癌症或癌症前期的可能。

如果因為外翻導致出血會讓妳覺得困擾，而妳又有在服用含雌激素的口服避孕藥的話，可以考慮服用雌激素劑量比較低的口服避孕藥，有些藥丸當中乙炔雌偶素（ethinylestradiol，一種雌激素）的劑型含量為三十到三十五微克，有些藥丸的劑型含量則是二十微克，或者換用其他不含雌激素但適合妳需求的避孕法。換了之

後可能會需要等六個月左右才可以看見改變。

有些醫師曾動過雷射手術或冷凍手術把外翻的細胞殺死。這類療法跟用來治療子宮頸癌症前期的療法是一樣的，因此妳會失去少量子宮頸的組織。這類療法用在外翻上是否值得建議還有待釐清，因為研究得還不夠多。只要動手術，就都可能會有併發症，就算是小手術也一樣。如果妳已經走到這一步了，是我的話就一定會考慮在進行手術之前先去尋求第二意見。

其他會引起出血的可能還有來自於子宮的出血。如果所有檢驗結果都呈陰性的話，就有可能值得做個超音波掃描或其他子宮內膜的評估，好排除長了息肉（良性）或癌症前期為成因的可能。

我有每次性交都會再裂開的裂隙傷口

前庭底部的組織一般會在進行抽插式性交時承受最多的壓力。如果壓力太大，或有潛伏的皮膚病症的話，前庭就有可能會裂開。這個部位有很多神經纖維末梢，因此會很痛。這種撕裂傷可能會因為性交技術不好、潤滑不夠、違背對方的意願進行性交、肌肉痙攣（第34章）而引起，進而導致組織的外傷更多、更年期生殖泌尿症候群、以及萎縮性硬化苔蘚或扁平苔癬之類的皮膚病症（第35章）。有的時候就是會裂開，我們也找不出成因。就我個人的經驗而言，肌肉痙攣是最常見的成因之一，因此請骨盆底

肌物理治療師評估可能會很有幫助。

重點整理

· 性交出血會發生於 5%的女性身上。

· 留意妳的月經出血狀況，才會知道是不是不規律月經或出血。

· 確保妳最後一次做子宮頸篩檢不是太久之前做的。

· 有可能會造成出血的感染症有披衣菌、黴漿菌、尿漿菌等細菌的感染。

· 子宮外翻是很常見的一個出血成因。子宮頸內部的細胞長到外面並發炎屬於正常的變異。

X

總結

第**45**章

女性該為私密處準備的
常備用品

　　很多人問我都用什麼來保養外陰和陰道。答案是：盡可能什麼都不用。就外陰而言，無論產品貴或不貴，作用都沒有優劣之分，陰道更是不需要進行規律保養。我個人偏好把錢花在其他地方（像是漂亮的鞋子）。

　　產品帶給我們快樂可以有各式各樣的原因。要小心不要錯把妳取自商品的愉悅感當成是醫療效果。如果妳就是喜歡奢華設計的產品，那也沒什麼不好，只要裡面的成分是安全的就好。

　　以下為我浴室裡有的東西，以及放這些東西的原因：

　　• **酸鹼值在 5 左右的洗面乳**：是我都會用在外陰上的清潔產品。目前我用的是適樂膚（CeraVe）乾性肌膚適用的溫和泡沫潔

膚露。陰道專用的清潔產品沒有任何好處可言，而且很多都還含有香精。我不喜歡在浴室放一堆瓶瓶罐罐，所以會吸引我的產品會是那種一瓶抵多瓶，全身各處都可以用的那種。

- **椰子油**：進入更年期之後，皮膚頓時變得極為乾澀。我都在洗澡完後用椰子油擦外陰。我的腿皮膚非常乾澀，所以也會順便用椰子油擦腿。

- **修飾剪**：我不會去除大陰唇的毛髮。只有為了寫這本書去做過除毛，但是覺得非常刺激難受。沒過多久就對洗衣精衍生出過敏或刺激性反應，我很想知道暫時性喪失毛髮或除毛造成的輕微外傷是否提高了我患病的風險。

- **矽性的潤滑劑**：我不喜歡水性的產品，纖維素性的產品我覺得用起來黏黏的，而甘油基型的又太水。我喜歡曾在慾望城市出現的潤滑劑（Astroglide X），最重要的是因為很容易買得到。

- **我沒有剃刀**：我沒有良好的剃毛技法，就不敢隨便亂剃毛。知道妳的技術程度在哪非常重要（就這點來說，我很多方面還需要加強，不是只有除陰毛這件事而已）。

- **開架式局部外用類固醇**：對於一點點搔癢的症狀很有用。

- **抗菌皮膚濕紙巾**：我會以蜜蠟除毛的方式除去比基尼線以外部位的毛髮，在進行除毛以前，就會用這種濕紙巾擦拭。這種濕紙巾不應用來當作平常用的清潔劑，也不應碰到陰道黏膜或肛門（否則會傷害到這些組織，並產生刺激難受感）。

- **局部外用桿菌素軟膏**：得毛囊炎的時候可以用。

- **水楊酸調理敷膜**：除毛過後一週到兩週的時候會有用，可以用來去角質，有助於防止毛髮倒生。調理敷膜可以精準敷在患處，而且很便宜。
- **濃度 5% 的過氧化苯甲醯乳膏**：用來點在倒生的毛髮上作為治療。我喜歡用乳膏，因為也可以拿來擦更年期後會長的痤瘡。
- **乾淨的鑷子一支**：用完後我會用滾水煮過，作為清潔，等乾了再放進可以密合的塑膠袋。如果有倒生毛髮，我就會拿這鑷子來拔出那根毛髮。絕對不可以試著把倒生毛髮挖出來；要等它自己冒出表面。如果妳不太確定的話，不要去碰它，打電話給妳的醫師。
- **口服抗組織胺劑**：比如希提瑞立或羅拉他定等。用這些來緩解搔癢的許多成因很有用。
- **凡士林**：是一個很好的潤膚劑和障壁。

如果我還有月經的話，就會備有不同尺寸的衛生棉條（經血量大和小的時候用）。如果我重新裝修我的浴室的話，就會裝個免治馬桶，這是排便後最好的清潔方式。

乳液、乳膏、軟膏三者之間有什麼不同？

軟膏含有高達 20％的水分，不過也有些是不含水的。由於乳膏比較濃稠，適合用來擦在小塊部位。含有潤膚性、保護性、不透氣性等特性，因此這種賦形藥（vehicle，即包含藥物的物質）對許多皮膚病都有幫助。軟膏型態的藥物吸收的比較慢，而且通常滲透性較佳，因此用在慢性病症上很好。對於陰道來說，軟膏不是個優良的遞輸賦形藥。很多軟膏都不需要添加防腐劑，因此比較不常有刺激難受感或過敏反應產生。羊毛脂可能是過敏反應的根源，因此如果有過敏反應的話，可能就要懷疑是不是這個成分的問題。

乳膏通常會有 50％的油和 50％的水。塗抹的時候會比軟膏容易推開，當中也含有一點潤膚的特性。要把油跟水混合在一起，通常會需要有溶劑，因此裡面可能還會有殘留少量溶劑。一般來說，乳膏裡面都需要有防腐劑。乳膏的藥物遞輸速度會比較快。許多陰道的產品都是乳膏。

凝膠是以膠凝劑製成的半固體水基型或酒精基型製劑。如果凝膠裡面含有酒精的話，有可能會使皮膚乾澀、產生刺激難受感，尤其是陰道和前庭。有些凝膠的配方是特別為陰道調配的，不過一般來說凝膠用在外陰時，都會比乳膏或軟膏更有刺激難受感。

什麼東西該丟掉？

如果妳邀請我去妳家，請我看一下妳在用的產品的話，我會質疑以下這些產品的存在或直接把它們扔了：

- **灌洗液**：它等於是給妳的陰道抽菸。

- **含有苯作卡因的止癢藥**：過敏反應的一個源頭，如果妳會癢，妳需要局部外用類固醇和抗組織胺劑。

- **任何含有香精的產品**：我不是頭號反香氛主義者。如果妳想要有的時候用一下炸彈泡澡沐浴球或泡泡浴露，用了也不會使妳產生刺激難受感，那就去用吧。

- **私密處濕紙巾**：會產生很多刺激難受感。如果妳沒有排便失禁的話，就不要再用了。

- **含有殺精劑的保險套。**

- **單一個月亮杯**：如果妳有在用月亮杯，我會問妳為什麼沒有兩個月亮杯，因為在重新插入陰道以前必須要進行妥當的清潔工作，不是隨便沖一下就可以放進陰道的。

- **看起來很髒的鑷子**：這樣妳才不會在發現有倒生毛髮的時候忍不住拿來用。

- **滲透壓很高以及會傷害乳酸桿菌的潤滑劑**：意思就是不要用發熱潤滑劑，也不要用含有氯己定或聚季銨鹽的潤滑劑。絕對不要。我是超級愛護乳酸桿菌的人。

- **任何有提到女性強烈氣味的東西**：這叫做選擇性父權主義。

- **剃刀（如果妳沒有刮毛泡的話）**：沒有刮毛泡的狀態下剃毛非常危險。
- **烘衣柔軟片或衣物柔軟精**：可能導致刺激過敏。

如果妳有肥皂，用了沒有症狀，而且喜歡用的話，那我不會拿走。如果妳少量用的話，應該就沒什麼關係。不過妳必須要答應我，如果一有搔癢和刺激難受感的徵象，就要馬上丟了。

如果妳有使用保險套，我會建議妳自己去買妳要用的，男用或女用的都可以，妳喜歡就好。不要寄望妳的伴侶會知道這類的資訊。如果妳的伴侶負責買保險套，就要很明確地跟他們說妳要的是哪一款。

我也會要求妳依照製造商的建議作法清潔振動按摩器。

重點整理 ●

- 如果妳是非得除毛不可的人，試試看修剪就好。
- 止癢用局部外用類固醇和抗組織胺劑會比局部外用麻醉劑好。
- 軟膏會幫皮膚補充水分，並且也有障壁功能。
- 灌洗液和制強烈氣味的產品全都丟乾淨。
- 苯佐卡因和羊毛脂是兩種眾所皆知會導致過敏反應的開架式藥品。

第**46**章

網路資訊迷思與真相

Internet Hygiene and Apps

　　身為婦產科醫師，我非常鼓勵病患上網查資料。若我自己或家人有健康上的問題，我自己也會上網搜尋資料。要是我說做這種事是我的特權的話，那也未必太表裡不一了。

　　每當有病患告訴我她在網路上查了相關資料時，我就很興奮。這代表她想要參與和學習。我會做的是提供建議，告訴她去哪些網站和用什麼方式可以找到最優質的資訊。

　　無論是一般資訊、自我診斷、調查檢驗方式或療法，或是查詢醫師沒有推薦的另類療法，只要查到的資訊是正確的，就都合理。如果接收到的都是錯誤資訊、半真半假的陳述，沒有任何女性能夠在健康上感到賦權的。

　　談到谷歌醫生，我們面對的問題已經不是資訊爆炸，而是錯誤資訊爆炸。另一個更棘手的問題：該如何從中找出真正對我們有

用的資訊？如何查證這些資訊是有正確的醫學根據？

　　這件事對於我這個婦科醫生，都相當花時間。光是確認某個完全是我專業領域內的姑嘆貼文（例如有關衛生棉條的貼文）是否為真，就可能要花上好幾個小時。首先，我得先研究這些說法的出處，是出自優質或垃圾的研究，確認我沒誤信掠奪性期刊（亦即為了獲利而接受研究品質低劣的醫學出版物）。接著我還會對照參考醫學會的指導準則。如果要研究一個產品的話，我也會去查在食品藥物管理局的要求會是什麼，詳讀所有相關文件。遇到難懂的法律術語，還得去請教律師。

　　為了確認妳在讀的資訊有正確的來源，要知道提供數據資料的人當真做了適當的評鑑，還是背後有什麼動機？有的時候發表資訊的人一片好意，只不過他們有的資訊是差勁的。另一些時候是為了獲利而做。

　　重複性又是另一個問題。這稱為真相錯覺效應：錯誤的資訊一直重複出現的時候，人們就會容易把它當真。如今，錯誤的資訊重複出現在我們現在全年無休、瘋傳式、痴迷於故事的新聞中特別嚴重。

　　有的時候網路上的資訊實在是太誘惑人，使人難以拒絕。承認吧！包括醫生在內的每個人都很容易被權宜之計誘惑。

上網搜尋前，妳得知道

下次開始上網找資料之前，先去美國國家醫學圖書館的網站，看一部稱為「網路上有關人體健康的資訊如何評估」的教學影片。

這是學習如何自行找資料做研究極佳的一堂課，順便把它加入我的最愛。想要找有關人體健康的資料時，這裡會是很好的出發地。從哪裡出發很重要，因為第一個找到的資訊會是印象最深刻的，所以妳要提高成功的機會的話，就要確保首先出現於妳眼簾的是高品質的資訊。

大多數的人都用一般性的搜尋引擎，例如谷歌。問題是妳花了這個力氣尋找，出現的結果卻不是由醫學專家提出認可的，而是由演算法基於受歡迎度、相關度、給多少錢所生成的。第一個出現的未必是最好的資訊，不過人們都不會管太多，先點進去再說。加上多數人大概只看前三、四筆結果，就會使點擊率最高、但資訊不正確的文章會一直留在最頂端。最有價值的資訊若不被點閱，只會放在後面的搜尋結果，想要找到它有如海底撈針。

如何搜尋

專業的醫學會會是不錯的開始。醫學會有專家在查驗數據資料，並隨時更新指導方針。很多醫學會還有用淺顯易懂的文字寫

出很棒的病患手冊。美國婦產科醫師學會、加拿大婦產科醫學會、皇家婦產科醫學會等都有很大量的資訊可以參考。有多於一個婦產科相關主題的優質資訊來源，代表妳可以拿他們的指導方針和建議來相互比較。有關性病（和大量其他性健康的主題）的資訊，可參考美國疾病控制與預防中心、美國性健康協會、全國計畫生育委員會等。北美更年期醫學會是取得所有有關更年期的優質資源。

我建議可以用以下一種或兩種方式來進行搜尋：

• **在這些網站中進行內部搜尋**：去美國婦產科醫師學會的網站，在裡面的搜尋欄輸入妳想找的詞語，就能過濾網路上錯誤的資訊。

• **在搜尋引擎上搜尋**：輸入一個機構名和主題，看看會有什麼結果出來。也可以再加上「衛教手冊」這個搜尋字詞。舉例來說，如果我想找美國婦產科醫師學會有什麼有關陰道雌激素的資訊的話，關鍵字就打：「美國婦產科醫師學會陰道雌激素衛教手冊」

大體而論，網址結尾是 .gov 的網站資訊品質都會比結尾是 .edu 的網站（大學）和結尾是 .org 和 .com 的網站還要優良。結尾是 .gov 的網站一般都由沒有偏見的醫學圖書館員籌備。我個人認為圖書館員會是我們所有人的救星，只不過我們要先給他們機會。他們是散播知識的超級英雄。

很多人聽到 .edu 的網站一般來說不會比 .com 或 .org 的網站好到哪裡去的時候會很訝異。大學院校和機構也會帶有偏見，大家都想要推廣自己的研究。這不代表他們不好，只是證實他們也是人而已，而妳在找資料的時候要把這點納入考量。

分辨哪些是迷思、醫學知識的訣竅

首先，先看這個網站有沒有同時銷售相關產品。有的話，這個網站就失去公正性。就算是醫生，是草藥醫生，或是葛妮絲·派特洛都一樣。

名流給的任何醫療建言請都予以忽視，除非他們呼籲接種疫苗和戒菸。名流有令人難以置信的財力，先天條件也好到不用提了，吸引注意力是他們的本能。如果他們真心想給予專業的醫療建議，就應該要拿個醫學院的學歷，或讀護理學系考上專業證照。保健類的創投實質上就是投機。

妳的醫生有沒有拿藥商的錢？這點妳可以去「給醫生的錢」（Dollars for Docs）這個由「公開讚」（ProPublica）經營的網站查詢。這不代表妳的醫生不好，而是如果他推薦某一種藥物，就能得到藥商給他的錢，這絕對會使醫生失去公信力。我最不滿「公開讚」網站的一點，在於他們沒有把醫生跟天然保健公司合資所得到的金錢抓出來。這個網站也沒有把其他在健康產業裡的人揪出來，例如自然療法師和物理治療師等。

除上述，醫生會銷售自己品牌的營養保健食品嗎？沒有研究證明這些產品是有幫助的，而且還可能有害。我對於任何濫用自己醫療特權來推波助瀾的人都沒好評價。如果他們真的致力於維護人類的健康，而且發明了一個奇蹟般的產品，那應該要很容易就找得到顯示好處為何的研究才對，而且這些研究也可以藉由證明自己的療法是有效的來幫助到更多的人。

還有，這個網站有沒有使用一些像是「排毒」和「淨化」的字眼？如果他們都不知道這種字眼所涵蓋的概念很可疑，還會多少事是他們不知道、忘記或忽視的？他們有沒有使用如「純淨」、「潔淨」、「天然」等字眼？女性一天到晚都被灌輸月經有多多毒素或陰道有多髒的想法。「純潔」、「潔淨」、「天然」所傳達的訊息具有同樣的破壞性，只不過用的字眼是現代化版而已。而且這些字眼在醫學上也沒有任何意義可言。妳要的是可靠的假說和臨床上的證據，而不是父權主義的狗哨。

是否會提出把順勢療法列為正當的治療方式選項？沒有任何研究證明過順勢療法有效，順勢療法整個概念根本都不符合物理定律。只要有一個很大的資訊漏洞，就一定會有其他的。有一項研究告訴我們，會開立順勢療法的醫生比較會不遵照建議的醫療指導方針準則。

聳動性內文：沒有奇蹟這回事，而且世界上第一個療法是出現於醫療期刊，不是出現於線上商店。我整本書中所引用的療法都有把成功率寫出來，好的療法成功率會在九成以上。這不代表醫

學很遜，而是代表醫學上的病症是很複雜的，而且當中還有很多細微差別。如果有具有治癒效果的藥物療法的話，我們不會不給妳。「百分之百成功」這句話意思是「很有可能是詐騙」。

還有那些靠病患證言式廣告，證言沒有經過審查，妳不會知道他們到底是不是真的患有病症，或者是否真有接受他們力挺的療法。妳無從得知。

提防病患權益團體，尤其是那些背後有製藥產業資助的。美國在西元二〇一五年一整年中，病患權益團體就收了製藥產業給的一億一千四百萬美元。

打造一個醫療網

我們如何在網路上進行資訊的互動會帶來難以預料的後果。以下為一些保持安全的小訣竅：

• 不要看留言。死都不要。對於作者負面的評論可能會改變妳對這則資訊品質如何的想法。即使留言當中只有一則人身攻擊，也會改變讀者對於他們所讀到的內容的看法。

• 不要分享不好的內容，就算目的是要嘲笑也一樣不要。記得真相錯覺效應嗎？如果妳在臉書一直看到人類乳突病毒疫苗會傷害卵巢（沒有這回事，不用擔心；只是隨便舉個例子而已），就

有可能會開始相信這兩者之間真的有關係。

　　‧ 文章要看就看到完。很多新聞報導會用共鳴很強的故事起頭。如果不讀到最後，有可能會錯失某位專家提供的資訊或駁斥。

　　‧ 找一個可以信賴的資源並分享當中的內容。去臉書或推特或 IG 上加我。我會盡力發布有經過審查的資訊，每天至少發一次貼文，有些是我自創的內容，有些則是我認為正確且有用的訊息，或是讓人增進知識的新聞。

重點整理 ● ● ● ● ● ● ● ● ● ● ● ● ● ● ● ●

‧ 去看美國國家醫學圖書館製作的「網路上有關人體健康的資訊如何評估」教學影片。

‧ 找資料的時候先從專業的醫療學會開始，然後再擴展尋找範圍。

‧ 任何有在銷售產品或使用「排毒」、「純淨」等非醫學性字眼的網站，投注在把魔法賣給妳的心力都比投入在提供有用的醫療資訊還多。

‧ 不要讀留言，盡力不要分享不好的資訊。

‧ 哪個網站只要有提到可以用順勢療法作為任何問題的正當治療方式，就不要去逛它。

第**47**章

那些關於陰道的無稽之談

Journal of Old Wives' Tales

　　早在還沒有精密設備能輔助診療的時代，醫生是無法得知所有病人的問題，更不用說能做出正確的診斷及藥方。任何的道聽塗說都會讓人們信以為真。所以，當肺結核未被明確定義為疾病時，人們相信這是吸血鬼一手造成的。或者美國開國元首喬治・華盛頓退休後，為了減緩身體不適選擇放血治療，在十二個小時內輸出 40％的總血量，因而致死。

　　醫療迷思牽扯到生殖器官尤為惡劣。古希臘人當時認為子宮會亂跑。沒錯，他們認為子宮會在腹腔中亂晃。子宮要是往上移，會使感覺變遲鈍，如果往下移，則可能會致死。幸好他們認為有一辦法能使其歸位 —— 香氛氣味。古希臘人相信在陰道裡放好聞的氣味引誘調皮的子宮回到原位，或者把難聞的氣味放在子宮所在之處，逼回原位。所以說當時基本上把子宮看成搗蛋綿羊。

聽起來很可笑，對吧？在知識匱乏的情況下，人就算做再多也沒辦法。某些偏方是有依據的，比如咀嚼柳皮來止痛促使水楊酸的發明，就是人們熟知的阿斯匹靈。不過大多數的古代偏方都因充分理由而捨棄不用了。不是因為有害，就是因為有更好的可以用了。或者我們終於發現吸血鬼是不存在，還有子宮並不會漫無目的地四處亂晃。

當女性被剝奪接受教育的權利，又礙於社會習俗，不能讓男性醫師檢查，最後只剩下女性治療師的選擇，而這些治療師也只能盡她們所能提供幫助。我常尋思這些女性要是知道現代有所謂「天然」和「古早」偏方的潮流，會如何做想。我真心認為比起水晶球和濕敷藥糊，她們會寧願接受接種疫苗和抗生素的現代診斷學和療法。我認為她們會把治療酵母菌抗真菌劑藥物視為魔術。

消除醫療迷思是很困難的。人類一直以來都沉浸於其中，而醫界在與女性溝通和照護又做得不是很好。要是妳一直以來都被不理不睬地對待，轉而求助於他方也是再自然不過的事情了，尤其轉而求助的人很熱心且真的會聽妳訴苦。這顯示信任是優質醫療照護非常重要的一環。

除此之外，我們又這麼常暴露在這麼多無稽之談中，以至於相信這些無稽之談有某種真實性，真相錯覺效應（重複性被錯以為是正確性）真的是存在的。

那麼以下就列出一些無稽之談。畢竟都說是無稽之談了，事實會比較像是建構出來的。

- **蘋果醋可以平衡陰道酸鹼值**：醋的酸鹼值明明跟胃酸的差不多，卻從來沒有人解釋過為什麼喝一小杯醋能平衡陰道酸鹼值，胃酸卻沒辦法平衡妳的酸鹼值。真的是唯恐天下不亂。陰道的酸鹼值是不會因為飲食而有所改變的，陰道酸鹼值是由陰道的細菌在控制的。飲食是無法改變血液的酸鹼值，因為妳的腎臟和肺臟會調控血液的酸鹼值，而要是這些內臟沒有執行這工作的話，妳就會病得很嚴重，並且死亡。飲用蘋果醋能達到效果最多是破壞妳牙齒的琺瑯質。

- **吃口服避孕藥會使人變胖**：這點已經研究證實是不會發胖。這不是不相信女性的經驗，反倒是相反。好幾項研究都顯示了口服避孕藥跟體重增加沒有關係。有一項研究甚至比較了服用口服避孕藥的女性和置入銅製子宮內避孕器（亦即沒有接觸到任何內激素）的女性。兩組人體重增加的數值都一樣。發胖可能與使用新避孕方式的生活狀況有關，但跟藥物本身是無關的。

- **咖啡灌腸治百病**：老天爺啊！有人（甚至連醫生都有）在推廣用這個方式來治療憂鬱症！真夭壽！首先，好好的咖啡這麼搞多浪費。就醫學而言，認為咖啡放在直腸會有什麼療效荒謬的可以。要有什麼療效的話，用喝的不也一樣嗎？真的是扯到極點。這個迷思開始的時間比較近期。找到的唯一醫療文獻是一九四四年皇家陸軍醫務部隊在第二次世界大戰期間寫的訓練手冊，而用途是要讓男人們保持清醒。這真是廢話！

• **每天喝八杯水**：很多醫生都很英勇地試圖消滅這個迷思，結果都失敗了。這始於一九五〇年有一位營養學專家估計我們一天所飲用的水量等同於八杯水。大家都沒去想的是這個估算也包含食物的水分，飲食不是攝取水分的主要方式。口渴的時候再喝水就好了（對於老年人或在運動的人或在外頭太陽底下工作的人來說可能有些例外）。我們的身體是相當精良的機制，天生就設計來告訴我們什麼時候是該補充水分。遵從身體給的提示是最自然的（聽從自己身體的聲音其實就是現代醫學要人做的事情，但卻被忽視，這點總是讓我很無法理解）。

• **精油治百病**：「精油」是涵蓋性術語，代表是個從植物萃取出的油。說精油能治療某一病症也太模糊，這不就是說植物本身就能作為療法。植物那麼多種，所以，到底是哪幾種？除此之外，很多植物以局部外用的方式塗抹在身體上，還可能會造成刺激難受感或過敏性反應。如果某種氣味讓妳有愉悅感，那很好。但把精油拿來治療任何醫學上的病症可是沒有科學根據的。還有，錯了，精油不是「新式抗生素」。

• **喝「特製」的水**：最近出現的稱為「鹼性水」。水的酸鹼值是 7，而鹼性水的酸鹼值則被調整成 8 或 9。這是所謂鹼性飲食的延伸物，而所謂的鹼性飲食是被推廣為「可以中和身體裡的酸」（順便說一下，醫學上這根本是胡言亂語），以此來治百病，甚至還可以作為癌症療法的方式。沒這種事！！為什麼用兩個驚嘆號？因為有人罹患了癌症，遵循鹼性飲食法，結果死掉了。

寫了這本成為鹼性流行開端的書的人，因為無照行醫被判了有期
徒刑。這根本是史上第一大詐騙，但就算這樣，卻還是有一堆名
流，甚至連醫生都被這潮流推著走。而且在我看來，任何推廣這
種飲食或所謂鹼性水的人都很沒道德。

* **在陰道裡放蒜頭可以治黴菌感染**：別。蒜頭的確含有蒜素，
在實驗室裡也具有一點抗酵母菌的性質。但要釋放出蒜素，得先
把蒜頭壓碎，接著光是想像把碎蒜頭放在發炎中的陰道黏膜上，
我的腿就不禁夾得緊緊的了。我們完全不知道蒜頭是否有用，或
者會不會破壞黏膜或好菌，所以還是乖乖用有經過科學驗證的療
方吧！

* **荷爾蒙避孕法會導致「不孕」**：錯。不過，父權主義在這個
迷思上投注相當心力，恐嚇女性放棄自己的生育能力。很遺憾的
是，許多支持「天然」保健的人也把這種恐懼資本化。很多人會
用父權主義作為武器，有的是出於無知（錯誤消息），有的是蓄
意為之（假消息），究竟是哪個妳得問問他們。打一針後，可能
需要個幾個月才會恢復生育能力，但一年過後，所有女性都能回
到基線上了。所有其他的避孕方式只要一停止服用或移除器材，
下個月就又能懷孕了。

* **碘能加強免疫系統**：有些人（這些人的醫療建言我是不會
推薦妳遵循的）推廣服用碘營養保健食品以「支持」免疫系統、
殺死細菌和病毒。這些功用碘半個都沒有。我們需要碘是事實，
但身體裡唯一會用到並會儲存碘的部位只在甲狀腺。大多數西方

社會裡的人飲食中碘的攝取量都已經超過所需。未懷孕的成人每日的建議碘攝取量為一百五十微克，而一小匙的含碘鹽巴當中就有四百微克的碘了。碘也存在於許多種食物中，如蛋、牛奶、豆漿、鹹水魚、海藻等。碘的攝取量過大反而會導致甲狀腺疾病。

• **給妳「妹妹」用的玉蛋**：這產品的概念是說把蛋狀的玉石放到陰道裡，就可以讓妳跟妳的女性化的能量接軌之類的。姑嘆（Goop）說的女性化能量，我從他們的「保健研討會」中所得知的是一種無可救藥的異性戀至上且完全順從父權主義理想的概念。有陰道不會讓妳很女性，內心的感覺才會。玉蛋被推廣為古代中國妃子和皇后的祕密。我對此做了研究，並且還把我找到的數據資料發表在經同儕審查的醫學期刊，結論就是沒這回事。用這種方式來推廣玉蛋叫做東方主義，不是保健照護也不是女性賦權。這商品唯一的古老之處只在於是個詐財騙局。

• **卡瓦椒可以減輕焦慮和壓力**：卡瓦椒的學名是 Piper methysticum，是一種屬於胡椒科的植物存在於減緩壓力和焦慮的營養保健食品中，然而裡面的成分不一定標示正確。妳真的不知道裡面有什麼，因此妳可能暴露於卡瓦椒中還不自知。卡瓦椒會導致嚴重肝臟疾病、心臟和眼睛問題以及皮膚變色。千萬不要吃卡瓦椒！或聽信任何建議妳吃的人。

• **孕婦雙臂高舉過頭部會導致臍帶繞頸**：錯。這不是有關陰道的迷思，但婦產科醫師一天到晚都聽人提及這件事，所以我就想說順便講一下好了。從生物學的角度來說，根本是不可能發生的

事，而且要是懷個孕有這麼脆弱不堪一擊的話，我們早就該絕種了。我不知道這個迷思是滿足了父權主義理想中「嬌弱女性」的需要，還是純粹是因對懷孕的恐懼而生。

- **在陰道旁邊放磁鐵可治潮熱（熱潮紅）**：治療性磁鐵是個好幾十億美元的產業，但除了有助於減輕荷包的重量外，沒有證據顯示有任何效用。廠商會賦予一些聽起來時髦的功能，例如「平衡」。但我們又不是體操選手。除了沒有任何研究證明磁鐵有療效，而且要是磁鐵真有什麼作用的話，任何能因為磁鐵而能被治療的疾病，應該在做核磁共振造影檢查的時候就該瞬間脫離苦海（至少暫時會有這個效果），畢竟核磁共振可是個超級無敵大磁鐵。核磁共振的磁場強大到可以將體內氫原子核的質子將磁軸轉向與主磁場對齊排好，然而卻不會使妳的潮熱問題（或失禁，或失眠，或哎呀，妳知道的）得到暫時的緩解。研究人員甚至幫患有潮熱的女性做過核磁共振，沒有任何研究對象表示有什麼治療效果。

- **用洋蔥敷疣**：在疣上面敷洋蔥片、把洋蔥打成汁用來敷在疣上、在襪子裡放顆洋蔥治足底疣。不對，不好，不要做！想想看，洋蔥超級便宜，而且幾乎哪裡都買得到，所以要是有效的話，就不會還有人長疣了。

- **陰道裡放香芹**：香芹的莖。連續三到四晚在陰道塞滿香芹來誘導月經來潮。注意了，這不是我自己編造出來的，我只是據實以報而已。顯然有些人（認知不正確的人）認為這麼做可以刺激

子宮收縮。沒有證據顯示在陰道放香芹會對子宮產生收縮，但就算會，也不會導致月經來潮。黃體脂酮消退才會導致月經來潮，子宮收縮不會。拜託不要把香芹放到陰道裡。

* **彩虹飲食法**：吃不同顏色的食物可以平衡妳的七個脈輪，甚至讓妳想要穿色彩更豐富的衣物。真的，妳會把妳黑色的瑜珈褲給脫了，換上更豐富多彩的衣服。這個我是從姑嘆在紐約的「保健」博覽會上聽到的。我不禁四處張望了一下，好奇大家是不是都有意識到這些話幾近邪教了？我在姑嘆的網站上也有讀到類似的話。或許這不算是真正的無稽之談，比較像是融合了加州的版本，新版無稽之談，或無稽之談精華版。

* **蒸陰道**：這個作法被推廣為具有「淨化」子宮的功效。這跟子宮不潔或來月經可以清潔子宮的破壞性迷思一拍即合。認為子宮充滿毒素的想法在很多文化都被用來把女性排擠於社會之外，是個典型的父權主義特徵。所以跟女性講這種事情就是在推廣父權主義的想法。很多「純素主義部落客」（這詞可不是我自創的，我只是據實以報而已）推廣說自己減重減到不來月經了，也因而成功防止所謂「毒素」的積累。從許多層面來說，這都是很具傷害性的。如果妳減肥減到月經都停了，妳可能體重已經過輕，如果繼續下去的話，有可能會招致危及健康的後果，例如骨質疏鬆症。

* **用茶樹精油治黴菌感染**：茶樹精油是一種內分泌干擾物，也是導致刺激難受感常見的成因。沒有研究證明這是有效的，甚至

不清楚對陰道細菌會造成什麼樣的影響。不過這就是妳想要為妳陰道做的事，不是嗎？給它內分泌干擾物加上未知的效果！說真的，把茶樹精油當成萬靈丹讓我很惱火。這也顯示多少人在他們「神奇」且「天然」的療方上做的功課有多麼的少。

• **尿液的氣味象徵罹患膀胱感染症**：錯。我不確定這是從哪開始的，不過尿液味道很重就膀胱的健康而言，不代表任何事。有些醫學認定罹患某些疾病會使尿液的氣味有所改變，但罹患膀胱感染症並不會。

• **陰道緊實棒**：這種產品被宣傳為起源於日本，究竟是真是假我不知道。然而只要論及其他的文化，就會有很多西方異國風情化的狀況，所以只要有哪個特定的文化或國家被用來當作行銷策略的一部分，我就會開始產生戒心。任何產品只要說可以緊實妳的陰道，就一定是收斂劑，但它也一定會破壞妳陰道的黏膜曾和黏液。這也是父權主義認為「用過的」陰道太鬆，令人性趣缺缺的想法在作祟。這個迷思對女性的身心健康都造成傷害，推廣這種迷思的人應當自慚。

• **廣泛散布於全身的黴菌或「念珠菌」**：酵母菌跑到血液循環中醫學上稱為全身性黴菌感染，通常如果沒有緊急接受積極的醫藥照護是會致命的。在「念珠菌」在身心靈安適產業複合體中就像是艾曼紐‧高斯登（《一九八四》的一個角色）一樣，到處亂現身，帶來混亂。分明就不是這樣運作的。錯慘了。

• **優格治陰道感染症**：優格裡面並沒有對陰道健康很重要的

乳酸桿菌菌株。女性把優格放到陰道裡等於是把其他的細菌放進去，而由於優格裡的菌種是活的，做這種事不知道會有什麼後果。放進去會有舒緩感，這是因為優格質地類似乳膏，但這麼做的風險未知，而且也沒有療效。

• **鋅可提升性衝動**：鋅出現在保健營養品中很顯然目的是要增加性衝動。在一項研究中，吃了鋅營養保健食品的老鼠在性交的時候抽插的次數比較多（猛！）而且是整體的性能力增加了。然而，直接把鋅注射到狗的睪丸中卻導致生育能力低下。這點我要打個大大的叉叉，因為並沒有以女性作為研究對象。

結語

　　健康和權力是密不可分的關係。

　　如果得到的資訊都是錯誤或半真半假，只會加深自己的無能感，也難以獲得健康。即使資訊正確，但資訊來源讓妳感覺很不好或醫生專家不聆聽妳訴說煩憂的話，也不會讓妳能更掌握自己的健康。

　　我因為站出來公開反駁那些提供錯誤資訊的人給女性而備受攻擊。對我來說，我希望能普及化這些資訊，好讓女性不用去淌那一堆半真半假的陳述和謊言所構建的混水。做出真正的選擇，也就是衡量妳個人的利益與健康的方法，唯有真知識。我視此為我的使命，並為此而戰。

　　我要每一位女性都握有一種權利，能了解自己身體的運作方式以及知道如何尋求幫助。我要所有女性都能不被成見和醫療花招

困住，在父權主義拚命想讓她們厭惡對自己身體正常運作時，看清真相。

父權主義和狗皮藥膏流傳的也夠久了，我受夠了它們一而再再而三地影響女性對健康的認知，並拿來當武器。因此，在每個人都具備成為被有能力的病患那一天來到之前，在那些不讓女性知道有關自己身體的事實以使她們屈從的人沒閉嘴之前，我絕不卸下武裝。

這就是我的「私密」使命。

參考文獻

第 1 章：外陰部

Yeung, J., Pauls, R.N. Anatomy of the vulva and the female sexual response. *Obstet Gynecol Clin N Am* 2016; 43: 27–44.

Di Marino, V., Lepidi, H. *Anatomic Study of the Clitoris and Bulbo-Clitoral Organ.* Switzerland, Springer International: 2–14.

Kobelt, Georg Ludwig. Die männlichen und weiblichen Wollust-Organe des Menschen und einiger Säugethiere: in anatomisch-physiolog. *Beziehung.* Freiburg i.Br., 1844; digi. ub.uni-heidelberg.de/diglit/kobelt1844/0001/thumbs, accessed November 8, 2018.

O'Connell, H.E., DeLancey, J.O.L. Clitoral anatomy in nulliparous, healthy, premenopausal volunteers using unenhanced magnetic resonance imaging. *J Urol* 2005; 173: 2060–63.

第 2 章：陰道

Luo, J., Betschart, C., Ashton-Miller, J.A., DeLancey, J.O.L. Quantitative analyses of variability in normal vaginal shape and dimension on MR images. *Int Urogynecol J* 2016; 27: 1087–95.

Levin, R.J., Wagner, G. Orgasm in women in the laboratory—Quantitative studies on duration, intensity, latency, and blood flow. *Arch Sex Behav* 1985; 14: 439–49.

Anderson, D.J., Marathe, J., Pudney, J. The structure of the human vaginal stratumcorneum and its role in immune defense. *Am J Reprod Immunol* 2014; 71: 618–623.

Vaneechoutte, M. The human vaginal microbiology community. *Research in Microbiology* 2017; 168: 811e825.

第 3 章：跨性別者的陰道與外陰部

lgbthealtheducation.org/wp-content/uploads/LGBT-Glossary_March2016.pdf, accessed November 11, 2018.

ACOG. Committee opinion no. 512 health care for transgender individuals, December 2011.

Chipkin, S.R., Kim, F. Ten most important things to know about caring for transgender patients. *Am J Med* 2017; 130: 1238–1245.

Peitzmeier, S.M., Reisner, S.L., Harigopal, P., Potter, J. Female-to-male patients have a high prevalence of unsatisfactory Paps compared to non-transgender females: Implications for cervical cancer screening. *J Gen Intern Med* 2014; 29: 778–784.

第 4 章：女性的性快感與性教育
Pauls, R.N. Anatomy of the clitoris and the female sexual response. *Clinical Anatomy* 2015.

Vaccaro, C.M. The use of magnetic resonance imaging for studying female sexual function: A review. *Clinical Anatomy* 2015: 28; 324–330.

Shirazi, T., Renfro, K.J., Lloyd, E., Wallen, K. Women's experiences of orgasm during intercourse: Question semantics affect women's reports and men's estimates of orgasm occurrence. *Arch Sex Behav* 2018; 47: 605–613.

Gleick, James. Faster: *The Acceleration of Just About Everything.* Vintage Books, New York. 1999.

第 5 章：妊娠與分娩
ACOG committee opinion no. 742 postpartum pain management. *Obstet Gynecol* 2018; 132: e25–e42.

ACOG committee opinion no. 736 optimizing postpartum care. *Obstet Gynecol* 2018; 131: e140–e150.

Leeman, L.M., Rogers, R.G. Sex after childbirth: Postpartum sexual function. *Obstet Gynecol* 2012; 119: 647–655.

Jones, C., Chan, C., Farine, D. Sex in pregnancy. *CMAJ* 2011; 183: 815–818.

第 6 章：陰道健康的醫療維護
CDC cervical cancer screening guidelines. cdc.gov/cancer/cervical/pdf/guidelines.pdf, accessed 11 Nov 2018.

Guirguis-Blake, J.M., Henderson, J.T., Perdue, L.A. Periodic screening examination evidence report and systematic review for the US preventative services task force. *JAMA* 2017; 317: 954–966.

ACOG committee opinion no. 626 the transition from pediatric to adult health care: Preventive care for young women aged 18–26 years, 2015 (Reaffirmed 2017). *Obstet Gynecol* 2015; 125: 752–4.

Bates, C.K., Carroll, N., Potter, J. The challenging pelvic examination. *J Gen Intern Med* 2011; 26: 651–657.

第 7 章：食物與陰道健康

Mirmonsef, P., Hotton, A.L., Gilbert, D., et al. Glycogen levels in undiluted genital fluid and their relationship to vaginal pH, estrogen, and progesterone. *PLOS ONE* 2016; 11; e0153553.

Jepson, R., Craig, J., Williams, G. Cranberry products and prevention of urinary tract infections *JAMA* 2013; 310: 1395–1396.

Holscher, H.D. Dietary fiber and prebiotics and the gastrointestinal microbiota. *Gut Microbes.* 2017 Mar 4; 8: 172–184.

Harlow, B.L., Abenhaim, H.A., Vitonis, A.F., Harnack, L. Influence of dietary oxalates on the risk of adult-onset vulvodynia. *J Reprod Med* 2008 Mar; 53: 171–8.

第 8 章：內褲迷思

Runeman, B., Rybo, G., Forsgren-Brusk, U., Karkö, Larson, P., Faergemann, J. The vulvar skin *microenvironment: Impact of tight underwear on microclimate, pH and microflora.*

Acta Derm Venerol 2005; 85: 118–122.

Mårdh, P-A., Novikova, N., Stukalova, E. Colonisation of extragenital sites by Candida albicans with recurrent vulvovaginal candidiasis. *BJOG* 2003; 110: 934–937.

Mårdh, P-A., Rodrigues, A., Genc, M., Novikova, N., Martinez-de-Oliviera, J., Guashino, S. Fact and myths on recurrent vulvovaginal candiosis—A review of epidemiology, pathogenesis, diagnosis and therapy. Int *J STD AIDS* 2002; 13: 522–539.

Alam, P.A., Burkett, L.A., Clark, B.A., Tefera, E.A., Richter, L.A. Randomized crossover comparison of Icon ™ reusable underwear to disposable pads for management of mild to moderate urinary incontinence. *Female Pelvic Med Reconstr Surg* 2018; 24: 161–

165.

第 9 章：潤滑劑真相大揭密

Cunha, A.R., Machado, R.M., Palmeira-de-Oliveira, A., Martinez-de-Oliveira, J., das Neves, J., Palmeira-de-Oliveira, R. Characterization of commercially available vaginal lubricants: A safety perspective. *Pharmaceutics* 2014; 6: 530–542.

Use and procurement of additional lubricants for male and female condoms: WHO/UNFPA/FHI360 Advisory Note. World Health Organization 2012.

Steiner, A.Z., Long, D.L., Tanner, C., Herring, A.H. Effect of vaginal lubricants on natural fertility. *Obstet Gynecol* 2012; 120: 44–51.

Edwards, D., Panay, N. Treating vulvovaginal atrophy/genitourinary syndrome of menopause: How important is vaginal lubricant and moisturizer composition? *Climacteric* 2016; 19: 151–161.

第 1 0 章：鍛鍊骨盆底肌的凱格爾運動

Price, N., Dawood, R., Jackson, S.R. Pelvic floor exercises for urinary incontinence: A systematic literature review. *Maturitas* 2010; 67: 3019–315.

Bø, K., Sherburn, M. Evaluation of pelvic floor muscle function and strength. *Physical Therapy* 2005; 85: 269–282.

National Association for Continence; nafc.org/bladder-health-awareness-month-2018, accessed 10 Nov 2018.

Barnes, K.L., Dunivan, G., Jaramillo-Juff, A., Krantz, T., Thompson, J., Jeppson, P. Evaluation of smartphone pelvic floor exercise applications using standardized scoring system. *Female Pelvic Med Reconstr Surg* 2018.

第 1 1 章：外陰清潔：肥皂、沐浴乳及濕紙巾

Farage, M., Maibach, H.I. The vulvar epithelium differs from the skin: Implications for cutaneous testing to address topical vulvar exposures. *Contact Dermatitis* 2014; 51; 201–209.

Schmid-Wendtner, M.H., Korting, H.C. The pH of the skin surface and its impact on the barrier function. *Skin Pharmacol Physiol* 2006; 19: 296–302.

Mendes, B.R., Shimabukuro, D.M., Uber, M., Abagge, K.T. Critical assessment of the pH of children's soap. *J Pediatr* 2016; 92: 290–295.

Aschenbeck, K.A., Warshaw, E.M. Allergenic ingredients in personal hygiene wet wipes. *Dermatitis* 2017.

第１２章：陰道清潔：灌洗、噴霧及陰道蒸浴

Crann, S.E., Cunningham, S., Albert, A., Money, D.M., O'Doherty, K.C. Vaginal health and hygiene practices and product use in Canada: A national cross-sectional survey. *Bio-Med Central* 2018.

Grimley, D.M., Annang, L., Foushee, H.R., Bruce, F.C., Kendrick, J.S. Vaginal douches and other feminine hygiene products: Women's practices and perceptions of product safety. *Maternal and Child Health Journal* 2006; 10: 303–310.

Brown, J.M., Poirot, E., Hess, K.L., Brown, S., Vertucci, M., Hezareh, M. Motivations for intravaginal product use among a cohort of women in Los Angeles. *PLOS ONE* 2016; 11: e0151378.

Brown, J.M., Hess, K.L., Brown, S., Murphy, C., Waldman, A.L., Hezareh, M. Intravaginal practices and risk of bacterial vaginosis and candidiasis in a cohort of women in the United States. *Obstet Gynecol* 2013; 121: 773–780.

第１３章：私密處除毛與陰毛修剪

Pauls, R., Cotsarelis, G. The biology of hair follicles. *NEJM.* 1999; 341: 491–497.

Schild-Suhren, M., Soliman, A.A., Malik, E. Pubic hair shaving is correlated with dysplasia and inflammation: A case-control study. *Infec Dis Obstet Gynecol* 2017.

Glass, A.S., Bagga, H.S., Tasian, G.E., et al. Pubic hair grooming injuries presenting to U.S.
emergency departments. *Urology* 2012; 80: 1187–1191.

Butler, S.M., Smith, N.K., Collazo, E., Caltabiano, L., Herbenick, D. Pubic hair preferences, reasons for removal, and associated genital symptoms: Comparisons between men and women. *J Sex Med* 2014.

第１４章：保濕品、角質層及泡澡產品

dermnetnz.org/topics/emollients-and-moisturisers, accessed 4 Nov 2018.

van Zuuren, E.J., Fedodorowicz, Z., Christensen, R., Lavrijsen, A.P.M., Arents, B.W.M. Emollients and moisturizers for eczema. *Chrane Database of Systemic Reviews* 2017.

Strunk, T., Pupala, S., Hibbert, J., Doherty, D., Patole, S. Topical coconut oil in very preterm infants: An open-label randomised controlled trial. *Neonatology* 2–18; 113: 146–151.

Lodén, M. Effect of moisturizers on epidermal barrier function. *Clinics in Dermatology* 2012; 30: 286–296.

第１５章：中毒性休克症候群的真相
第１６章：衛生棉條和衛生棉有毒？

Faich, G., Pearson, K., Fleming, D., Sobel, S., Anello, C. Toxic shock syndrome and the vaginal contraceptive sponge. *JAMA* 1986; 255: 216–218.

DeVries, A.S., Lesher, L., Schlievert, P.M., et al. Staphylococcal toxic shock syndrome 2000–2006: epidemiology, clinical features, and molecular characteristics. *PLOS ONE* 6(8): e22997.

Centers for Disease Control and Prevention. Summary of notifiable infectious diseases and conditions—United States, 2015. *MMWR Morb Mortal Wkly Rep* 2015; 64 (No. 53).

Vostral, S.L. Rely and toxic shock syndrome: A technological health crisis. *Yale Journal of Biology and Medicine* 2011; 84: 447–459.

Nonfoux, L., Chiaruzzi, M., Badiou, C., et al. Impact of currently marketed tampons and menstrual cups on Staphylococcus aureus growth and TSST-1 production in vitro. *Appl Environ. Microbiol* May 2018; 84: e00351–18.

DeVito, M.J., Schecter, A. Exposure assessment to dioxins from the use of tampons and diapers. *Environ Health Perspect* 2002; 110: 23–28.

Hickey, R.J., Abdo, Z., Zhou, X., et al. Effects of tampons and menses of the composition and diversity of vaginal microbial communities over time. *BJOG* 2013; 120: 695–706.

Tierno, P.M., Hanna, B.A. Propensity of tampons and barrier contraceptives to amplify Staphylococcus aureus toxic shock syndrome toxin-1. *Infec Dis Obstet Gynecol* 1994; 2: 140–145.

第１７章：經期衛生

Wyatt, K.M., Dimmock, P.W., Walker, T.J., O'Brian, P.M.S. Determination of total menstrual blood loss. *Fertil Steril* 2001; 76: 125–131.

Woeller, K.E., Hochwalt, A.E. Safety assessment of sanitary pads with a polymeric foam absorbent core. *Regulatory Toxicology and Pharmacology* 2015; 73: 419–424.

Beksinska, M.E., Smit, J., Greener, R. Acceptability and performance of the menstrual cup in South Africa: A randomized crossover trial comparing the menstrual cup to tampons or sanitary pads. *J Women's Health* 2015; 24: 151–158.

Tan, D.A., Haththotuwa, R., Fraser, I.S. Cultural aspects and mythologies surrounding menstruation and abnormal uterine bleeding. *Best Pract Res Clin Obstet Gynaecol* 2017; 40: 121–133.

第１８章：認識更年期
第１９章：更年期生殖泌尿症候群的治療
Hawkins, S.M., Matzuk, M.M. Menstrual cycle: Basic biology. *Ann N Y Acad Sci.* 2008; 1135: 10–18.

Suh, D.D., Yang, C.C., Cao, Y., Garland, P.A., Maravilla, K.R. Magnetic resonance imagine anatomy of the female genitalia in premenopausal and postmenopausal women. *The Journal of Urology* 2003; 170, 138–144.

Management of symptomatic vulvovaginal atrophy: 2013 position statement of the North American Menopause Society. *Menopause* 2013; 20: 888–902.

Lindau, S.T., Dude, A., Gavrilova, N., Hoffman, J.N., Schumm, L.P., McClintock, M.A. Prevalence and correlates of vaginal estrogenization in postmenopausal women in the United States. *Menopause* 2017 24; 5, 536–545.

Leiblum, S., Bachmann, G., Kemmann, E., Colburn, D., Swartzman, L. The importance of sexual activity and hormones. *JAMA* 1983; 249: 2195–2198

Rahn, D.D., Carberry, C., Sanses, T.V., et al. Vaginal estrogen for genitourinary syndrome of menopause. A systemic review. *Obstet Gynecol* 2014; 124; 5: 1147–1156.

Hickey, M., Szabo, R.A., Hunter, M.S. Non-hormonal treatments for menopausal symptoms. *BMJ* 2017; 359

ACOG. Committee opinion no. 659 The use of vaginal estrogen in women with a history of estrogen-dependent cancer, March 2016.

第２０章：大麻的使用
Di Blasio, A.M., Vignali, M., Gentilini, D. The endocannabinoid pathway and the female reproductive organs. *J Molec Edocrinol* 2013; 50, R1–9.

Klein, K., Hill, M.N., Chang, S.C.H., Hillard, C.J., Gorzalka, B.B. Circulating endocannabinoid concentrations and sexual arousal in women. *J Sex Med* 2012; 9: 1588–1601.

Beigi, R.H., Meyn, L.A., Moore, D.M., Krohn, M.A., Hillier, S.L. Vaginal yeast colonization in nonpregnant women: A longitudinal study. *Obstet Gynecol* 2004; 104: 926–30.

Blumstein, G.W., Parsa, A., Park, A., et al. Effect of delta-9-tetrahydrocannabinol on mouse resistance to systemic candida albicans infection. *PLOS ONE* 9(7): e103288.

第２１章：避孕

Hormonal contraceptive eligibility for women at high risk of HIV. Guidance statement. Department of Reproductive Health and Research, World Health Organization.

Chassot, F., Negri, M.F.N., Svidzinski, A.E., et al. Can intrauterine contraceptive devices be a Candida albicans reservoir? *Contraception* 2008; 77: 355–359.

Brooks, J.P., Edwards, D.J., Blithe, D.L., et al. Effects of combined oral contraceptives, depotmedroxyprogesterone acetate, and the levonorgestrel-releasing intrauterine system on the vaginal microbiome. *Contraception* 2017; 95: 405–413.

Bahamondes, M.V., Castro, S., Marchi, N.M., et al. Human vaginal histology in long-term users of the injectable contraceptive depo-medroxyprogesterone acetate. *Contraception* 2014; 90: 117–122.

第２２章：抗生素與益生菌

Morovic, W., Hibberd, A.A., Zabel, B., Barrangou, R., Stahl, B. Genotyping by PCR and high-throughput sequencing of commercial probiotic products reveals composition biases. Front Microbiol 7: 1747. *Genome Medicine* 2016; 8: 52: 1–11.

Kristensen, N.B., Bryrup, T., Allin, K.H., Nielsen, T., Hansen, T.H., Pedersen, O. Alterations on fecal microbiota composition by probiotic supplementation in healthy adults: A systematic review of randomized controlled trials.

De Seta, F., Schmidt, M., Vu, B., Essmann, M., Larsen, B. Antifungal mechanisms supporting boric acid therapy of Candida vaginitis. *J Antimicrob Chemother* 2009; 63: 325–36.

Senok, A.C., Verstraelen, H., Temmerman, M., Botta, G.A. Probiotics for the treatment of bacterial vaginosis. *Cochrane Database of Systematic Reviews* 2009, Issue 4.

第２３章：陰道整形、注射及「回春」

Yang, C.C., Cold, C.J., Yilmaz, U., Maravilla, K.R. Sexually responsive vascular tissue of the vulva. *BJU International* 2005; 97: 766–772.

ACOG. Committee opinion no. 686 Breast and labial surgery in adolescents. *Obstet Gynecol* 2017; 129: e17–19.

Crouch, N.S., Deans, R., Michala, L., Liao, L-M., Creighton, S.M. Clinical characteristics of well women seeking labial reduction surgery: A prospective study. *BJOG* 2011; 118: 1507–1510.

Fractional laser treatment of vulvovaginal atrophy and U.S. food and drug administration clearance. Position Statement. May 2016.

第２４章：關於性病的基本知識
2018 CDC STI Conference cdc.gov/nchhstp/newsroom/2018/2018–std-prevention-conference. html, accessed 10 Nov 2018.

Lewis, F.M., Bernstein, K.T., Aral, S.O. Vaginal microbiome and its relationship to behavior, sexual health, and sexually transmitted diseases. *Obstet Gynecol* 2017; 129: 643–654.

Gorgos, L.M., Marrazzo, J.M. Sexually transmitted infections among women who have sex with women. *CID* 2011; 53(Suppl 3): S84–S91.

Carey, K.B., Senn, T.E., Walsh, J.L., Scott-Sheldon, L.A., Carey, M.P. Alcohol use predicts number of sexual partners for female but not male STI clinic patients. *AIDS Behav* 2016; 20: 52–29.

第２５章：預防性病
ACOG. Committee opinion no. 595 Preexposure prophylaxis for the prevention of immunodeficiency virus. *Obstet Gynecol* 2014; 123: 1133–6.

AAP Committee on Infectious Diseases and AAP Committee on Fetus and Newborn. Elimination of perinatal hepatitis B: Providing the first vaccine dose within 24 hours of birth. *Pediatrics*. 2017; 140(3): e20171870

Holmes, K.K., Levine, R., Weaver, M. Effectiveness of condoms in preventing sexually transmitted infections. *Bulletin of World Health Organization* 2004; 82: 454–464.

ACOG. Committee opinion no. 704 Human papillomavirus vaccination. *Obstet Gynecol* 2017; 129: e173–8.

第２６章：人類乳突病毒
ICO. Human Papillomavirus and Related Diseases Report 2017.

Castellsagué, X. Natural history and epidemiology of HPV infection and cervical cancer. *Gynecol Oncol* 2008; 110(3 Suppl 2): S4–7.

Ho, G.Y., Bierman, R., Beardsley, L., Chang, C.J., Burk, R.D. Natural history of cervicovaginal papillomavirus infection in young women. *NEJM* 1998 Feb 12; 338: 423–8.

Park, I.U., Introcaso, C., Dunne, E.F. Human papillomavirus and genital warts: A review of the evidence for the 2015 Centers for Disease Control and Prevention sexually transmitted diseases treatment guidelines. *Clin Infect Dis.* 2015 Dec 15; 61 Suppl 8: S849–55.

第２７章：疱疹

Feltner, C., Grodensky, C., Ebel, C., et al. Serologic screening for genital herpes: An updated evidence report and systematic review for the US Preventative Services Task Force. *JAMA* 2016; 316: 2531–2543.

Langenberg, A.G.M., Corey, L., Ashley, R.L., Leong, W.P., Straus, S.E. A prospective study of new infections with herpes simplex virus type 1 and type 2. *NEJM* 1999; 341: 1432–1438.

Corey, L., Wald, A., Patel, R., et al. Once-daily valacyclovir to reduce the risk of transmission of genital herpes. *NEJM* 2004; 350: 11–20.

Johnston, C., Corey, L. Current concepts for genital herpes simplex virus infection diagnostics and pathogenesis of genital tract shedding. *Clin Microbiol Rev* 2016; 29: 149–161.

第２８章：淋病和披衣菌

2015 CDC Guidelines.

Blank, S., Daskalakis, D. Neisseria gonorrhoeae—Rising infection rates, dwindling treatment options. *NEJM* 2018; 379: 1795–1797.

CDC gonorrhea fact sheet cdc.gov/std/gonorrhea/stdfact-gonorrhea-detailed.htm, accessed 10 Nov 2018.

Geisler, W.M. Duration of untreated, uncomplicated Chlamydia trachomatis genital infection and factors associated with chlamydia resolution: A review of human studies. *JID* 2010; 201(Suppl2): S104–S113.

第２９章：滴蟲病

Kissinger, P. Epidemiology and treatment of trichomonas. *Curr Infect Dis Rep.* 2015 June; 17(6): 484.

CDC 2015 STD Guidelines.

Bell, C., Hough, E., Smith, A., Greenie, L. Targeted screening for Trichomonas vaginalis in women, a pH-based approach. *International Journal of STD & AIDS* 2007; 18: 402–403.

Perieira-Neves, A., Benchimol, A. Trichomonas vaginalis: In vitro survival in swimming pool water samples. *Experimental Parasitology* 2008; 118: 438–441.

第３０章：陰蝨

CDC 2015 STD Guidelines.

Dholakia, S., Bucklet, J., Jeans, J.P., Pilai, A., Eagles, N., Dholakai, S. Pubic lice: An endangered species? *Sexually Transmitted Diseases* 2014 June; 41(6).

Izri, A., Chosidow, O. Efficacy of machine laundering to eradicate head lice: Recommendations to decontaminate washable clothes, linens, and fomites. *Clinical Infectious Diseases* 2006; 42: e9–10

Salavastru, C.M., Chosidow, O., Janier, M., Tiplica, G.S. European guideline for the management of pediculosis pubis. *JEADV* 2017; 31: 1425–1428.

第３１章：陰道黴菌感染

Sobel, J. Vulvovaginal candidiasis. Lancet 2007; 369: 1961–1971.

Erdem, H. et al. Identification of yeasts in public hospital primary care patients with or without clinical vaginitis. *Aust N Z J Obstet Gynecol* 2003; 43: 312–316.

Ferris, D.G. et al. Over-the-counter antifungal drug misuse associated with patient-diagnosed candidiasis. *Obstet Gynecol* 2002; 99: 419–425 ACOG. Practice Bulletin, *Vaginitis Number 72*, May 2006.

第３２章：細菌性陰道炎

Kenyon, C.R., Osbak, K. Recent progress in understanding the epidemiology of bacterial vaginosis. *Curr Opin Obstet Gynecol* 2014; 26: 448–454.

Nassiodis, D., Linhares, I.M., Leger, W.J., Witki, S.S. Bacterial vaginosis: A critical analysis of current knowledge. *BJOG* 2017; 124: 61–69.

Bradshaw, C.S., Sobel, J.D. Current treatment of bacterial vaginosis-limitations and need for innovation. *J Infect Dis* 2016; 15; Suppl 1: S14–20.

Machado, A., Cerca, N. Influence of biofilm formation by Gardnerella vaginalis and other anaerobes on bacterial vaginosis. *J Infect Dis.* 2015; 15(212): 1856–61.

第３３章：外陰痛症

Reed, B.D., Legocki, L.J., Plegue, M.A., et al. Factors associated with vulvodynia incidence. *Obstet Gynecol.* 2014 February; 123(201): 225–231.

Stockdale, C.K., Lawson, H.W. 2013 vulvodynia guideline update. *Low Genit Tract Dis* 2014 Apr; 18: 93–100.

Reed, B.D., Harlow, S.D., Legocki, L.J., Helmuth, M.E., et al. Oral contraceptive use and risk of vulvodynia: A population-based longitudinal study. *BJOG* 2013; 120: 1678–1684.

Andrews, J.C. Vulvodynia interventions—systematic review and evidence grading. *Obstet Gynecol* Surv 2011; 66: 299–315.

第３４章：骨盆底肌痙攣症與陰道痙攣症

Gyang, A., Hartman, M., Lamvu, G. Musculoskeletal causes of chronic pelvic pain: What a gynecologist should know. *Obstet Gynecol* 2013 Mar; 121(3): 645–50.

Crowley, T., Goldneier, D., Hiller, J. Diagnosing and managing vaginismus. *BMJ* 2009; 338: b2284.

Polackwich, A.S., Li, J., Shoskes, D.A. Patients with pelvic floor muscle spasm have a superior response to pelvic floor physical therapy at specialized centers. *J Urol* 2015 Oct; 194: 1002–6.

Holland, M.A., Joyce, J.S., Brennaman, L.M., Drobnis, E.Z., Starr, J.A., Foster, R.T. Intravaginal diazepam for the treatment of pelvic floor hypertonic disorder: A double-blind, randomized, placebo-controlled trial. *Female Pelvic Med Reconstr Surg* 2017.

第３５章：皮膚病症

Stockdale, C.K., Boardman, L. Diagnosis and treatment of vulvar dermatoses. *Obstet Gynecol* 2018; 131: 371–386.

Le Cleach, L., Chosidow, O. Lichen planus. *NEJM* 2012; 366: 723–732.

Vyas, A. Genital lichen sclerosus and its mimics. *Obstet Gynecol Clin N Am* 2017; 44: 389–406.

Ingram, J.R. Hidradenitis suppurative: Treatment. *UpToDate* 2018, accessed 16 Aug 2018.

第３６章：泌尿道感染和膀胱疼痛症候群
Chu, C.M., Lowder, J.L. Diagnosis and treatment of urinary tract infections across age groups. *Am J Obstet Gynecol* 2018.
Hooton, T.M. Uncomplicated urinary tract infection. *NEJM* 2012; 366: 1028–1037.
Nicolle, L.E. Uncomplicated urinary tract infection in adults including uncomplicated pyelonephritis. *Urol Clin N Am* 2008; 35: 1–12.
Little, P. Antibiotics or NSAIDs for uncomplicated urinary tract infections? *BMJ* 2017; 359: j5037.

第３７章：骨盆腔脫垂
ACOG. Practice Bulletin no. 185 Pelvic Organ Prolapse November. *Obstet Gynecol.* 2017 June; 130: e234–e248.
Quality of life and sexual function 2 years after vaginal surgery for prolapse.
Pelvic organ prolapse and pessaries; acog.org/About-ACOG/ACOG-Departments/Patient-Safety-and-Quality-Improvement/How-I-Practice/Pelvic-Organ-Prolapse-and-Pessaries, accessed 28 Oct 2018.
Deng, M., Ding J., Ai, F., Zhu, L. Successful use of the Gellhorn pessary as a second-line pessary in women with advanced pelvic organ prolapse. *Menopause.* 2017 Nov; 24(11): 1277–1281.

第３８章：如何與醫師溝通婦科問題？
第３９章：性交疼痛
第４０章：陰道發炎
第４１章：外陰搔癢
第４２章：外陰疼痛
第４３章：私密處有強烈氣味
第４４章：性交後會出血
Cobos, G.A., Pomeranz, M.K. A general approach to the evaluation and the management of vulvar disorders. *Obstet Gynecol Clin N Am* 2017; 44: 321–327.
Clinical Practice Guideline. Vulvovaginitis: Screening for and management of

trichomoniasis, vulvovaginal candidiasis, and bacterial vaginosis. *J Obstet Gynaecol Can* 2015; 37(3): 266–274.

Bohl, Y.G. Fissures, herpes simplex virus, and drug reactions. *Obstet Gynecol Clin N Am* 2017; 44: 431–443.

Allen-Davis et al. Assessment of vulvovaginal complaints: Accuracy of telephone triage and in-office diagnosis. *Obstet Gynecol* 2002; 99: 18–22.

Chibnall, R. Vulvar Pruritus and Lichen Simplex Chronicus. *Obstet Gynecol Clin North Am* 2017; 44: 379–388.

Subramanian, C., Nyirjesy, P., Sobel, J.D. Genital malodor in women: A modern reappraisal. *J Low Genit Tract Dis* 2012; 16: 49–55.

Alfhaily, F., Ewies, A.A. Managing women with post-coital bleeding: A prospective observational non-comparative study. *J Obstet Gynaecol* 2010; 30: 190–4.

第４６章：網路資訊迷思與真相

Oliver, J.E., Wood, T. Medical conspiracy theories and health behaviors in the United States. *JAMA Internal Medicine* 201; 174: 817–818.

Marcon, A.R., Murdoch, B., Caulfield, T. Fake news portrayals of stem cells and stem cell research. *Regen Med* 2017; 12: 765–775.

Jolley, D., Douglas, K.M. The effects of anti-vaccine conspiracy theories on vaccination intentions. *PLOS ONE* 2–14; 9: e89177.

Pennycook, G., Cannon, T.D., Rand, D.G. Prior exposure increases perceived accuracy of fake news. *Journal of Experimental Psychology: General:* 2018.

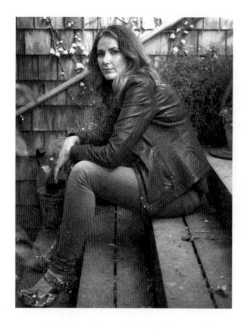

作者 ————————————————

珍・岡特 醫學博士
（DR. JEN GUNTER）

歐美最受歡迎婦科權威／疼痛醫學權威。善
用網路平台上宣導女性健康的正確知識，以
打擊網路散播的假知識、流言為使命。

面對女性求診時提出的迷思與迷信，她深
信21世紀，女性了解自己的身體（包括陰
道）如何運作，不應該是女權主義的行為，
而是每個女性該有的權利。

譯者 ————————————————

郭品纖

畢業於中興大學外文系、英國曼徹斯特大學
研讀翻譯暨口譯研究所。英美文學重度愛好
者，熱愛翻譯，曾於英國各地法院、警察局
與大小醫療機構擔任口譯。譯有《人體百
科》學習套書，希望以自身的醫學知識精彩
「轉譯」各種醫療保健類新知。

審訂 ────────────────────────────────

李毅評 （威廉氏後人）

新光醫院婦產科主治醫師
台大醫院婦產部兼任主治醫師

筆名威廉氏後人，取自「產科學聖經」之稱的《威廉氏產科學》（Williams Obstetrics），出道於PTT媽寶板，鄉民評價讚爆，備孕／懷孕族的定心丸！

從小到大都是超級資優生，想成為婦產科醫生的心願與自己誕生於世的故事緊密相繫。有感於網路上太多似是而非、積非成是的說法，立志以「實證醫學角度」盡其所能去解答大多網友常見的婦產科醫學問題，提供網友最正確的婦產科知識。著有《威廉氏後人的好孕課：從備孕到順產，地表最懂你的婦產科名醫李毅評的14堂課》（三采文化出版）。

經歷｜
台大醫院婦產部住院醫師
台大醫院一般醫學科醫師
台大醫院生殖醫學中心研修醫師

證照｜
婦產科專科醫師
周產期專科醫師
人工生殖專科醫師

FB｜威廉氏後人－李毅評醫師
www.facebook.com/mrwilliams999/

個人網站｜李毅評生殖醫學中心
haveababy.tw/

國家圖書館出版品預行編目資料

陰道聖經：全美第一婦科權威完整解讀 女人最私密的身體密碼／珍．岡特 (Jen Gunter) 作；郭品纖譯. -- 臺北市：三采文化股份有限公司, 2021.07
面； 公分. -- (三采健康館；153)
譯自：The vagina bible : the vulva and the vagina--separating the myth from the medicine
ISBN 978-957-658-570-8(精裝)

1. 婦科 2. 陰道 3. 陰道疾病 4. 護理處置

417.21   110007725

■有鑑於個人健康情形因年齡、性別、病史和特殊情況而異，建議您，若有任何不適，仍應諮詢專業醫師之診斷與治療建議為宜。

◎封面圖片提供：
Katya Havok ／ Shutterstock.com

suncolor
三采文化集團

三采健康館 153

陰道聖經
全美第一婦科權威完整解讀 女人最私密的身體密碼

作者｜珍・岡特（Jen Gunter） 譯者｜郭品纖
主編｜喬郁珊 協力編輯｜朱紫綾、莊雪珠 審訂｜李毅評
美術主編｜藍秀婷 封面設計｜高郁雯 內頁排版｜菩薩蠻數位文化有限公司

發行人｜張輝明 總編輯｜曾雅青 發行所｜三采文化股份有限公司
地址｜臺北市內湖區瑞光路 513 巷 33 號 8 樓
傳訊｜ TEL:8797-1234 FAX:8797-1688 網址｜ www.suncolor.com.tw
郵政劃撥｜帳號：14319060 戶名：三采文化股份有限公司
本版發行｜ 2021 年 7 月 16 日 定價｜ NT$700

THE VAGINA BIBLE: THE VULVA AND THE VAGINA—SEPARATING THE MYTH FROM THE MEDICINE
by DR. JENNIFER GUNTER
Copyright: ©2019 JENNIFER GUNTER
This edition arranged with KENSINGTON PUBLISHING CORP
through BIG APPLE AGENCY, INC., LABUAN, MALAYSIA.
Traditional Chinese edition copyright:
2021 Sun Color Culture Co., Ltd
All rights reserved.